Wald-Yoga im Jahreskreis

*Andrea Wichterich*

# Wald-Yoga im Jahreskreis

Synergia

1. Auflage, 2021
Veröffentlicht im Synergia Verlag, Basel, Zürich, Roßdorf
eine Marke der Sentovision GmbH, www.synergia-verlag.ch


Bilder: Reiner Angermeier, Sarah Fleischer, Verena Hoff und Andrea Wichterich

Umschlaggestaltung, Gestaltung und Satz: FontFront.com, Roßdorf
Printed in EU
ISBN-13: 978-3-907246-47-4

Bibliografische Information der Deutschen Bibliothek
Die Deutsche Bibliothek verzeichnet diese Publikation in der deutschen Nationalbibliographie; detaillierte bibliografische Daten sind im Internet unter http://dnb.ddb.de abrufbar.

# Inhaltsverzeichnis

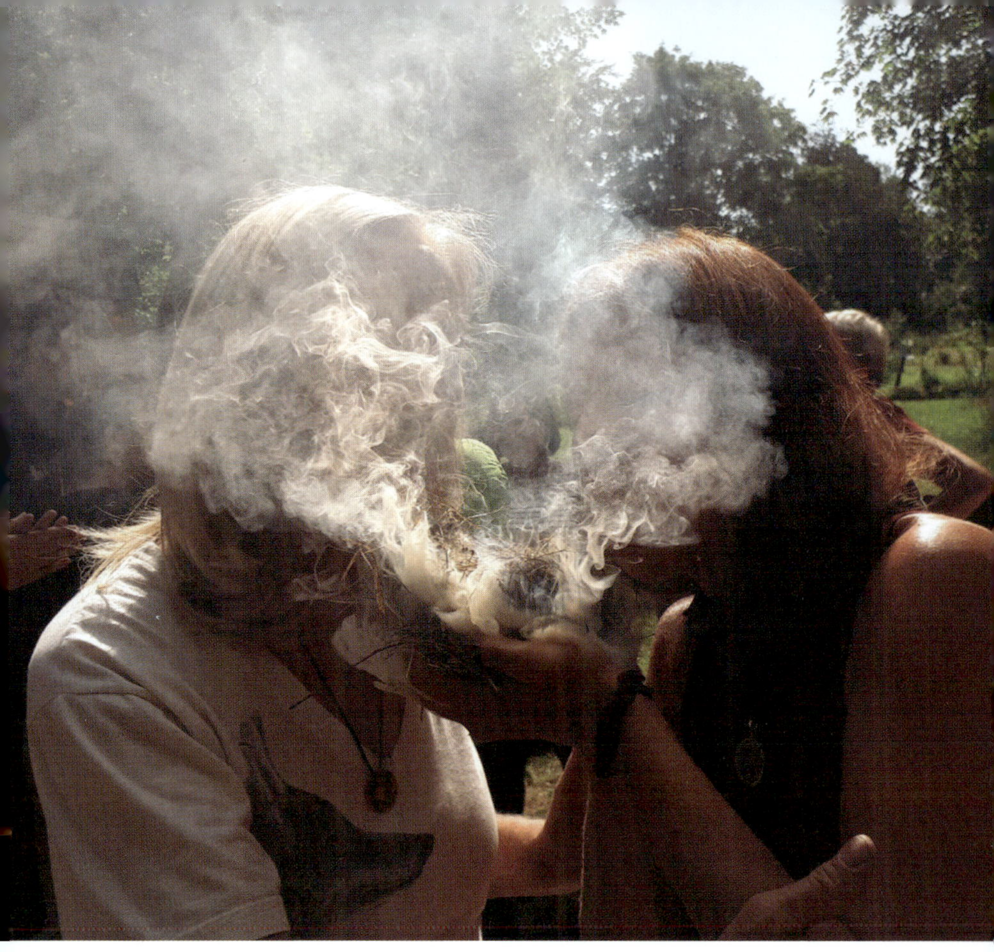

Susanne Fischer-Rizzi und Andrea Gulabo Wichterich,
Foto von Dorian Gravier

# Vorwort

## von Susanne Fischer-Rizzi

Wir haben das Feuer zusammen entfacht: Stein und Eisen aneinander geschlagen und den kleinen Glutfunken, der dadurch entstand, wie ein Neugeborenes in ein Zundernest aus trockenen Gräsern und Blättern gebettet. Unser Atem hat den Funken belebt und in ein loderndes Feuerbündel verwandelt. Bevor wir, Andrea Wichterich und ich, das lebhaft züngelnde Flammennest in die große Feuerschale legten, bildete der aufsteigende Rauch ein Herz zwischen unseren beiden Köpfen.

Hat das Feuer schon gewusst, dass ich das Vorwort für dieses Buch schreiben werde, obwohl die Idee dazu erst einige Monate später geboren wurde?

Nun lodert ein schönes Feuer und die Autorin wird dich in diesem Buch einladen, in den Kreis des Feuers einzutreten und später von dort aus, in den Wald führen.

Meine Aufgabe ist es, dich in dieses Buch hinein zu geleiten. Ich durfte es als Manuskript schon lesen. Es hat mich berührt und deshalb ist es mir eine Freude, dich auf dem Weg zum „Wald-Yoga im Jahreskreis“ zu begleiten.

Unser Weg in den Wald, sowie in die Welt des Wald-Yoga, beginnt an diesem Feuerplatz, den wir für dich vorbereitet haben. Yoga verbindet viel mit der Kraft des Feuers. Dieses Ur-Element steht in der Tradition der Veden für die Lebenskraft, für das Lebendige, für das Feuer der Begeisterung, das durch Yoga-Praxis entfacht werden kann. Dieses innere Feuer kann Körper und Seele beleben und helfen, so berichten die Yoga-Schriften, die innere Mitte zu finden, Selbstbewusstsein zu entwickeln. Wenn du dich mit dem äußeren

Feuer bewusst verbindest, wird es mit dem Energiekanal Sushumna in deinem energetischen Körper, in dem die Kundalini-Kraft nach oben steigt, in Resonanz treten.
Bleibe also noch etwas am Feuer sitzen und verbinde dich mit seiner Kraft.
Dann schaue dich um. Die Autorin hat die Feuerstelle draußen in der Natur eingerichtet und bittet dich, es dir bequem zu machen. „Es ist schön, dass du da bist", wird sie dir vertrauensvoll zuflüstern.
Dort, in der Natur, wo am Feuer zu sitzen das Glück des Draußenseins vermehrt, kannst du dir Zeit für dich selbst nehmen. Dann, wenn es für dich passt, wirst du mit ihr den Wald betreten und in eine andere Welt eintauchen.
Spürst du manchmal Sehnsucht nach einer tiefen und heilenden Verbundenheit zur Natur? Nach Zugehörigkeit zum Lebendigen? Nach einer tragenden und natürlichen Verbindung zu deinem eigenen Selbst?
Der Wald kann, wie im Buch beschrieben, eine Ur-Erinnerung an die Verbundenheit im großen Netz des Lebens in dir wachrufen. Yoga bedeutet „Anbindung" bzw. „Verbindung", und nirgendwo sonst können wir Verwobenheit zur äußeren wie zu unserer inneren Natur, zu unserem Selbst, so natürlich wahrnehmen und entfalten wie im Wald, einem ungeheuren Lebensnetz aus Bäumen, Sträuchern, Pflanzen, Moosen, Flechten, Steinen, Mikroben, Tieren.
Dies ist eine elementare Verbundenheit, die auch der Weg des Yoga beschreibt und wachsen lässt. Andrea Wichterich wird dir im Buch Yogaübungen zeigen, die dich – im Wald ausgeführt – dort mit dem vitalen und energetischen Feld des Waldes verbinden.
Im Waldboden unter dir erstreckt sich ein unglaublich komplexes Netz aus feinsten Fasern: Pilzfäden, das Myzel genannt, dessen Stränge alle Bäume des Waldes zu einem gigantischen, vibrierenden Netzwerk miteinander verweben und mit den Bäumen in partnerschaftlicher

Verbindung stehen. Das Myzel, ein intelligentes Geflecht, kann Nährstoffe generieren und transportieren, Informationen speichern oder verteilen und es ist, wie unser Gehirn, lernfähig.
Dieses Waldpilznetz erinnert mich an das feine Geflecht der energetischen Architektur in unserem Körper, das eine Grundlage des Yoga ist: den 72 000 Nadis, den subtilen Energiekanälen, die unseren Körper durchziehen. Stell dir bei den Yogaübungen im Wald vor, wie dein körpereigenes, feinstoffliches Netz, dessen feines Strömen im Körper wahrnehmbar ist, mit dem Waldnetz unter deinen Füßen zusammen schwingt und dich eine tiefe Verbundenheit mit dem Wald und der lebendigen Natur spüren lässt.
Das Gewahrwerden dieser komplexen Verwurzelung im Reich der Bäume lässt dich deine eigenen Wurzeln in der Natur neu spüren. Dies kann tiefe Heilungsprozesse in dir anregen.
Hier im Wald begleitet dich das Buch mit seinen Anleitungen zu Yogaübungen und Naturritualen. In diesem Wald-Raum ist für dich alles ganz natürlich und in vielen Dimensionen vorbereitet, passender als in einem geschlossenen Raum.
Deine Sinne nehmen die magische Schönheit des Waldes intensiv wahr. Die Stimmen der Vögel begleiten dich, der Wind berührt sanft deine Wangen, dein Körper wird vom weichen Waldboden getragen, du spürst die Rinde der Bäume, das weiche Moos.
Du atmest mit dem Wald, ihr seid dadurch auf das Innigste wechselseitig miteinander verbunden. Bäume und Menschen ergänzen sich beim Atmen: Die Bäume nehmen das von uns ausgeatmete Kohlendioxyd auf und atmen den für uns lebensnotwendigen Sauerstoff aus. Nimmst du dabei den balsamischen Duft des Waldes wahr? Die heilsamen Düfte der Bäume, die ätherischen Öle, werden deinen Atem vertiefen, dich stärken, dich zur Ruhe kommen lassen. Deine Sinne werden durch das Wald-Yoga belebt, dein Körper regeneriert. Yoga ist Atmen. Die tradierten Yoga-Sutras beschreiben den Zusammenhang

von der heilenden Wirkung des Yoga und der Atmung. Mit diesen verschiedenen Sinnes-Berührungen wird der Wald zu dir in einer Sprache sprechen, die älter ist als Worte, die dein Körper und deine Seele intuitiv verstehen.

Die Autorin wird dich dort im Wald auch mit einigen Baumarten bekannt machen. Du wirst sie auf eine tiefe Weise kennenlernen und dich mit ihnen mit Yoga und anderen Übungen verbinden. Ihr werdet dabei zu einem Paar und gemeinsam die Baum-Meditation erleben, Baum - und Menscherfahrungen teilen.
Die Lebenskraft dieser Bäume wird durch dich hindurchströmen. Die Präsenz des Waldes weckt deine eigene Präsenz und du kannst ganz im Hier und Jetzt sein. Alles fühlt sich vertraut an.
Jetzt besuchst du den Wald nicht nur, sondern er ist deine Heimat geworden.
Diese heilsame Verbundenheit, diesen Zustand des Einsseins, nannten unsere keltischen Vorfahrinnen und Vorfahren „kailo“, ein Wort, das in ihrer Sprache „Gesundheit“ wie auch „Verbundenheit“ bezeichnet.

Du hast das Feuer, den Wald, die Bäume und die Pflanzen mit dem Wald-Yoga kennengelernt. Nun lenkt Andrea Wichterich deine Aufmerksamkeit in eine weitere Dimension der Verbundenheit mit der Natur. Sie öffnet deine Sinne für die kosmischen Rhythmen und du erlebst den magischen Tanz von Licht und Zeit durch das Jahr. Wenn du unter dem Sternenhimmel am Fuß der Bäume stehst und hinaufblickst, dann spürst du wie die Bäume sich wie Antennen mit ihren Ästen zum Himmel recken, wie um sich mit dem Kosmos zu verbinden, seine Kräfte aufzunehmen, sich in den Rhythmus der Sterne einzuschwingen.

Licht und Dunkel, Sonne und Mond, Planetenbilder, sie alle bewegen sich in ihren rhythmischen Bahnen durch den Jahreskreis, durch das Sonnen - und Mondjahr. Unsere Erde ist sensibel in diese Kreise mit eingebunden und schwingt wie in einem interplanetarischen Tanz mit den anderen Planeten und dem Mond um die Sonne. Indem du die Jahreskreisfeste in der Natur bewusst wahrnimmst und feierst, stehst du in einer archetypischen Resonanz mit den kosmischen Konstellationen, die unsere Jahreszeiten prägen.
Mit den acht Jahreskreisfesten, die das Buch beschreibt, nimmst du die kosmischen Bewegungen vom zunehmenden und abnehmenden Licht im Jahreslauf wahr, spürst die Qualität der Zeit und kannst dies mit deiner Yoga-Praxis verbinden. Weibliche und männliche Ur-Kräfte, die kosmischen Rhythmen, werden auch im Yoga erfahrbar gemacht. Das Pulsieren von Lebensenergie durch die Nadis wird vom Rhythmus von Sonne und Mond beeinflusst und von deren Ausformung der Jahreszeitqualitäten.
Dies wurde nicht nur seit den Anfängen des Yoga in Indien praktiziert, sondern es ist auch ein Anknüpfen und eine Wiederanbindung an das Wissen auch unserer europäischen Vorfahrinnen und Vorfahren, das bis an die Wurzeln unserer Kultur zurückreicht.

Andrea Wichterich wird dich im Buch bei diesem Erleben der Zeit durch das Jahr begleiten und mit dir in die einzelnen Jahreskreisfeste eintauchen. Naturrituale und Pflanzenbräuche werden dich dabei vertiefend begleiten. Du wirst viel über deine eigene Zeit und dein eigenes Leben erfahren und tauchst in die zyklische Zeit ein, dem Kreislauf der Natur. Die Autorin nennt dies Wald-Zeit.

Du fühlst dich vielleicht dabei wie in der Geschichte des mythischen Schöpfungstanzes der beiden Urkräfte des Lebens, Prakriti, des Urweiblichen und Purusha, des Ur-männlichen, die in Liebe verbunden sind, welche die Autorin zu Beginn des Buches am Feuer erzählt: es war einmal im Anbeginn der Zeit …
Diese Geschichte beschreibt den Bezug vom Yoga zu dem himmlischen Tanz von weiblicher und männlicher Energie, zu den kosmischen Rhythmen.Sich eingebunden fühlen in den Kreislauf der Jahreszeiten, in die kosmische Sternenzeit, in das Zusammenspiel unserer Erde mit Sonne und Mond verleiht dem Wald-Yoga eine bereichernde, große Dimension und einen weiten Horizont für deine Wald-Yogapraxis.
Schritt für Schritt, mit dem Wald-Yoga und in der Wald-Zeit, im Einklang mit den Jahreszeiten, wird so deine Verbindung zur Natur und zu dir selbst mehr spürbar und lebendig. Es ist wie ein Wieder-Erinnern, an deine eigene innere Natur, das Andrea Wichterich in dir wachruft.
Wenn du nach der Wald-Zeit und dem Wald-Yoga den Wald verlassen hast, kann diese kostbare Naturerfahrung in dir weiterklingen und dich hilfreich in deinem Alltag begleiten. Die tiefe Verbindung zur Natur hat dich verwandelt.

Doch Andrea Wichterich führt uns nicht nur in den Wald, sondern macht dort auch auf die Kraft der menschlichen Zerstörung in der Natur aufmerksam. Sie weist darauf hin, dass der Wald nicht nur Erholungsraum und ein erweitertes Yoga-Studio ist, in dem wir Heilung empfangen, sondern, dass wir mit unserer Naturverbundenheit sensibel sein sollten für unsere Verantwortung für den Erhalt des Lebens auf unserem Planeten. Sie regt dazu an, durch den Einsatz für die Natur unsere Selbstwirksamkeit zu entwickeln und zu spüren-eine Übung, die dringend benötigt wird in unserer Zeit.

Dieses Buch spricht in der Sprache der tiefen Liebe zur Natur der Autorin, der es gelingt, Yoga mit Baumwissen, Jahreskreisfesten, Ritualen zu einem tragenden Netz der Verbundenheit zu verweben und die Leserinnen und Leser dabei mitzunehmen. Liebevoll und achtsam führt sie in Natur-Räume, in denen natürliche Heilungsprozesse geschehen können.
Es ist eine Einladung, an ihrem großen und authentischen Erfahrungsschatz teilzuhaben.

*Susanne Fischer-Rizzi*

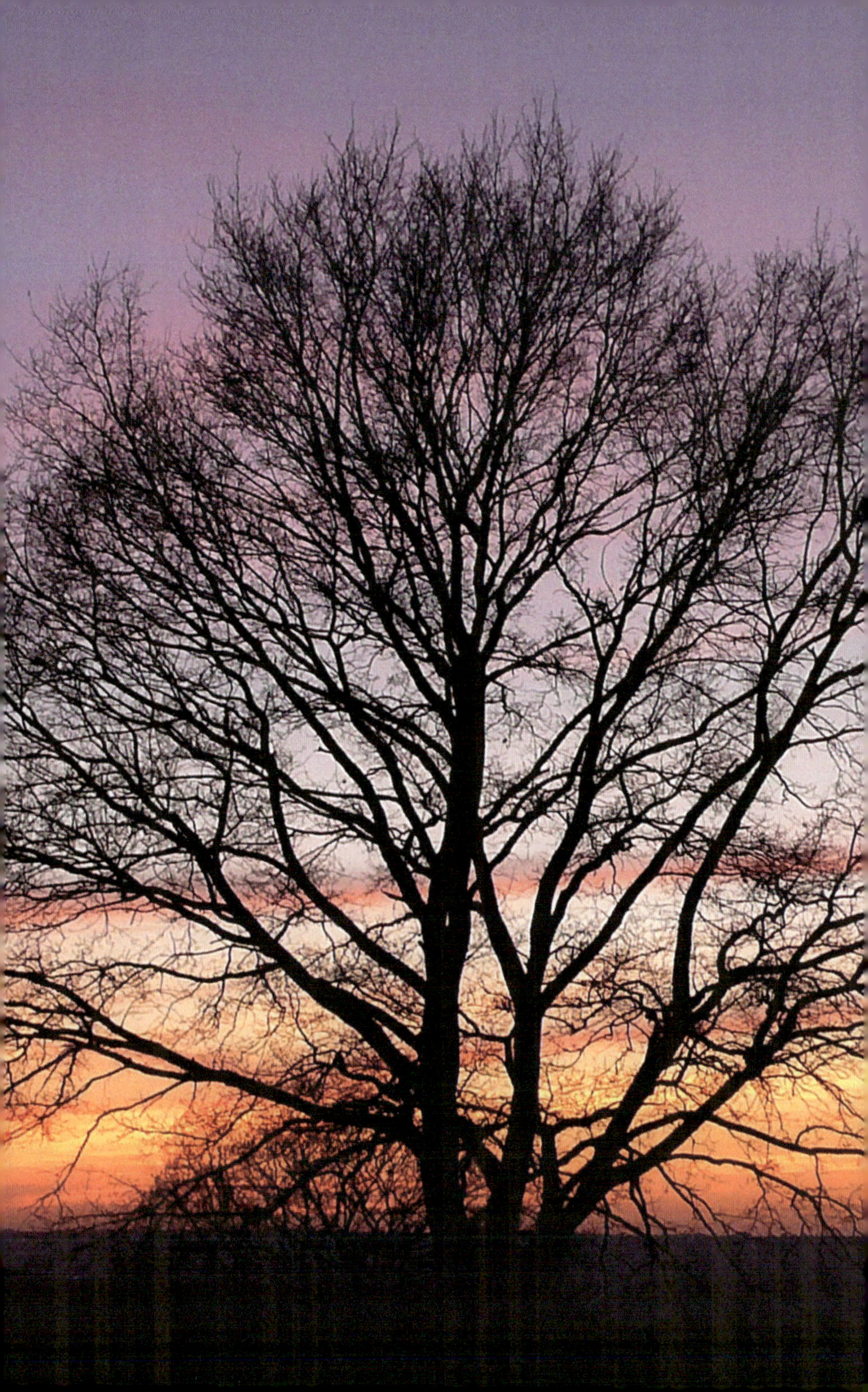

# Willkommen, liebe Freundin, lieber Freund

## schön, dass du da bist. Wir haben schon auf dich gewartet in diesem Kreis. Mit dir ist er rund.

In unserer Mitte habe ich ein schönes Feuer entzündet. Denn draußen ist es kalt geworden … das Feuer schenkt uns Licht und Wärme. Und es möchte wohl gehütet sein … Mach es dir bequem. Wirklich bequem. Achte auf deinen Körper. Fühle, was du brauchst, um wirklich hier ankommen zu können … in diesem Kreis, jetzt in diesem Augenblick … in deinem Körper.
Ja, lass uns noch ein bisschen näher rücken. Hab keine Scheu – wir sind einander bereits sehr viel näher, sehr viel vertrauter, als du vielleicht zunächst glaubst oder jetzt gerade fühlst. Das ist in Ordnung – hab nicht die Idee, es sollte irgendwie anders sein … du solltest anders sein … oder ich …
Es ist wie es ist. Und du bist, wer du bist. Es ist schön, dass du da bist.

Es ist der Beginn der Dunkelzeit. Die Natur bereitet sich auf die Winterruhe vor; Tiere sammeln Vorräte und suchen Unterschlupf; die Pflanzen haben sich ihres sichtbaren Schmuckes entledigt und ziehen ihre Kräfte ganz nach innen, konzentrieren sie in ihren Wurzeln; Pilze zeigen für eine kurze Zeit ihre oberirdischen Fruchtkörper und dienen uns jetzt als Nahrung. Nebel wallen über das Land, und die Schleier zwischen den Welten scheinen dünn dieser Tage … Es ist auch für uns eine Zeit, uns nun mehr nach innen zu wenden, im Kreis unserer Lieben zusammen zu kommen, sorgsam das Feuer in unserer Mitte zu hüten und unsere Geschichten miteinander zu teilen – eine Zeit zum Erzählen und Raunen, zum Lauschen und Fühlen, zum Sinnen und Meditieren …

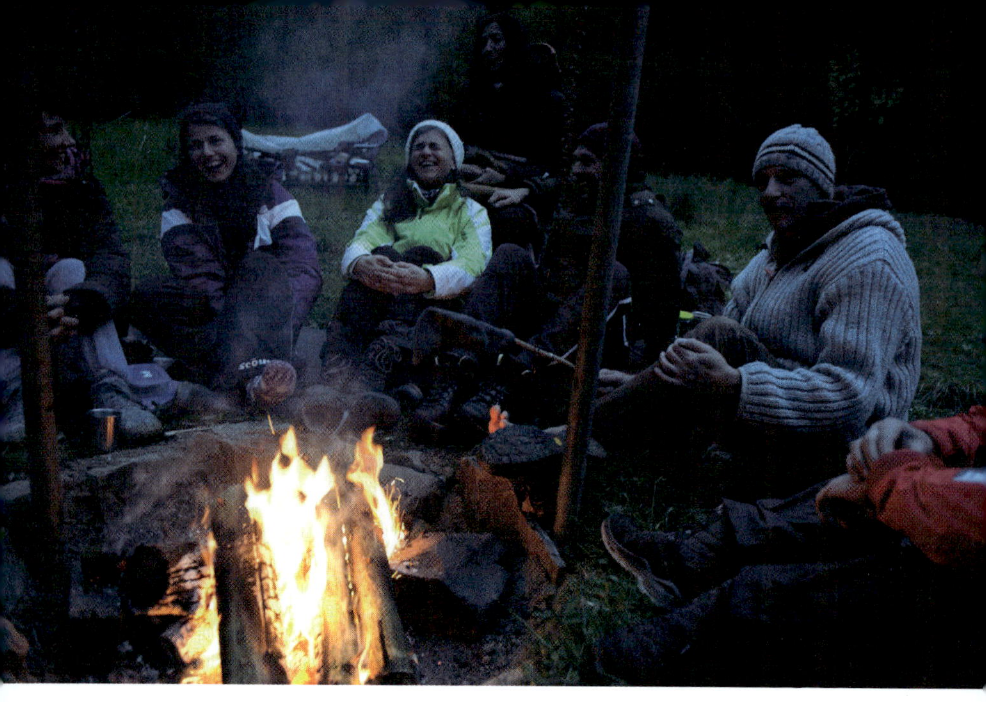

Und so möchte ich dir hier an diesem Feuer eine uralte Mär[1] in neuer oder vielleicht auch alter Weise erzählen ... wer weiß das schon. Es spielt keine Rolle, ob sich diese Mär in genau dieser Weise zugetragen hat – das ist sogar ziemlich unwahrscheinlich; ob sie jedoch wahr ist, das kannst du nur in deinem Herzen fühlen ...

„Es war einmal im Anbeginn der Zeit und ist vielleicht noch immer ... die Liebe selbst. Und es gab nichts außerhalb dieser Liebe. Um sich selbst zu erkennen, teilte sie sich scheinbar auf in zwei Pole, die doch in Wahrheit eins waren: Wir könnten sie Gott und Göttin nennen, doch vielleicht fällt es dir aus verschiedenen Gründen schwer, diese Worte zu fühlen. Nennen wir sie das Ur-weibliche und das Ur-männliche Prinzip, die Ur-Materie und das Ur-Bewusstsein. In einer Variante dieser Geschichte heißen sie Prakriti und Purusha. Prakriti ist die nicht verursachte Ursache aller Form, die Große Mutter. Als Ur-Materie ist sie unendlich fein, doch alle Formen gehen aus ihr hervor und kehren

wieder in sie zurück. Das Wort Materie hat dieselbe Wurzel wie das Wort Mater, Lateinisch für Mutter. Sie ist das schöpferische Prinzip. Purusha, die Weltenseele ist gestaltlos, das erkennende Prinzip, das höchste Bewusstsein.
Sie sahen einander an, und Purusha erkannte seine Geliebte. In feuriger Liebe durchdrang Purusha seine Prakriti und erweckte sie damit aus einem tiefen Schlaf. In diesem Augenblick setzte sich das große Rad, Samsara, in Bewegung … und seither dreht und dreht es sich ohne Unterlass.
Gemeinsam gaben Purusha und Prakruti sich dem Schöpfungstanz hin, und sie tun es noch immer. Sie schenkte ihm, der er formlos war, die Möglichkeit, sich in mannigfachen Gestalten zum Ausdruck zu bringen, sich auszudehnen und in der Form zu offenbaren. Dabei spielte sie mit ihren drei Aspekten, den Gunas Rajas, Tamas und Sattwa. Als Sattwa zeigt sie sich bis heute wunderschön und strahlend, sie leuchtet und erleuchtet, hebt und weitet. Ihre Wahrnehmung aller Wesen ist so klar und rein, dass allein ihr Blick genügt, Licht in die verborgenen Aspekte des Seins zu bringen. Ihre Intelligenz ist überragend, und in ihrer Berührung erfuhr Purusha die umfassende Harmonie in allem, was ist.
Als Rajas sprüht die Große Mutter vor Energie und bewegte sich so schnell, dass Purusha ihr kaum folgen konnte. Das machte ihn zeitweise ganz schön wütend, in anderen Zeiten genoss er diese Wildheit und gab sich vielerlei Abenteuern hin. Die wurden bunt und turbulent, doch beinahe vergaß Purusha sich selbst in all diesen Geschichten. Da sehnte er sich nach Ruhe und wandte sich seiner Geliebten in Form von Tamas zu. Er liebte die Geborgenheit ihrer vollen Arme und die wohlige Dunkelheit, die ihn umgab, wenn er sich an ihre üppige Mutterbrust schmiegte. Doch lange verweilte er dort nicht, sonst hätten Trägheit und Dumpfheit ihn überkommen – sicherlich kein Grund zum Jammern, sondern eine Einladung, mit all den Gunas zu

spielen und zu tanzen. So lange sie mit Bewusstsein durchdrungen sind – und schließlich gibt es kein höheres Bewusstsein als Purusha selbst –, ist Prakriti in Bewegung und das Leben und die Liebe gehen ihren Weg.

Aus dieser Liebe ging nun die gesamte Schöpfung hervor – ja, alles Geschaffene war ein Loblied auf die Liebe selbst und verwies auf das Ewige, das sich in ihm gebar.
In diesem kosmischen Liebesakt entstanden und entstehen, vergingen und vergehen ganze Sonnensysteme. Aus der Ausdehnung in das Formhafte und der Fähigkeit, sich darin zu erkennen, entstanden die fünf subtilen Elemente: Klang, Berührung, Erscheinung, Geschmack und Geruch. Aus diesen gingen im Spiel der Gunas die materiellen Elemente hervor: Äther, Luft, Feuer, Wasser und Erde. Aus diesen erschufen Prakruti und Purusha, die sich fortwährend liebten, Vater Sonne und Mutter Erde, die ganz in diesen Tanz der männlichen und weiblichen Urkraft miteinander aufgingen, ja zum Spiegel des kosmischen Liebesaktes im Irdischen wurden. Um den rotglühenden, feurigen Kern der Erde bildete sich ihre Form aus dem Element, das ihr ihren Namen gab. Weite Teile ihres Körpers waren mit Wasser bedeckt, das sich als eine Art Ursuppe, das Fruchtwasser für die Entstehung aller weiteren Formen zur Verfügung stellte. Umgeben war sie mit einer Atmosphäre aus giftigen Gasen und hätte es Augen gegeben, in die Weite des Himmels zu schauen, so hätten diese kein Blau, sondern nichts als tiefe Schwärze wahr genommen. Doch ihr himmlischer Liebhaber durchdrang sie mit seinen Sonnenstrahlen und verhalf ersten Mikroorganismen zum Leben. Bald gab es das erste Grün in Form von Algen, und das Wunder der Photosynthese setzte ein. Pflanzenwesen siedelten sich auf der Erde an und begannen, das giftige Gasgemisch in eine Luft zu verwandeln, die wir atmen können. Sie schufen das Blau des Himmels und sorgten

mithilfe ihres Stoffwechsels für eine lebensfreundliche Atmosphäre und Temperatur. So wurden die Pflanzen zu unseren „Urmüttern". Doch noch lange vor uns entdeckten unsere tierischen Geschwister das Licht der Welt; sie besiedelten das Wasser, dann auch das Land. Und schließlich erhoben sie sich in die Lüfte. Unsere direkten Vorfahren lebten auf Bäumen, die ihnen neben der Luft zum Atmen Heimat und Nahrung schenkten. Irgendwann, sehr viel später kamen dann wir und wurden von Prakriti und Purusha direkt in dieses von ihnen geschaffene Paradies gesetzt. Doch dort blieben wir nicht einfach sitzen und genossen die Schönheit des Seins, sondern wir wollten wissen, wir wollten erkennen und, vor allem, wollten wir lieben. Darüber freuten sich Prakriti und Purusha sehr, denn genau so hatten sie es sich vorgestellt. Sie hatten sich selbst in uns hinein gegeben, wir waren sie – und von dieser Ahnung angetrieben, machten wir uns auf die große Abenteuerreise des Lebens, die Einheit allen Seins in allem und jedem zu entdecken. Prakriti und Purusha schenkten uns Sinnesorgane, damit wir dies wahr nehmen und erkennen können und Handlungsorgane, diese Erkenntnis in einen Ausdruck zu bringen. Anfangs war unsere Wahrnehmung der Schöpfung vielleicht wirklich noch eine Wahr-nehmung, das heißt wir nahmen das das wahr war, unmittelbar in uns auf und brachten dies genauso unmittelbar zum Ausdruck. Existenziell eingebunden in die Kreisläufe der uns umgebenden Natur, tauchten wir ein in das Spiel von Werden, Vergehen und neuem Werden, das der Form immanent ist und nahmen unseren Platz im Großen Ganzen ein. Doch waren wir uns dessen bewusst? Konnten wir die Essenz des Seins, unser eigenes innerstes Wesen, so erkennen? Viele köstliche Früchte aßen wir vom großen Baum der Erkenntnis, doch es gab auch viele Irrungen und Wirrungen auf unserem Weg. Das wurde nicht gerade weniger, als wir schließlich, noch recht neu in unserer Entwicklung, die Sprache fanden. Sie ermöglichte uns einen differenzierteren Ausdruck, doch

zugleich schob sie sich irgendwie immer wieder zwischen uns und unsere unmittelbare Erfahrung von Wirklichkeit. Fast zeitgleich verließen wir unsere paradiesische Urheimat, den Wald.
Auf all die Irrungen und Wirrungen und deren verheerenden Folgen einzugehen, das soll nicht Teil dieser Geschichte sein, und sie füllen ohnehin schon ganze Bibliotheken. Hier geht es um unser Wiedererinnern, um unser Erkennen, wer wir sind. Prakruti und Purusha schenkten uns eine Umgebung, die uns das ermöglicht und sie schenkten uns Jahreszeiten, die den kosmischen Schöpfungstanz widerspiegelten. Schließlich sandten sie kundige Wesen aus, die uns Methoden an die Hand gaben, uns wieder zu erkennen. Die Methode, um die es in dieser Geschichte geht, nennt sich Yoga. Doch dazu kommen wir später.

Bis heute gebären sich Prakriti und Purusha in die Schönheit des Seins und ihre mannigfachen Formen hinein. Da sie selbst nie geboren wurden, sterben sie auch nicht und lieben sich noch heute."

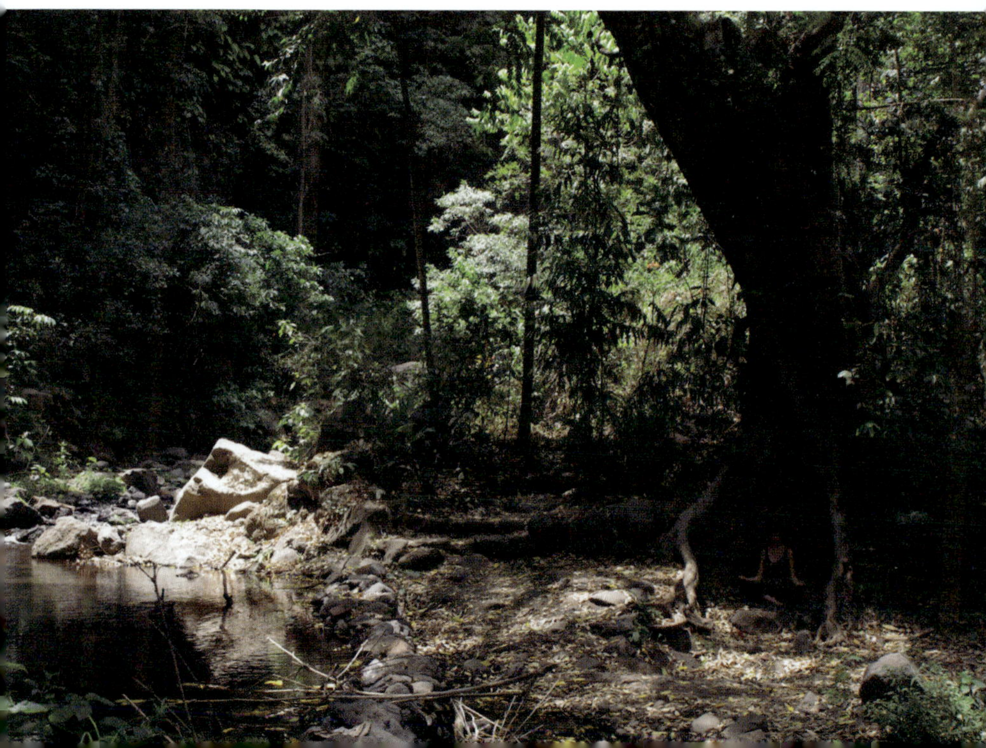

# Wir sind Natur

Das Wort „Natur“ leitet sich aus einem lateinischen Wort her: „natus“. Das bedeutet: „Geboren worden“. Wenn wir von „Natur“ sprechen, dann meinen wir somit all das, was geboren wurde. Für uns sind das nicht nur Mensch und Tier, sondern unsere gesamte beseelte, stoffliche und feinstoffliche Mitwelt. Wir wollen sie hier in Anlehnung an den bekannten Tiefenökologen David Abram als die „mehr-als-menschliche Welt“ bezeichnen. Dieser Begriff beschränkt sich nicht auf den Menschen, schließt ihn aber auch nicht aus, sondern erinnert daran, dass auch wir Natur sind. Erinnern wir uns an den kosmischen Liebesakt. Alles Leben geht daraus hervor, wird aus diesem Spiel von männlichem Ur-Bewusstsein und weiblicher Ur-Kraft geboren. „Prakriti“, das urschöpferische, weibliche Prinzip, wird ebenfalls oft mit „Natur“ übersetzt. Doch die Urmaterie selbst ist nicht geboren worden; sie ist leblos und wird lebendig, wird „Natur“, wenn das universelle Bewusstsein sie durchdringt.

Auch wir sind nun in diese Form, in einen Körper hinein geboren. Über diese Form treten wir heraus aus der Einheit und grenzen uns ab von anderen Formen. In dieser Abgrenzung entwickeln wir ein Gefühl von „Ich“. Doch gleichzeitig fühlen wir uns nun ganz schön einsam und realisieren – auf der Ebene der Form – dass wir alleine gar nicht existieren können – weder losgelöst von der uns umgebenden Mitwelt noch losgelöst von unseren Artgenossen. Das Überleben unserer Spezies hing lange Zeit sehr davon ab, dass wir uns in Gruppen zusammen taten. Wir suchen also danach, uns mit anderen Formen zu verbinden und treiben Handel untereinander: Ich gebe dir, was du brauchst und dafür gibst du mir, was ich brauche.

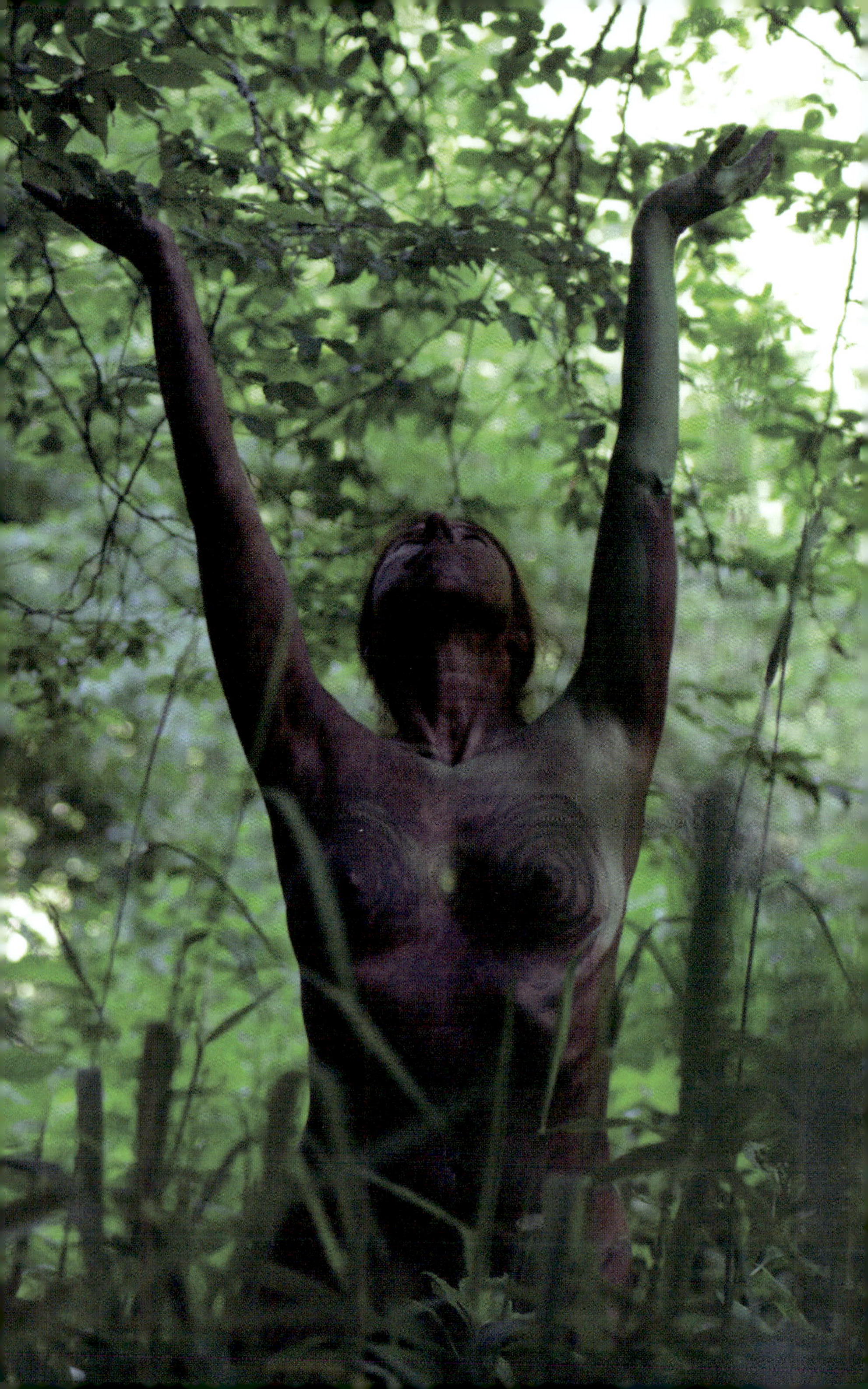

Doch tief in uns lebt das Empfinden, dass dies noch nicht die ganze Wahrheit ist, und ein reiner Handel fühlt sich immer irgendwie schal an. Es scheint, dass wir als Kollektiv Vieles vergessen haben und doch trägt uns da so ein seltsames Empfinden, treibt uns eine Sehnsucht an und erweckt uns eine Liebe – jenseits von jedem Handel. Und wir tragen eine Ahnung in uns von der Essenz unseres Seins; wir ahnen sogar, dass diese gar nicht verschieden ist von der Essenz, die allen anderen Formen ebenfalls das Leben einhaucht.
Vom „Wir" finden wir in einer Weise zurück zum „Ich in allem", welches alles andere als egozentrisch ist, sondern sich in Liebe im vermeintlich anderen erkennt.

Dies wurde häufig missverstanden. In dem Empfinden, nicht dieser Körper, diese Form zu sein, sondern die Essenz, die diesen Körper durchdringt, wurde der Körper in vielen Religionen und Kulturen verneint. Er wurde gefoltert und gegeißelt, ausgemergelt, weg gehungert und für sündig erklärt. Da dieser Körper aus dem Körper einer Frau geboren wurde, ja die Materie selbst das ur-weibliche Prinzip im wahrsten Sinne des Wortes ver-körpert, wurde gleich alles Weibliche mit verteufelt. Unter diesen lebens- und leibfeindlichen Strukturen leiden Männer wie Frauen, leidet die gesamte Schöpfung bis heute. Selbst die Praxis von Yoga wird in manchen Traditionen und Schulen davon durchdrungen bzw. werden manche dieser lebensfeindlichen Praktiken als „Yoga" bezeichnet und stiften damit viel Verwirrung.

Gleichzeitig macht diese Ahnung von einer göttlichen Essenz auch Vielen von uns Angst, scheint es doch so wenig greifbar – auch das im wahrsten Sinne des Wortes – nicht dieser Körper zu sein, sondern diesen lediglich für eine Zeit zu bewohnen. Das Empfinden für unsere wahre Herkunft verblasste, es wurde herab gelähmt und betäubt. Die Materie selbst wurde zur Essenz allen Seins erhoben und Götzen traten an die Stelle von Wirklichkeit. Heute heißen diese Götzen zum Beispiel Geld und Auto (Auto heißt „selbst", das „mobile" wird ja landläufig eher gestrichen – kann es tatsächlich sein, dass wir nicht nur unseren wundervollen Körper, sondern sogar schon unsere vermeintlichen Güter mit uns selbst verwechseln? Wer bin ich ohne mein Auto? Was bleibt, wenn mein (Karten) Haus zusammen fällt?). Auch diese Strukturen haben für die gesamte Schöpfung unendlich viel Leid generiert. Denn natürlich müssen, um nicht zu fühlen, dass diese Form stirbt, immer mehr „Güter" angeschafft werden, wodurch die Ausbeutung anderer Lebensformen und des ganzen Planeten ein horrendes Ausmaß angenommen hat.

Wenn die Materie an die Stelle des Seins tritt, bringt dies eine existentielle Angst mit sich: Die Angst vor dem Sterben. Denn alles, was geboren wird, wird auch vergehen; jede Materie ist dem Lauf der Zeit und damit dem Verfall unterworfen.

Die Natur stirbt. Und das ist ganz natürlich. Wir brauchen nur unsere Sinne zu öffnen für die natürlichen Prozesse, wenn wir mit dem Wald durch den Jahreskreis gehen. Die meiste Zeit über können wir allerdings nicht fühlen, dass alles, was geboren wird, auch stirbt (und das nicht erst irgendwann in einer fernen Zukunft) – vor allem können wir nicht fühlen, dass auch diese Form, die wir gerade jetzt bewohnen, vergeht. Wir brauchen uns nun nicht vorzumachen, dass uns das kalt lässt, da wir ja wissen, dass wir nicht dieser Körper sind, sondern ewig. Denn – Hand aufs Herz – auch das können wir meistens nicht fühlen. Der Weg, den ich dich hier einladen möchte zu gehen, hat nichts damit zu tun, uns eine schöne Welt herbei zu fantasieren, eine Welt, der Verbundenheit, der Einheit allen Seins … die uns hinwegtröstet über den Verfall, vor allem über die Zerstörung der Natur durch den Menschen, über die Tatsache, dass wir sterben. Ich möchte

dich einladen, in die Wirklichkeit des Seins einzutauchen, echt zu sein, lebendig. Lass uns ehrlich miteinander sein, vor allem ehrlich mit uns selbst.
In jenen kostbaren Momenten, in denen ich ganz in diese Lebendigkeit eintauche, empfinde ich diese unbeschreibliche Schönheit des Seins, die sich in allem offenbart und zugleich – in dieser Schönheit – einen unendlichen Schmerz darüber, dass all dies vergeht. Genau in diesem Schmerz liegt eine Gnade, ein Geschenk: Wenn ich nicht versuche, ihn irgendwie „weg" zu machen, sondern anwesend darin bin, kann ich wahrnehmen: Alles stirbt und die Quelle allen Seins ist ewig; sie sprudelt ohne Unterlass. Ein Born des Seins, aus dem alle Form hervorgeht, geboren wird ... und wieder stirbt.[2] In diesem Empfinden liegt ein großer Frieden. Doch den können wir eben nicht machen, weshalb ich von Momenten der Gnade spreche. In den meisten Situationen, in denen ich nicht wegschaue, sondern der Tatsache ins Auge schaue, dass wir sterben, macht mir der Tod, das Sterben, Angst.

Jene, die die Materie ablehnen, haben wiederum – je nach Glaubenssystem – eine Riesenangst vor der Wiedergeburt (– aber auch das nicht wirklich). Wenn Leben Leiden bedeutet, dann kann es doch nichts Besseres geben als diesem Kreislauf der Wiedergeburten zu entgehen und sofortige Erlösung zu erlangen; dann können wir uns freuen, dieses Jammertal bald zu verlassen und in eine Jenseitswelt voller Licht und Liebe einzugehen, oder?

Heißt das nun, dass wir dazu verdammt sind, ein Leben in Angst und Schrecken zu leben, ein Leben in Leiden? Und spielt es eine Rolle, ob wir nun eine große Angst vor dem Sterben haben oder eher davor, wieder geboren zu werden – verbirgt sich nicht hinter beidem letztlich die Angst vor dem Leben selbst? Heißt das nun auch, dass aus der kosmischen Liebe nichts als Leid und Chaos hervorgeht und die

gesamte Schöpfung auf einem göttlichen Irrtum beruht? Hätte Purusha Prakriti nicht durchdrungen, dann würde sie friedlich schlafen wie Dornröschen hinter seiner Dornenhecke und alle Gunas wären im Gleichgewicht. Purusha wiederum wäre einfach da, körperlos und ur-seelig. Führt also die Liebe selbst uns an der Nase herum und generiert nichts als Leiden?
Nun, du würdest wohl kaum dieses Buch in deinen Händen halten, wenn du dem Glauben schenken bzw. tief in dir nicht etwas anderes empfinden würdest.

Wir sind Natur, und das ist etwas Wunderschönes, ein Ausdruck der Liebe selbst in der Form. Im Eintauchen in die Natur, in diesen Körper, in die uns umgebende Natur des Waldes, können wir tief empfinden, wie alles mit allem verbunden ist. Wir können empfinden, wie die Essenz allen Seins in allem und jedem webt und wirkt und sich in der Mannigfaltigkeit der Schöpfung zum Ausdruck bringt. Wir begegnen dieser Essenz nicht, indem wir uns von der Form abwenden, sondern indem wir voll und ganz eintauchen in diesen Körper – nicht, indem wir uns einem geschlossenen Raum abschotten und der Illusion anheim geben, so besser meditieren zu können, sondern indem wir uns über unsere Sinne berühren lassen von der Welt und ihrer Seele. Eine wirklich menschliche Kultur ist nicht losgelöst von der Natur, sondern bewegt sich im Einklang mit dieser, in einem schöpferischen Austausch, ja sie dient sogar dazu, uns wieder ein zu schwingen in die natürlichen Kreisläufe, uns selbst zu erkennen in allem und jedem. Dieser Weg ist der Weg des Waldyoga. Wir haben ihn in unseren vorherigen Büchern beschrieben und beschritten.[3] Hier wollen wir diesen Weg weiter vertiefen, indem wir bewusst eintauchen in die jahreszeitlichen Qualitäten der Waldnatur und das feine Spiel männlicher und weiblicher Qualitäten.[4]

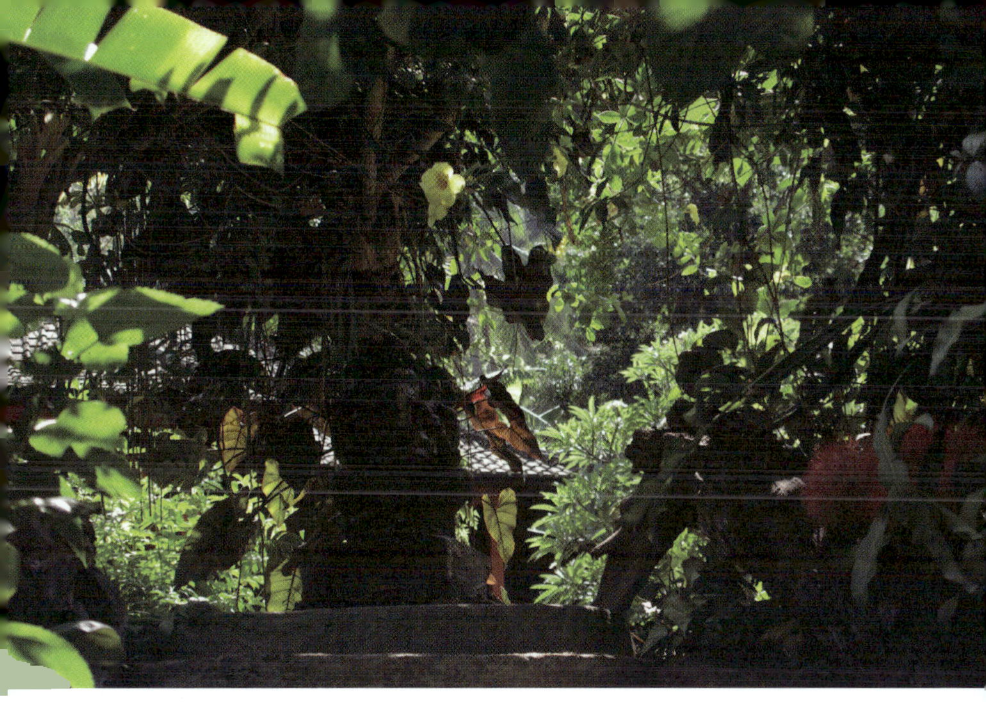

# Der Schöpfungstanz des Yoga

Yoga bedeutet „Anbindung“ bzw. „Verbindung“. Es ist die Verbindung mit unserem Selbst, dem innersten Sein, dem Wesen aller Dinge, an die wir uns erinnern, in die wir fühlend eintauchen, wenn wir den Weg des Yoga gehen.

Wir alle tragen eine Sehnsucht in uns, dieses All-Eins-Sein (wieder) zu erfahren – eine Sehnsucht, in diesem Born zu baden, aus dem wir einst hervorgingen. Ich gehe davon aus, dass diese Sehn-Suche dem Menschsein immanent ist und auch, dass sie eine Kraft ist, die wir brauchen, um den Weg des Yoga zu gehen. Vermeintlich haben wir uns getrennt von der Quelle, als der Lebens-Fluß uns scheinbar forttrug und wir unsere Reise in dieser Form, in diesem Körper antraten, vielleicht ist dies bereits vor Urzeiten geschehen … doch es gibt eine Erinnerung, vielleicht eine leise oder auch deutlichere Ahnung. Sie ist es, die uns antreibt. Sie ist es auch, die uns unseren Weg gehen lässt

(Patanjali nennt seine 4 Bücher „Padha“= „Weg“). Doch hinter dieser Sehnsucht können wir den tiefen Schmerz fühlen, den die Trennung von unserem Ursprung mit sich bringt. Buddha spricht davon, dass das Leben Leiden (=“dukha“) sei. Auf diesen Schmerz reagieren wir nun häufig auf die oben beschriebenen Weisen: Wir verneinen das Leben in dieser Form oder wir betäuben den Schmerz, indem wir die Form selbst glorifizieren. All dies geschieht, weil das Leben in der Form die Dimension der Zeit mit ins Spiel bringt: Wir glauben, dass wir irgendwann einmal, in ferner Vergangenheit verbunden waren und hoffen darauf, dass wir die Einheit irgendwann einmal, in ferner Zukunft, wieder finden werden. Können wir eine dritte Möglichkeit zulassen – die Möglichkeit, dass diese Verbindung in einer Weise nie verloren ging, sondern genau jetzt und hier (und tatsächlich nur jetzt und hier) erlebbar ist? Dass es die Zeit in der Wirklichkeit des Seins gar nicht gibt? Die Form stirbt, doch im tiefen Erkennen unseres Ursprungs, unserer Essenz verliert dies seinen Schrecken. Yoga geschieht nicht irgendwann, sondern jetzt, in diesem Augenblick.
Wie würde die Welt aussehen, wenn wir den Ur-Schmerz zulassen könnten, den die scheinbare Trennung mit sich bringt? Und wie, wenn wir in diesem Schmerz entdecken würden, dass wir das Paradies niemals wirklich verlassen haben, sondern, dass sich die mystische Hochzeit, der Liebesakt von Prakriti und Purusha genau hier, genau jetzt vollzieht? Uns für dieses Erkennen zu bereiten, das ist der Weg des Yoga.

Im Yoga wird uns das Spiel der männlichen und weiblichen Ur-Kräfte, ihr mystischer Tanz unmittelbar erfahrbar. Und das ist ein ganz konkreter, sehr körperlicher Vorgang. Es erscheint vielleicht zunächst paradox, dass unser Körper, in dem wir uns ja als getrennt erleben uns zugleich zum Tor werden kann zur Erfahrung, dass wir gar nicht getrennt sind.

Mir ist bewusst, dass die folgenden Beschreibungen zu diesen weiblichen und männlichen Kräften in unserem Körper zunächst sehr theoretisch erscheinen mögen und uns dazu verleiten können, uns etwas herbei zu fantasieren statt es zu erfahren. Das bringt allein unsere Sprache mit sich, die immer das Wort zwischen uns und die Wirklichkeit des Seins stellt. Dennoch wage ich den Versuch, Sprache zu verwenden, uns gemeinsam anzunähern an etwas, für das es keine Worte gibt. Versuchen wir, die Worte in unserem Körper zu fühlen – die Worte die wir sprechen ebenso wie jene, die wir vernehmen:

In unserem Becken schläft die Ur-weibliche Energie, oft wird sie auch als Shakti bezeichnet. Wenn sie erwacht und sich als Kundalini durch unsere Mitte erhebt, erweckt sie subtile Energien zum Leben, bis sie sich schließlich, am Kopfscheitel angelangt, mit ihrem Geliebten, dem höchsten Bewusstsein, auch als Shiva bezeichnet, vermählt.

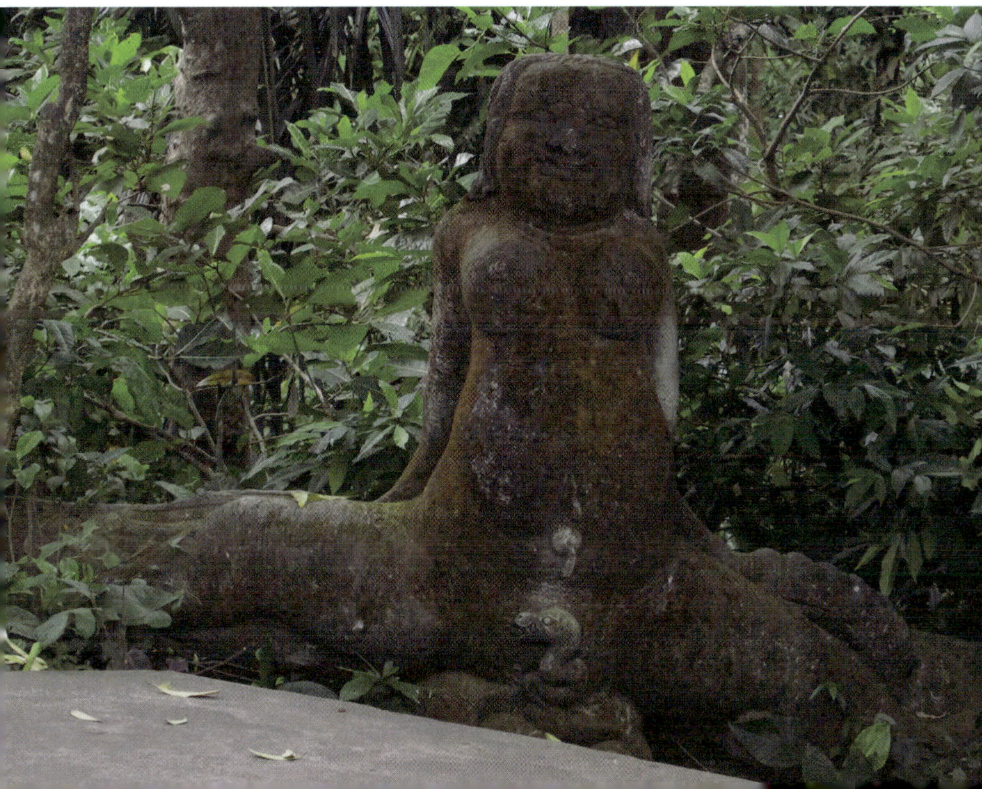

Unser Körper ist sowohl grobstofflicher als auch feinstofflicher Natur und durchzogen von zahlreichen feinen Strömen. Diese werden als Nadis bezeichnet; „Nadi“ bedeutet „Fluss“ oder „Strom“. Wenn wir unseren Körper fühlen, können wir zugleich dieses feine Fließen und Strömen wahrnehmen. Die alten Schriften beschreiben, dass es 72 000 dieser Nadis gibt. In vereinfachter Form möchte ich hier auf die drei zentralen Nadis eingehen, in deren Aktivität sich das feine Spiel zwischen männlichen und weiblichen Kräften mikrokosmisch widerspiegelt.

Sushumna ist der Haupt-Nadi in der Mitte unseres Wirbelkanals und unser „spiritueller Kanal“, durch den die Shakti-Kraft strömt. Wir können Sushumna auch als „astrale Wirbelsäule“ bezeichnen, die an der Basis unserer stofflichen Wirbelsäule entspringt und von dort bis zur Krone unseres Kopfes verläuft.
Wenn die Ur-Kraft durch Sushumna Nadi strömt, entfaltet sich der „mystische Pfad des Yoga“. Der Energiefluss in unseren beiden Körperseiten, in Ida Nadi und in Pingala Nadi, unsere weiblichen und unsere männlichen Kräfte sind im Gleichgewicht.

Ida entspringt links von Sushumna, es kreuzt in den Energiezentren, die wir im Verlauf der Wirbelsäule fühlen können, den so genannten Chakren, jeweils auf die gegenüberliegende Seite und endet links des Ajna-Chakras, des Energiezentrums in der Mitte unseres Schädels. Ida Nadi wird auch Chandra-(=Mond)-Nadi genannt.

Pingala verläuft genau entgegengesetzt zu Ida. Es entspringt rechts von Sushumna und endet rechts von Ajna-Chakra. Es wird auch Surya-Nadi oder Sonnen-Nadi genannt.

Die Kraftströme in Ida, Pingala und Sushumna wirken wechselweise. Meist fließen die Kräfte entweder durch Ida oder durch Pingala-Nadi. Der jeweils dominierende Strom kann u.a. durch Atembeobachtung wahrgenommen werden: Fließt der Atem mehr durch das linke Nasenloch, ist Ida dominant, fließt er durch das rechte, ist Pingala dominant; fließt er durch beide Nasenlöcher gleich stark, ist Sushumna dominant. Auch dann, wenn im Tagesverlauf der Atem von einem zum anderen Nasenloch wechselt (das geschieht ca. alle 90 Minuten) strömt die Kraft für einen kurzen Augenblich durch Sushumna.

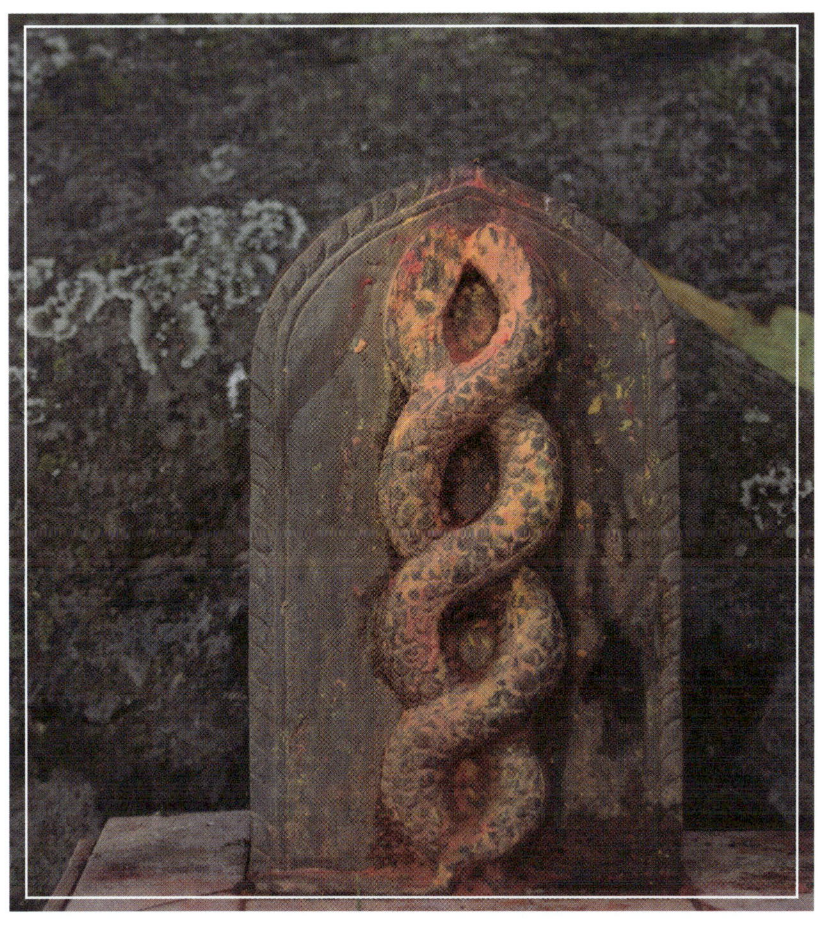

# Die Nadis

| Eigenschaft | Ida | Pingala | Sushamna |
|---|---|---|---|
| Atem | Im linken Nasenloch | Im rechten Nasenloch | Beide Nasenlöcher |
| Geschlecht | weilblich | männlich | androgyn |
| Energie | negativ | positiv | neutral |
| Nerven | parasympathisch | sympathisch | cerebrospinal |
| | Mond | Sonne | Licht |
| Funktionen | Mentalenergie, Introvertiertheit, Vision, Sprache, Imagination, Hingabe, Liebe, Wunsch | Vitalenergie, Extrovertiertheit, Motivation, Antrieb, Logik, Aktivität, körperliche Arbeit, Verdauung, Aktion | Weisheit, Wissen |
| | passiv | dynamisch | balanciert |
| Tageszeit | Nacht | Tag | Dämmerung |
| Jahreszeit | Winter | Sommer | Tag- und Nacht-Gleichen |
| | yin | yang | tao |
| Naad | A | U | M |

Diese Beschreibungen sollen andeuten, dass sowohl grobstofflich als auch feinstofflich, sowohl mikro- als auch makrokosmisch alles Leben auf diesem dynamischen Gleichgewicht von männlichen und weiblichen Kräften basiert. Ohne diese Polarität gäbe es kein Leben in dieser Form, die uns zugleich ermöglicht, die Einheit allen Seins in diesem Spiel zu erkennen. Wahrscheinlich identifizierst du dich damit, ein Mann oder eine Frau zu sein, doch zugleich kannst du vielleicht fühlen, dass dies nur ein recht oberflächliches Konzept von dem ist, was du bist und dass du sowohl weibliche als auch männliche Qualitäten in dir vereinst und sich schließlich, wenn du noch tiefer fühlst, jedes Konzept von männlich und weiblich auflösen wird.

Du hast z.B. zwei Gehirnhälften. Die Funktionen der rechten Gehirnhälfte gelten eher als weiblich, die der linken eher als männlich. Du wirst auch eher mit deinen weiblichen Qualitäten verbunden sein, wenn dein parasympathisches Nervensystem aktiv ist und mit deinen männlichen, wenn du ganz im sympathischen „Machermodus" bist …

Doch selbst diese Zuschreibungen kratzen gerade einmal an der Oberfläche der Tiefe des Seins. Kannst du fühlen, dass du zwar Mann oder Frau bist und eben gleichzeitig auch nicht? Kannst du ahnen, dass du weder weiblich noch männlich, weder Pflanze, Tier oder Stein, noch Mensch und doch in all dem lebendig bist? Wer bist du jenseits all dieser Formen?

Magst du dir näher kommen? Dich in all diesen Formen noch tiefer erkennen?

Ich freue mich riesig, wenn du mich auf der Abenteuerreise begleitest, all dies zu erforschen. Und diese Reise führt uns hier und jetzt in den Wald.

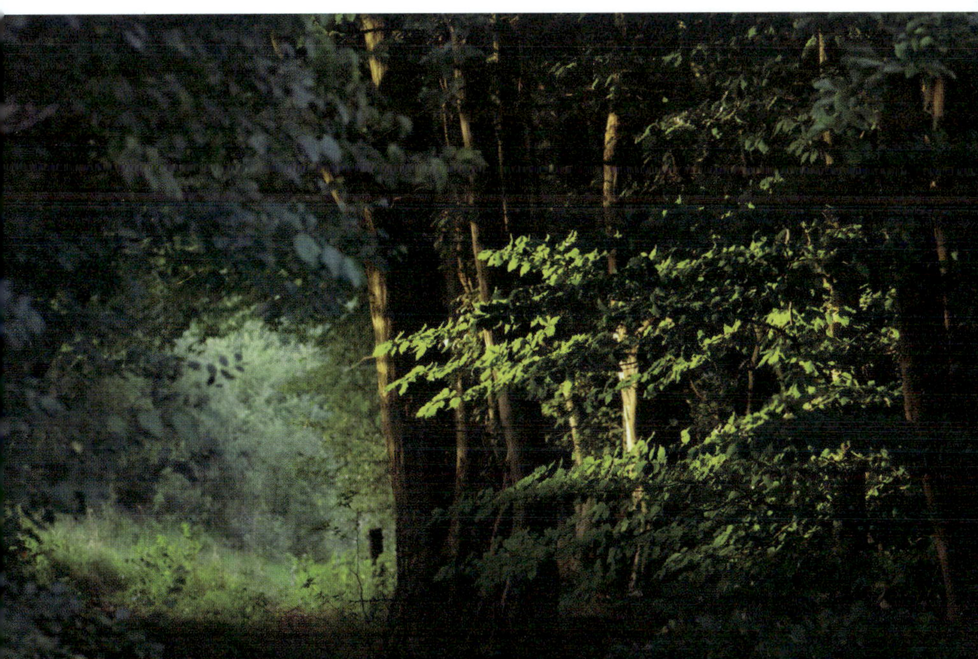

# Wald-Yoga

Der Wald als Erholungsraum gewinnt zunehmend an Bedeutung in dieser Zeit, in der wir uns auf verheerende Weise davon entfernt haben, uns als natürliche Wesen eingebunden in die natürlichen Kreisläufe des Lebens zu erfahren. Im technischen Machbarkeitswahn haben wir unser Ego aufgebläht und uns über die uns umgebende, mehr-als-menschliche Mitwelt erhoben. Wir beuten diese in einem Maße aus, die unsere eigene Existenzgrundlage zerstört und betäuben den Schmerz darüber, sowie das Gefühl von Ohnmacht in immer größeren Machtfantasien. Und wir glauben, alleine mit der entsprechenden „grünen Technik" wieder alles in Griff bekommen zu können. Wir können den Lauf der Geschehnisse nicht aufhalten und das große Rad nicht rückwärts drehen. Das heißt aber nicht, dass wir den Akten der Zerstörung und Entfremdung tatenlos und resigniert zuschauen und uns im Drama verlieren. Vieles kommt in Bewegung in unserer Zeit und wir dürfen Zeuge werden, wie sich mehr und mehr Menschen auf die Suche nach ihren Wurzeln begeben und sich erinnern, dass sie nicht getrennt sind vom großen Netz des Lebens. Der Wald, der ja im wahrsten Sinne des Wortes einst unsere Wiege war, weckt diese Ur-Erinnerung in uns. Der Wald ist im Vergleich zu unserer Kulturlandschaft noch weitestgehend intakt. Im Ur-Wald können wir erfahren, dass alles mit allem verbunden ist. Und so ist es nicht verwunderlich, dass es viele Menschen wieder in die Wälder zieht, dass viele Bücher zum Thema Wald und zum „Baden" in dessen Atmosphäre auf den Markt kommen, dass der Wald und seine Heilkräfte Inhalt medizinischer Forschung werden. Der Wald schenkt uns nicht nur Heimat, er schenkt uns Nahrung und Medizin, er schenkt uns mit seinem Holz die Wärme des Feuers und Behausung, mit Pflanzenfasern Kleidung, und allein in seiner Atmosphäre zu weilen, tut uns gut, hilft uns, uns zu entschleunigen und zu gesunden. Aus unserer anthropozentrischen

Sichtweise heraus, ist es wunderbar, all dies zu entdecken und zu konsumieren. Doch das ist noch nicht die ganze Wahrheit. In der Praxis von Wald-Yoga erinnern wir uns an die Wechselseitigkeit einer jeden Beziehung. Ein seltsamer Zauber geht aus vom Wald, wenn wir uns einlassen, wenn wir wirklich anwesend sein können. Können wir frei von jedem Haben-Wollen, frei vom „Etwas-Erreichen-Wollen", einfach da sein? Können wir zulassen, dass der Wald, dass unser Sein im Wald uns wirklich berührt? Und können wir fühlen, dass diese Berührung nicht einseitig ist – so wie keine wirkliche Berührung jemals einseitig sein kann? Können wir fühlen, dass auch wir den Wald berühren? Eine wirkliche Berührung verändert etwas – in uns und im Wald. Eine wirkliche Berührung ist heilsam und überwindet die scheinbare Trennung zwischen jenen, die einander berühren. Schließlich können wir gar nicht mehr sagen, wer wen berührt, es ist einfach Berührung.

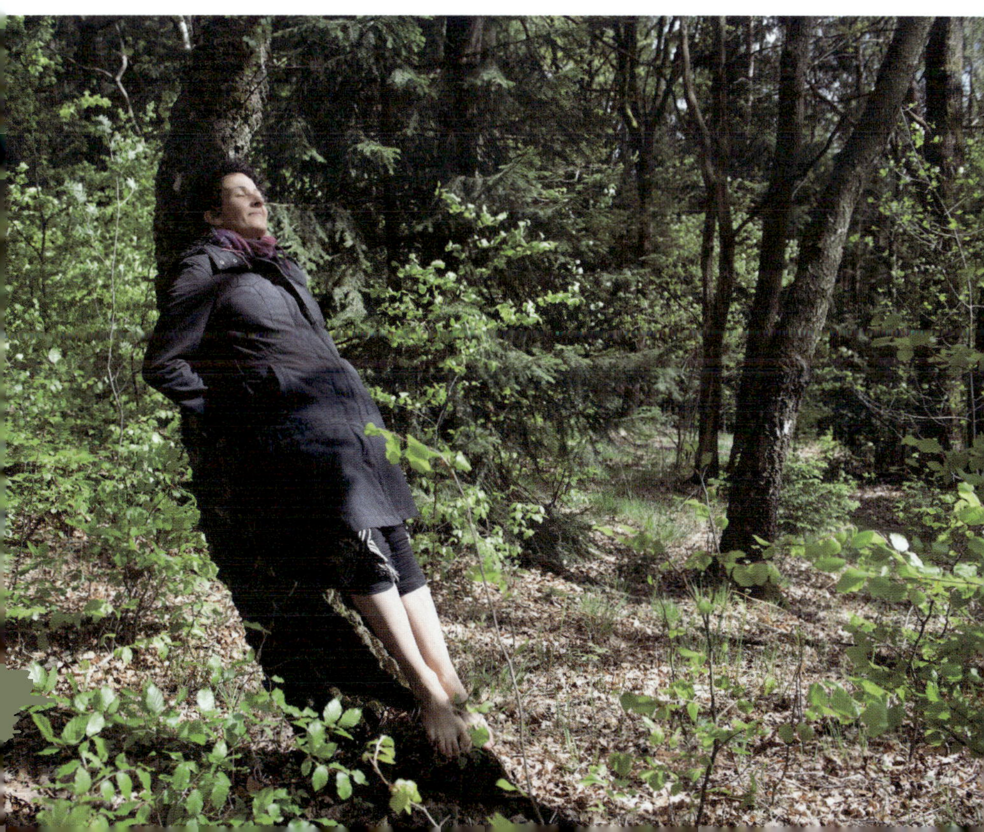

Natürlich können wir auch durch den Wald spazieren und dabei mehr den Filmen in unserem Kopfkino zuschauen als die Wirklichkeit des Waldes wahr zu nehmen. Wenn wir mit anderen gemeinsam gehen, sind wir vielleicht sogar damit beschäftigt, uns gegenseitig die Geschichten unserer inneren Kinoleinwand zu erzählen. Diese Filme mögen uns vorgaukeln, spannender zu sein als das Plätschern eines Baches oder das Zirpen einer Grille, doch meist hinterlassen sie irgendwie einen schalen Beigeschmack und das Gefühl, gar nicht wirklich im Wald gewesen zu sein. Dennoch üben sie einen großen Sog auf uns aus (im Yoga „vritti" genannt). Die Filme sind gar nicht unbedingt das Problem, und wir können den Projektor, der sie abspielt auch nur schwerlich stoppen. Problematischer ist dieser Sog. Irgendwie finden wir Gefallen daran, uns von all diesen Geschichten forttragen zu lassen und uns darin zu verlieren. Nur zu gern schlüpfen wir in all die darin enthaltenen Rollen, nur zu gern sind wir der Held unserer Geschichten und noch viel öfter das Opfer – je nach den Geschichten anderer, mit denen wir „sozialisiert" und die uns als Muster mit gegeben wurden. In einer Weise ist es uns zur Gewohnheit geworden, in den Geschichten zu leben und uns von deren Sog forttragen zu lassen – je spektakulärer die Geschichten, desto besser.

Doch es gibt auch noch einen anderen Sog: ein harmonischer Sog hin zur Einheit, im Yoga sama-vritti genannt. Es gibt einen Ruf in uns nach der Wirklichkeit dieses Augenblicks. Unser Körper kann uns zum Tor werden, ganz in diesen Augenblick einzutauchen. Hier und jetzt, beide Fußsohlen auf der Erde fühlend, öffnen sich unsere Sinne für die Wahrnehmung des Waldes. In der Präsenz und Achtsamkeit verblassen die Geschichten, sie laufen sozusagen im Hintergrund weiter, während wir den Windhauch auf unserer Haut wahrnehmen und die Vielfarbigkeit des Grüns erforschen. Es kann sein, dass sich plötzlich alles so anders anfühlt, so eine Intensität gewinnt, ein seltsam schwebendes Empfinden, ein Ausdruck dieser inneren Harmonie. Etwas trägt dich, etwas erhebt dich. Vielleicht kannst du fühlen, dass du hier stehst und den Baum dort vorne betrachtest und zugleich kannst du gar nicht mehr sagen, hier ende ich und dort beginnt der Baum, sondern tauchst ein in dieses pure Empfinden des Seins. Plötzlich kannst du fühlen, wie du eingewoben bist in dieses Netz des Lebens. Du bist kein Besucher mehr im Wald, sondern bist Teil, hast teil, zutiefst verbunden mit allem und jedem.

Ich bin davon überzeugt, dass dir eine solche Erfahrung vertraut, wenn auch vielleicht etwas in Vergessenheit geraten ist. Oft gab es solche Momente des Empfindens dieser tiefen Verbundenheit in unseren Kindertagen, häufig waren es Momente in der Natur, die dieses Empfinden auslösten.

Doch wir brauchen es nicht dem Zufall zu überlassen, diese Gnade wieder einmal zu erfahren oder gar darauf hoffen, dass sich dieses Einheitsempfinden schon einstellen wird, wenn wir nur oft genug in den Wald gehen. Die Begegnung mit den Pflanzen und Tieren des Waldes kann zum Auslöser dieses Empfindens werden, wenn wir jedoch mit dieser Erwartung – also einer Hoffnung auf ein Zukünftiges – in den Wald gehen, wird das selten funktionieren. Ja, ich habe sogar die Erfahrung gemacht, dass sich z.B. die Tiere, die mir sonst oft begegnen, dann gar nicht zeigen. Diese Verbundenheit, dieses Eintauchen in das Sein, ist nichts, was wir machen können. Es ist ja schon da, genau jetzt, genau hier. Und genau jetzt, genau hier ist es auch für uns erlebbar. Wir können uns bereiten, wir können unser Bewusstsein versammeln und unsere Sinneswahrnehmung schulen, dann können wir die gesamte Schöpfung wirklich wieder fühlen und nicht nur fantasieren. Es scheint widersprüchlich, wir können nichts dafür tun. Und doch können wir den Weg gehen; wir können uns bereiten. Ist es uns möglich, zugleich zu empfinden, dass wir diesen Weg nicht gehen, um irgendwohin zu gelangen, sondern dass es der Weg ist, um den es geht und dass dieser Weg hier und jetzt, unter unseren Füßen entsteht

– einfach, indem wir ihn gehen? Und können wir fühlen, dass dieser Weg zugleich uralt ist, obwohl er gerade jetzt entsteht? Dieser Weg, das ist der ursprüngliche Weg des Yoga.

Als Ziel von Yoga wird häufig die „Selbstrealisation" genannt; es geht also um die Verwirklichung des Selbst. Doch wer oder was ist dieses Selbst? Wenn wir uns in einer mitunter „selbst-verliebten" Yogaszene umschauen, könnten wir meinen, es gehe darum, unser Ego zu streicheln, uns vom Rest der Welt abzuschotten, täglich unsere Asanas zu praktizieren und im stillen Kämmerlein über unseren spirituellen Weg zu sinnieren. Wenn wir uns dann noch mit Gleichgesinnten zusammen tun und gemeinsam unsere Übungen verfolgen, finden wir darin Bestätigung, auf dem richtigen Weg zu sein – vorausgesetzt wir sprechen die einer bestimmten Szene eigene Sprache, tragen die richtige Kleidung und hören die richtige Musik. Aus Yoga und den damit gekoppelten Angeboten ist ein riesiger Markt geworden. Könnte es sein, dass wir die vermeintliche Verwirklichung des Selbst hier mitunter mit der unseres Egos verwechseln? Ich möchte niemanden anklagen, denn wir haben ja die Verbindung zu unserer Quelle scheinbar verloren und all dies sind – mitunter fehlgeleitete – Versuche, sie wieder zu finden. Wenn wir nicht mehr fühlen können, wer wir in unserem Innersten sind, suchen wir unsere Identität in der Gruppe. Denn – neben all dem, was wir noch sind – sind wir eben auch Rudel bildende Säugetiere, deren Überleben in der Form von der Zugehörigkeit zu einer Gruppe abhängt. Wir handeln entsprechend unserer Konditionierung durch eben jene Gruppe und grenzen uns zugleich von anderen Gruppen ab. Doch im selben Maß, in dem wir die Verbindung zu jenem mystischen Selbst verloren haben, fühlt sich selbst der Kontakt zur Gruppe nicht mehr echt, nicht mehr erfüllend an, und es kommt zu einer zunehmenden Vereinzelung auf der einen Seite und einer immer virtueller werdenden Suche nach Kontakt auf der anderen Seite. Der Siegeszug des Smartphones, die Sucht nach Social Media Kontakten,

die riesigen Datenmengen, die dadurch täglich durch den Äther gesendet werden und die für die Natur alles andere als „Transfair" sind, sind ein Ausdruck davon. Der virtuelle Raum kann die tiefe Sehnsucht nach Verbundenheit jedoch niemals befriedigen, frisst in der Wirklichkeit ungeheuerliche Mengen an Ressourcen und trägt zur großen Zerstörung, die wir doch alle nur allzu gerne aufhalten würden, bei.
Ein wirklicher und wahrhaftiger spiritueller Weg ist immer auch ein ökologischer und ein politischer zugleich. Wir können unser Selbst nicht in der Isolation, nicht losgelöst von der mehr-als-menschlichen Welt verwirklichen. Dieses Selbst – das ist nichts Privates, eigenes, sondern jene Kraft, die sich in allem Lebendigen zum Ausdruck bringt. Es ist deine Essenz, dein Wesenskern. Wir können ihm auch begegnen in tiefer Meditation, doch genau dort werden wir feststellen, dass wir nicht allein, wohl aber all-eins sind.
Ich meine, es ist Zeit, dass wir Yogis unsere Yogastudios verlassen und hinaus gehen in den Wald. Und es ist Zeit, hinaus zu gehen in die Welt, uns unserer Verantwortung wieder bewusst zu werden, die wir für uns und damit für die gesamte lebendige Mitwelt tragen. Es ist richtig, dass wir zum Wohle des Großen Ganzen beitragen, wenn wir ein Stück mehr Heilung in uns selbst finden, doch diese Heilung geschieht eben nicht losgelöst von allem anderen. Es ist an der Zeit, unseren Kokon zu verlassen und hinaus zu gehen, unsere Stimmen zu erheben – nicht um vom Drama, vom Untergang zu künden, sondern von der Verbundenheit allen Seins. Wirkliche Selbstverwirklichung bezieht sich auf das Selbst in allem und jedem; es ist dasselbe Selbst, dieselbe Quelle, die da sprudelt.

Ich habe die Erfahrung gemacht, dass es Menschen leichter fällt, das Wesen aller Dinge, welches in der lebendigen Welt wirkt, im lebendigen Umfeld des Waldes zu erleben, als in einem geschlossenen Raum. Die Vögel singen uns in ihrem Gesang davon, der Wind schenkt uns dessen Berührung, die Blumen künden mit ihrem Duft vom Sein selbst, all die Erscheinungen weisen auf die Hand des Großen Künstlers und selbst die Geschmäcker der Pflanzen können uns tief in dieses Empfinden führen, nicht getrennt zu sein. Über unsere Sinne erlauben wir der Welt, uns zu berühren; im Spiegel des Waldes erkennen wir uns selbst, erkennen wir das Wesen des Waldes. Das ist der Weg des Waldyoga: Yoga führt uns als Methode tiefer in die Erfahrung des Waldes, während die Erfahrung des Waldes unsere Yogapraxis vertieft. Plötzlich können wir es fühlen: Alles ist mit allem verbunden, und ich bin ein Teil davon.

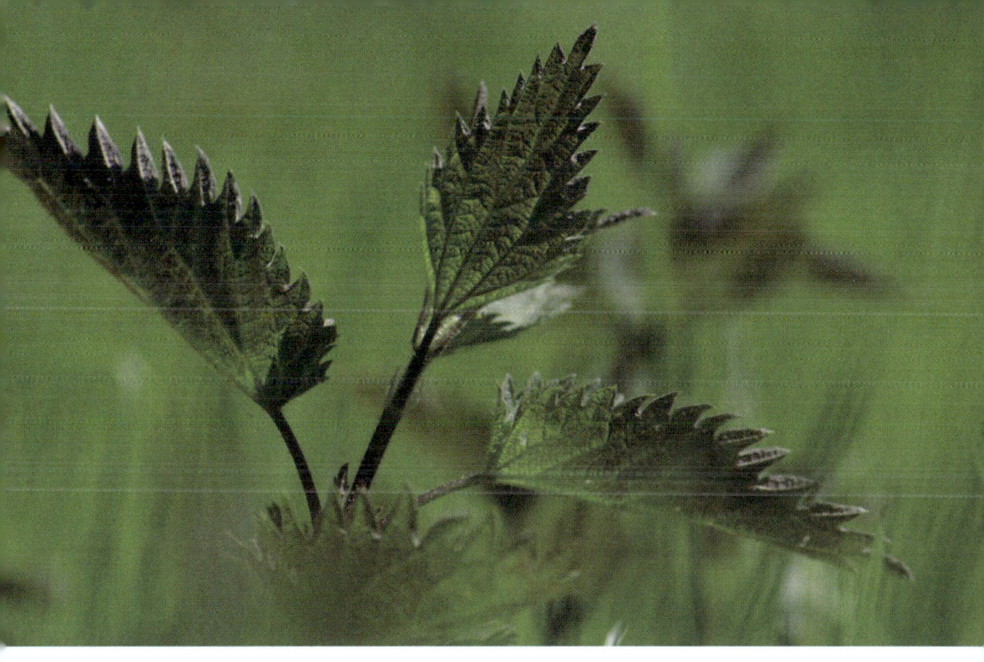

# Waldyoga im Jahreskreis

Wenn ich tief eintauche in die Erfahrung der Verbundenheit, erfüllt mich dies mit einer tiefen Dankbarkeit. Plötzlich scheint ein Zauber auf allem zu liegen, das Licht leuchtet anders als sonst, und selbst im Verfall sehe ich plötzlich nichts als Schönheit, in der gesamten Natur nichts als Fülle. Dann kann es sein, dass ich mit leuchtenden Augen erzähle, dass ich z.B. einen Frosch gesehen habe – etwas ganz „Alltägliches" auf unserer Feuchtwiese und eben manchmal auch ganz und gar nicht alltäglich. Oder ich stehe staunend vor einer Brennnessel und betrachte deren Schönheit, das satte Grün ihrer Blätter, den rhythmischen Aufbau ihrer Gestalt, fühle ihre Kraft, Vitalität und Aufrichtung in mir. Den Unterschied macht allein meine Wahrnehmung, meine Präsenz.

In Momenten solcher Begegnungen löst sich die Zeit auf – es gibt nur diesen Augenblick. In meinem Buch „waldverbunden" habe ich dies als „Waldzeit" beschrieben.

Der Wald entschleunigt uns und lässt uns teilhaben an den zyklischen Prozesse des Lebens. Wenn wir den Wesen des Waldes begegnen, können wir sehen, dass es hier kein lineares Wachstum gibt, sondern dass alle lebendigen Prozesse zyklisch verlaufen. Einem jeden Werden folgt das Vergehen und schließlich wieder neue Werden … Auf die Nacht folgt der Tag, auf den zunehmenden Mond der Vollmond, auf den Herbst folgt der Winter … Das Rad steht nie still. Kulturen, die im Einklang mit den natürlichen Zyklen der Natur leben, haben dem entsprechend auch ein zyklisches Empfinden von Zeit. Die Medizinräder zahlreicher Kulturen, die auf der ganzen Welt in unterschiedlichen Formen zu finden sind, bezeugen dies. Im Gegensatz dazu denken wir Zeit in den westlichen Industrienationen zumeist linear, als eine Folge von Ereignissen, die sich, von einer Richtung kommend in die andere Richtung hin entwickeln, in der Regel in die Richtung von noch größerem Wachstum und „Gewinn", von noch mehr Fähigkeiten, noch mehr Gütern … noch mehr Verbrauch von Ressourcen, noch mehr brennenden Regenwäldern, noch mehr sterbenden Arten und noch mehr Müll … Wir sind als Kollektiv in einem Atem beraubenden Tempo in eine Sackgasse gefahren. Das System Kapitalismus hat uns in eine ökologische Katastrophe geführt, und Viele wollen es noch nicht wahrhaben.

Im Kreis gibt es keine Sackgasse. Es geht immer weiter. Und die mehr-als-menschliche Welt lebt uns das vor: ein Sturm fegt über das Land, Bäume fallen, und das Leben geht weiter … Ohne Drama, ohne Jammern. Manch ein gefallener Baum treibt wieder aus, wenn es noch ein paar Wurzeln gibt, die in der lebendigen Erde verblieben sind. Und wenn er nicht weiterleben kann, dann übergibt er seinen Körper der großen Transformation und dient unzähligen Tieren, Mikroorganismen, Pilzen und Pflanzen als Nahrung.

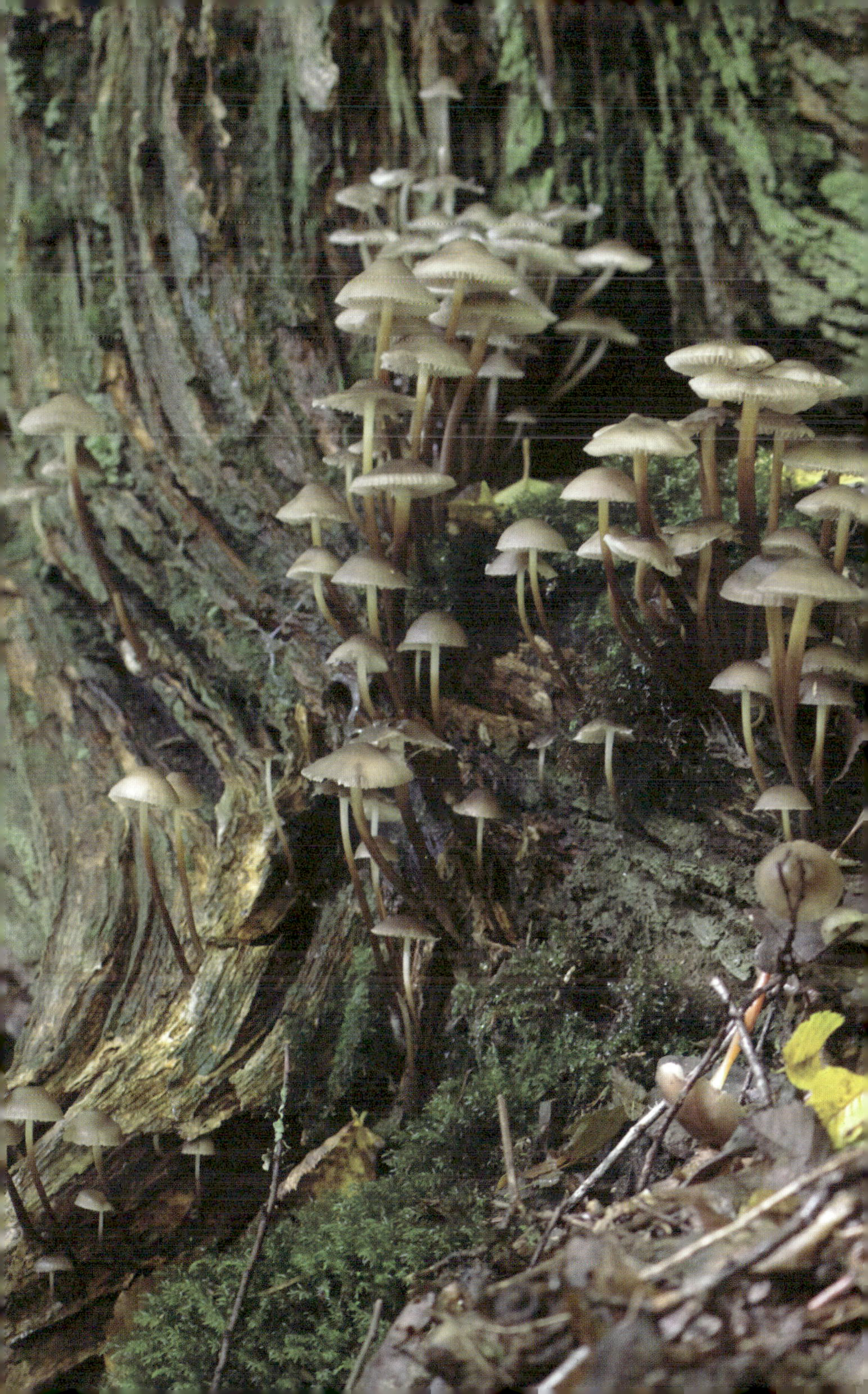

Er wird zu Humus. Ein Wort übrigens, welches denselben Wortstamm hat wie das Wort „human“. Wenn wir wirklich in unser Menschsein erwachen, dann ist unser Sein verbunden mit dem Herzschlag der Erde.

Erstaunlicherweise haben manche indigene Kulturen, die ganz im zyklischen Bewusstsein leben, gar kein Wort für die Vergangenheit oder Zukunft. Sie fühlen zutiefst, dass es nur diesen Augenblick gibt. Das Rad dreht sich weiter, doch es gibt – jetzt – nur das, wo ich bin: Diesen Ort und diese Zeit. – Ort und Zeit sind aufs Innigste miteinander verknüpft und in diesem Bewusstsein gar nicht voneinander zu trennen.

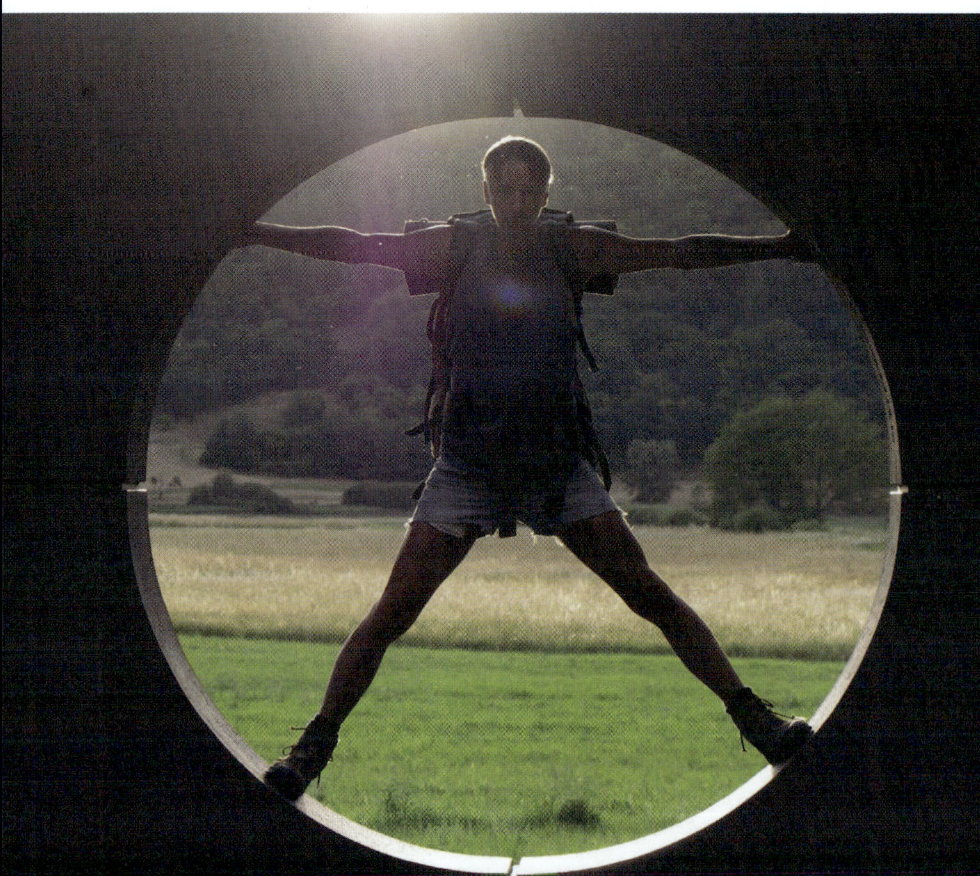

Wenn wir ganz eins sind mit der uns umgebenden Natur gehen wir mit ihr gemeinsam durch den Wandel der Zeiten. Und in diesem Wandel gibt es nur Jetzt. Kannst du fühlen, dass dies auf einer gewissen Seinsebene überhaupt gar kein Widerspruch ist? Vielleicht erinnerst du dich daran, wie du als Kind völlig selbstvergessen in dein Spiel eingetaucht bist: Es gab kein Vorher und kein Nachher – einzig diesen Augenblick, keine schimpfende Mutter, wenn man zu spät nach Hause kommt, keine Hausaufgaben, keinen nächsten Tag, ja nicht einmal Hunger. Und doch bleibt nichts, wie es ist, alles ist im Wandel, alles fließt.

Wenn wir nun eintauchen in den Jahreskreis der Waldnatur, dann beziehe ich mich auf die Jahreszeiten, wie wir sie im mitteleuropäischen Raum erleben. Entsprechend berufe ich mich auch auf das Medizinrad unserer keltischen Ahnen – nicht aus nostalgischen Gründen, sondern weil ich die hier beschriebenen jahreszeitlichen Qualitäten in dieser Weise wahrnehmen kann in der mehr-als-menschlichen Welt. Die Waldnatur geht durch die Jahreszeiten. Wir können uns nun entscheiden, ob wir mitgehen – oder ob wir uns, mithilfe von Elektrizität und Supermärkten, in denen wir zu jeder Zeit alles kaufen können, vorgaukeln, völlig unabhängig von diesen Jahreszeiten zu sein und ausblenden, was wir damit alles zerstören. Wir sind Natur. Können wir eine Kultur finden, die sich im Einklang mit dieser Natürlichkeit bewegt oder gar – wie Dolores LaChapelle es beschreibt – dazu dient, die vermeintliche Trennung zwischen Mensch und Natur zu überwinden?[5] Dazu brauchen wir nichts zu erfinden oder zu versuchen, fragmenthafte Überlieferungen aus alter Zeit auszugraben; wir brauchen nur fühlend in der Natur zu sein und uns berühren lassen von dem, was ist. Dann können wir auch jene alten Geschichten verstehen, die von der Liebe der Mutter Erde und Vater Sonne künden – Geschichten, die uns tiefer in das Sein tragen.

# Der Jahreskreis

## – Das Medizinrad im Waldyoga

Das Jahresrad unserer keltischen Ahn*innen hat acht Speichen, die jeweils besondere Phasen im Jahr markieren – Phasen der Übergänge, Zeiten zwischen den Zeiten. In der Wahrnehmung unserer Ahn*innen öffneten sich in diesen Zwischenzeiten die Tore zu den anderen Welten, also Sphären, die für den oberflächlichen Blick unsichtbar sind. In diesen Zeiten liegt etwas Besonderes in der Luft und alles fühlt sich irgendwie seltsam an … Wenn wir fühlend zu den jeweiligen Schwellenzeiten in den Wald eintauchen und uns berühren lassen von der Natur, werden wir das leicht nachempfinden können. Ich beziehe mich nicht auf dieses alte Medizinrad, um an dieser Vergangenheit festzuhalten, sondern da es mir ein Tor in das Jetzt eröffnet: All die beschriebenen Prozesse können wir ja hier und jetzt in der Natur erleben; es handelt sich nicht um Theorien, sondern die konkret sinnlich erfahrbare Wirklichkeit.

Vier dieser Übergänge werden markiert durch den Mond / die Mondin, vier durch die / den Sonne.[6] Neben diesen acht Übergängen teilt sich das Jahr in unseren Breitengraden zudem in zwei Hälften: In eine dunkle Jahreshälfte, in der die Nächte länger sind als die Tage und in eine lichte Jahreshälfte, in der die Tage länger sind als die Nächte. Der Wechsel findet, genau genommen, zu den Tag- und-Nachtgleichen statt, und wird dann deutlich spürbar mit dem nachfolgenden Mondfest, weshalb unsere Ahn*innen als Schwelle zur dunklen Jahreshälfte Samhain und als Übergang zur lichten Jahreshälfte Beltane (zwei exakt gegenüberliegende Mondfeste) wählten.

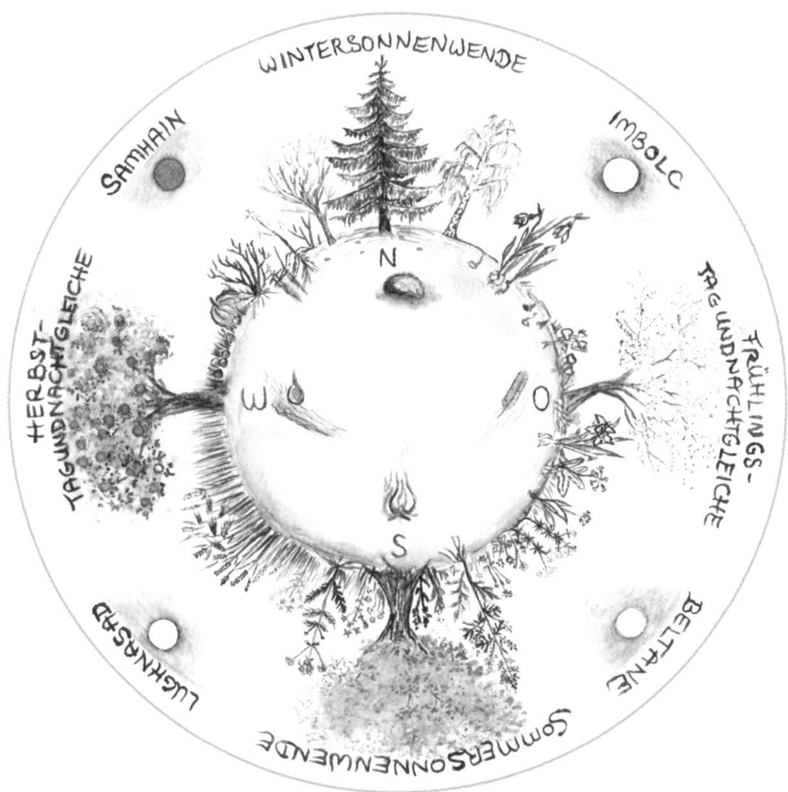


Die vier Sonnenfeste sind gekennzeichnet durch die Tag-und-Nachtgleichen und die Sonnenwenden, die Mondfeste liegen jeweils dazwischen.

Immer wieder begegnet uns also auch hier auf der Ebene des Makrokosmos der Erde und ihres Sonnensystems die Polarität ur-männlicher und ur-weiblicher Kräfte und deren schöpferischer Tanz miteinander, aus dem das Leben in der Form, doch ebenso unsere Erinnerung an die Einheit allen Seins erwächst. In diesen Makrokosmos sind wir als holografische Teilchen eingewoben und können diesen Tanz ganz konkret in unserem Mikrokosmos Körper erfahren. Yoga gibt uns die Methoden an die Hand, dies tiefer zu erfühlen.

In der dunklen Jahreshälfte überwiegt die weibliche Qualität, im Taoismus als Yin, im Yoga als Tha bezeichnet und ruft uns dazu auf, uns wie die uns umgebende Natur mehr nach innen zu wenden, zu träumen und zu visionieren. In der helleren Jahreshälfte lädt uns Vater Sonne mit seinen Strahlen dazu ein, uns mehr nach außen zu richten unsere Visionen in Handlungen zu bringen, das Yang oder Ha steht mehr im Vordergrund. Doch wie uns das Symbol des Yin und Yang so eindrücklich zeigt, ist auch im Yang das Yin enthalten und im Yin das Yang. Und ihr Tanz miteinander ist nicht statisch, sondern fließend. Je tiefer wir nun in das zyklische Empfinden der Zeitqualitäten eintauchen, desto deutlicher werden wir viele kleine Kreise in diesem großen Kreis wahrnehmen – die Jahreszeiten, die Mondzyklen, Tageszeiten und Stunden … Und so haben wir innerhalb dieses durch zwei Hälften gekennzeichneten Jahreskreises ebenfalls wieder den Wechsel zwischen „lunaren" (mondhaften) und „solaren" (sonnenhaften) Qualitäten. Ich empfinde es so, dass mit dem jeweiligen Mondfest wie ein Keim, ein Impuls gelegt wird, der sich dann zum folgenen Sonnenfest entfaltet, also ans Licht (des Bewusstseins) tritt und in den Ausdruck in die Kommunikation geht.

Dass der Tanz der weiblichen mit den männlichen Kräfte in unserer Kultur, die sich nicht mehr im Einklang mit den natürlichen Kreisläufen bewegt, nicht harmonisch ist, können wir deutlich wahrnehmen. Dieses Ungleichgewicht zeigt sich sogar in den kulturellen Überbleibseln der alten Jahresfeste, die sich bis heute finden. Die dreizehn „Monde" die einst ein Jahr bildeten, wurden abgelöst durch „Monate", die sich nicht mehr an dem Zyklus des Himmelslichtes, sondern mit Einführung des gregorianischen Kalenders an festgelegten Zahlen orientierten. Mit diesem von einer durch und durch patriarchalen Gesellschaft initiierten Akt der Abspaltung von der Natur wurden die lunaren Jahresfeste fortan auf feste Daten gelegt, ja manchmal werden

sie sogar als Sonnenfeste bezeichnet, weil sie sich an den Sonnenwenden orientieren. Die meisten alten Jahresfeste wurden zudem durch christliche Feste überlagert und haben auf diese Weise, wenn auch abgewandelt, überdauert. Einzig zum orgiastischen Beltane gibt es keine christliche Entsprechung.
Es gibt viele Versuche, alte Jahresfeste und Bräuche wieder lebendig werden zu lassen, und sicherlich steht eine ehrliche Sehnsucht nach wirklicher Anbindung dahinter. Doch die meisten dieser Versuche orientieren sich hier lediglich an der menschlichen Welt und ihrer vermeintlichen Geschichte. Was da so alles an „alten Riten" praktiziert wird, entspringt oft eher der eigenen Fantasiewelt als der Wirklichkeit der „mehr-als-menschlichen Welt".

Die Praxis von Wald-Yoga lädt dich ein, fühlend hinaus zu gehen, und wahr zu nehmen.
In der Natur finden wir ein dynamisches, schöpferisches Gleichgewicht zwischen weiblichen und männlichen Kräften, welches sich auflöst im Sein selbst, in dem es weder männlich noch weiblich gibt. Wir brauchen nicht gegen die Entwicklungen in unserer Kultur sein; das „Dagegen-Sein" hat in der Vergangenheit wenig Frieden gebracht. Das heißt natürlich überhaupt nicht, dass wir alles gutheißen, was da geschieht oder dass wir keine Verantwortung übernehmen. Doch statt zu jammern (= Tamas) oder wütend zu werden (= Rajas) können wir hier und jetzt damit anfangen, eine Kultur der Verbundenheit mit der Natur zu leben – auch und besonders mit unserer eigenen. Die alten Feste sind nicht verloren, die Natur feiert sie, Jahr für Jahr, Mond für Mond … Wir können uns nun entscheiden, mitzugehen und eine Kultur zu leben, die im Einklang mit der Natur beziehungsweise in deren Dienst wirkt und webt. Wir können vom Wald, von den Tieren, Pflanzen und der Erde selbst, von Sonne und Mond sehr viel über die Jahresfeste lernen, genau jetzt in diesem Augenblick.

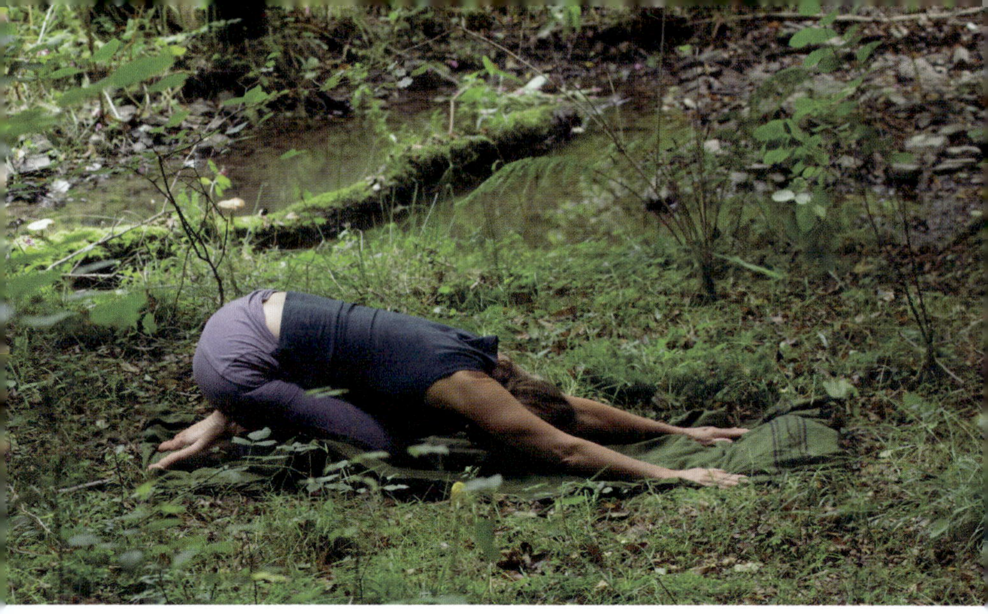

Und dazu möchte ich dich in der nun folgenden Reise durch den Jahreskreis einladen. Hast du Lust, mich zu begleiten?

## Praktische Hinweise

Ich habe die Kapitel zu den acht Schwellenzeiten des Jahres jeweils eingeleitet mit Beschreibungen meines persönlichen Empfindens in der jeweiligen Jahreszeit. Damit habe ich einen erlebten Augenblick sprachlich fixiert, der sich im Grunde gar nicht fixieren lässt, und schon der nächste Augenblick kann schon wieder ganz anders empfunden sein. Ich versuche hier einen Brückenschlag, zum einen eine jahreszeitliche Qualität fühlbar werden zu lassen und zugleich eine Einladung an dich auszusprechen, ganz in dein eigenes Empfinden einzutauchen.
Der Einleitung folgt eine Zusammenfassung des „Themas" dieser Zeitqualität und damit einhergehenden, persönlichen Fragestellungen.
Es folgt eine Zuordnung zum Element, welches in dieser Jahreszeit vordergründig ist. Hier gibt es in unterschiedlichen Medizinrädern ganz unterschiedliche Zuordnungen, und ich möchte keineswegs die hier

genannte als die „richtige" bezeichnen, sondern dich auch hier dazu einladen, fühlend wahrzunehmen. Gleiches gilt für die zugehörige Richtung. Danach folgt die „Polarität", die besagt, ob dieser Zeitpunkt im Jahr durch Sonne oder Mond markiert wird.
Im Anschluss führe ich traditionelle Pflanzenbräuche, sowie persönliche Naturrituale an, die ebenfalls aus Augenblicken heraus entstanden sind und dir als Anregungen dienen sollen, deine eigenen Ausdrucksweisen zu finden.Beispielhaft gebe ich in der Folge Informationen zu jeweils einem Baum, der in besonderer Verbindung zur jahreszeitlichen Qualität steht. Ich lade dich ein, diesen oder auch andere Bäume meditativ zu entdecken – einfach, indem du mit ihnen bist, in Fühlung mit dir, deinem Körper, über deine Sinne verbunden mit dem jeweiligen Baum und seinen Wesensqualitäten. Es gibt hier kein Richtig oder Falsch. Du fühlst, was du fühlst. Du nimmst wahr, was du wahrnimmst. Und mit Sicherheit ist die Botschaft, die ein Baum (oder dein eigenes Unterbewusstsein in der Begegnung mit dem Baum) für dich hat, eine ganz andere als das, was ich empfange oder dem Baum darbringe.
Danach beschreibe ich jeweils eine Waldyoga-Praxis – so, wie sie aussehen kann. Die beschriebenen Yogastunden setzen sich vornehmlich aus Atem- und Körperübungen zusammen. Um Yoga zu erfahren, jene tiefe Verbundenheit, ist es nicht erforderlich, diese Übungen zu praktizieren. Doch ich habe die Erfahrung gemacht, dass wir oft so mit unserem Gedankenstrom identifiziert sind, dass wir unseren Körper gar nicht fühlen können, gar nicht anwesend sind in unserem Körper. Diese Übungen können uns helfen, Spannungen im Körper zu lösen und ganz in den jeweiligen Augenblick einzutauchen. Sie führen unsere Aufmerksamkeit in unseren Körper, der uns zum Medium wird, die Verbundenheit zu erfahren. Die Übungen haben keinen Selbstzweck beziehungsweise sind sie nicht das Ziel, das es zu erreichen gilt. Ich habe sie auch bewusst nicht Asanas genannt, denn nur, weil du eine bestimmte Körperhaltung einnimmst, heißt das noch nicht, dass du auch in einem Asana bist.

Patanjali, der Vater des Yoga, beschreibt Asana als eine Haltung, in der du sehr still, sehr fein bist, in der die Polarität von männlich und weiblich sich auflöst im Sein. Es kann geschehen, dass dir die beschriebenen Übungen zu einem Tor werden, dass ein Asana geschehen kann. Fühle dich frei, auch hier die beschriebenen Übungen als Anregungen zu verstehen und deinem eigenen Empfinden zu folgen.

Ich baue in meinen Seminaren die Waldyoga-Stunden meistens so auf, dass die Übungen nicht alle an einem Ort stattfinden. Sondern sie sind eingebunden in einen achtsamen Gang durch den Wald. Yoga ist ein Weg, und wir üben uns, diesen Weg zu gehen, indem wir eben auch gehen – auf Waldwegen und Pfaden, mal einem Wildwechsel folgend, mal querwaldein stromernd, mal gerufen von einem Vogelgesang oder einem Baum, mal, indem wir in eine Körperhaltung eintauchen und fühlen, dass diese Eindruck und Ausdruck zugleich sein kann, im Dialog mit dem Wald und der mehr-als-menschlichen Welt, die uns nicht ausschließt, sondern uns als Teil des Großen Ganzen lebendig empfängt. Vor allem in der kälteren Jahreszeit bieten sich dynamische und eher stehende Übungen an, während ich in der warmen Jahreszeit auch Übungen im Sitzen und Liegen vorschlage. In der warmen Jahreszeit kann auch ruhig mal eine Matte mitgenommen werden und die komplette Praxis an einem Ort durchgeführt werden. Da wir im Waldyoga ja ganz unmittelbar auch von der jeweiligen Witterung abhängen, ist die Praxis natürlich sowieso immer sehr spontan und den individuellen Begebenheiten anzupassen und entfaltet sich immer im Dialog mit der Landschaft.

Wenn du magst, nimm eine Matte oder ein Sitzkissen, sowie etwas Trinkwasser und eventuell ein paar Gaben für die Natur mit, zieh dir ein gutes Schuhwerk und der Jahreszeit entsprechende Kleidung an … und lass uns nun losgehen!

# Samhain ☽

*Nebel wallen über das Land, und es ist merklich kälter geworden. Ich gehe hinaus in den Wald, ein kalter Wind zerrt an meinen Haaren und entreißt den Bäumen die letzten Reste ihrer herbstlichen Farbenpracht. Ihres sichtbaren Schmuckes entledigt, scheinen die Pflanzen ihre Kräfte ganz auf das Wesentliche zurückzuziehen. Braune Blätterreste an der Erde zeigen an, wo im Sommer eine Blütenfülle zu finden war. Wie Gerippe ragen die Samenstände des Waldengelwurz aus diesem darbenden Blätter-Wirrwarr hervor. Ein Schuss fällt, gar nicht weit von mir, gefolgt von einem weiteren. Traurigkeit befällt mich, als ich mich mit dem Geist des Rehs verbinde, der den sterbenden Körper verlässt. Der Hauch des Todes und ein Gefühl der Einsamkeit legt sich kalt über mein Gemüt. Tiefer in dieses Empfinden eintauchend, fühle ich mich seltsam schwebend, und – kann ich das so sagen, ohne dass es kitschig klingt? – ich empfinde Liebe. Die dramalose Schönheit des Loslassens berührt mich. Und irgendwie fühlt es sich heilig an. Ewig. Wer bin ich jenseits dieser Form, die mir so unglaublich wichtig ist, mit der ich mich so sehr identifiziere? Jene, die nicht mehr in ihrer stofflichen Form sind, scheinen zum Greifen nah, und die Bäume zeigen mir, dass Loslassen gar nicht schwer ist, ein Tanz …*

Samhain … es ist der 11. Neumond nach der Wintersonnenwende, der Beginn der dunklen Jahreshälfte. Die Natur scheint zu sterben. Und Samhain ist auch der Name des finsteren Herrschers, eine keltische Gottheit des Todes. Er ist es, der den Sonnenhirsch erlegt und dessen Gemahlin, die Vegetationsgöttin selbst, in die Unterwelt entführt. Sie hütet dort die Seelen der Verstorbenen, doch auch die Seelen jener, die kommen wollen. Denn in diesem scheinbaren Ende liegt zugleich ein Neubeginn.[7] Die Samenkörner, aus denen neue Pflanzen wachsen werden, liegen nun schlafend in der Erde, neues Baumleben schläft in den Knospen und träumt vielleicht schon vom Erwach(s)en. Auch die

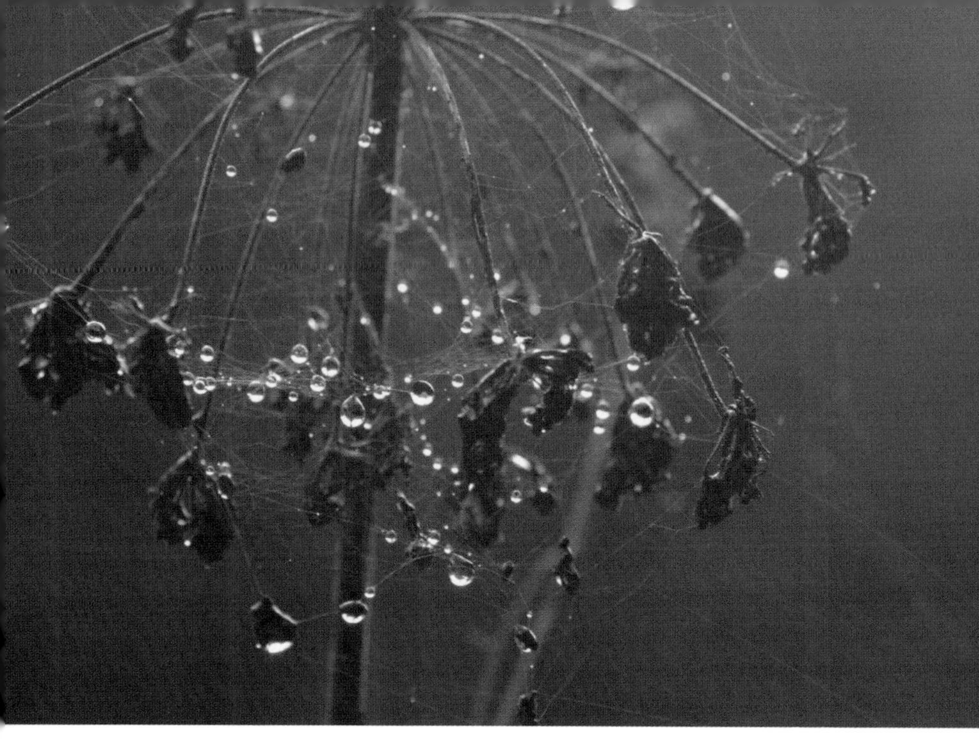

Samen und die Knospen werden von der dunklen Göttin behütet. Alles zieht sich zurück in den dunklen Urgrund, aus dem das neue Leben erwächst. Das Leben der scheinbar sterbenden Pflanzen geht dort weiter und konzentriert sich nun besonders in den Wurzeln. Die Dunkelheit der Erde ist der Schoß der Erdgöttin selbst. Während an der Erdoberfläche alle Pflanzen zu sterben scheinen, und mit jedem Tag noch weniger Licht der dahinschwindenden Sonnengottheit die Erde berührt, die Tage immer noch kürzer werden, geschieht in den Tiefen der Erde das Wunder: Im Glauben unserer Ahn*innen zeugt die Erdgöttin mit der Wintergottheit nun das neue Licht. So liegt im Beginn der dunklen Zeit zugleich das Versprechen der Wiederkehr des Lichtes – dies ist das Yang, das als Keim im Yin enthalten ist. In den nächsten Wochen wird die Göttin schwanger gehen, um zur Wintersonnenwende das neue Licht zu gebären. Für unsere keltischen Ahn*innen begann genau jetzt das neue Jahr, wahrscheinlich fühlten sie das Wunder des Neubeginns, welches sich nun in den Tiefen der Erde vollzieht. Sie wussten, dass alles Leben aus dem dunklen Schoß geboren wird. So wie das neue Jahr mit dem Beginn der Dunkelzeit für sie beginnt, beginnt der neue Tag mit dem Abend, dem Anbruch der Dunkelheit.

Wenn wir uns berühren lassen von der mehr-als-menschlichen Welt, von der Natur des Waldes (die auch unsere eigene Natur ist), dann werden auch wir uns gerufen fühlen, nun in dieser Zeit innezuhalten, d.h. nach innen zu gehen, das, was wir im Laufe des Jahres erlebt haben, zu ver-innerlichen. Es ist keine Zeit der lauten Feste, sondern eine Zeit des Rückzugs – eines Rückzugs, der keine Flucht ist, sondern ein „Andocken" an das Wesentliche, an den tragenden Urgrund unseres Seins.

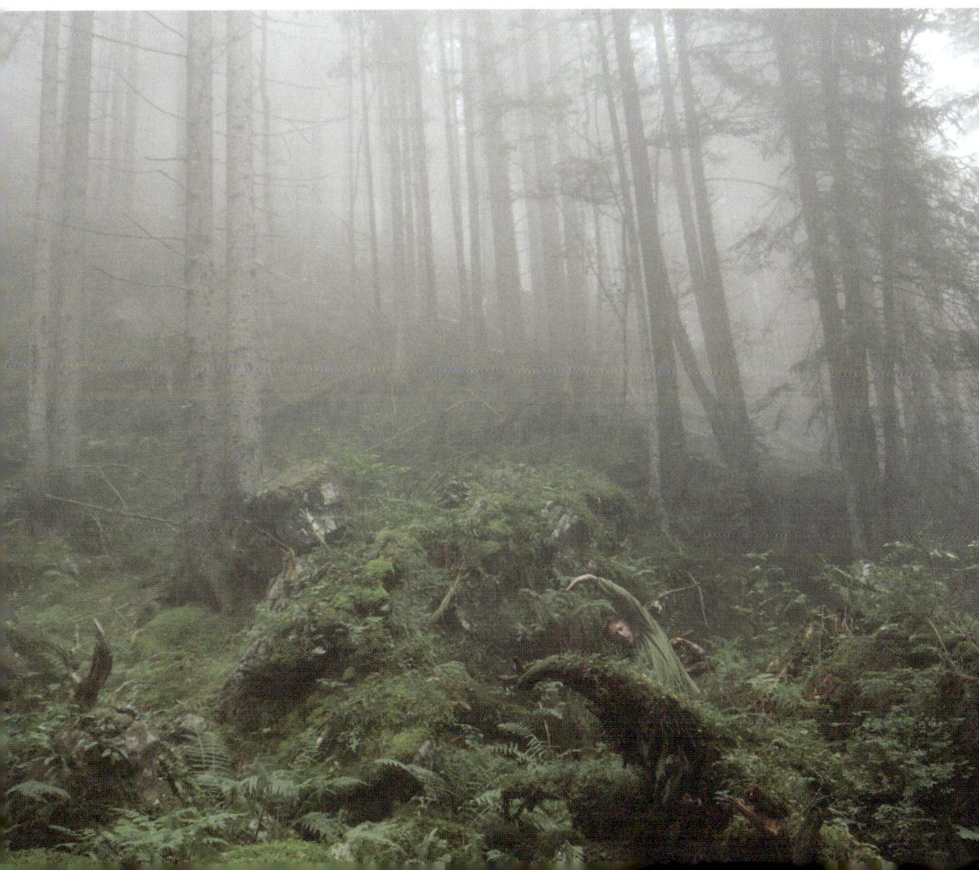

Auch auf der stofflichen Ebene verlagert sich das Leben nun mehr nach innen, in die Innenräume unserer Behausungen. Wir rücken zusammen vor dem Ofenfeuer, erzählen Geschichten, träumen und meditieren, singen und sinnen.
Mit dem schwindenden Licht, produziert unser Körper nun mehr Melatonin – ein Hormon, dass uns entspannt und verjüngt, für einen erholsamen Nachtschlaf sorgt, aber auch für die Entstehung der so genannten Winterdepression verantwortlich gemacht wird.
Es ist ganz physiologisch, nun müde zu sein. Manche unserer relativ nahen Verwandten im Tierreich ziehen sich nun für einen langen, tiefen und erneuernden Schlaf in ihre Höhlen zurück wie die Pflanzen sich in ihre Wurzeln, andere halten zumindest eine Winterruhe. Wie können wir glauben, von diesen ganz natürlichen Prozessen losgekoppelt zu sein?
Ich möchte in keinster Weise in Abrede stellen, wie groß das Leiden vieler Menschen unter der Winterdepression ist – doch könnte diese vielleicht auch ursächlich damit zusammenhängen, dass wir uns gar nicht erlauben, unserer Natur gemäß zu leben und nun in den Rückzug zu gehen? Damit, dass wir glauben, Sommer wie Winters gleich sein und funktionieren zu müssen? Dass wir diese Tiefe scheuen, in die wir da plötzlich schauen und die uns auch unsere Schatten offenbart – das, was wir scheinbar erfolgreich verdrängt haben und nicht wahrhaben wollen? Und vor allem auch damit, dass wir uns Gefühle der Schwermut und Traurigkeit gar nicht erlauben, sondern meinen, ein gutes Leben zu führen bedeute, immer gute Laune zu haben? Die Schatten sind ebenso wichtig für das Leben wie das Licht, doch natürlich sollten wir uns nicht darin verlieren.
Diese Zeit lädt uns nun wahrhaftig dazu ein, unser Tempo mal etwas zu drosseln und inne zu halten, in die Dunkelheit zu gehen und eben auch die Schatten anzuschauen.

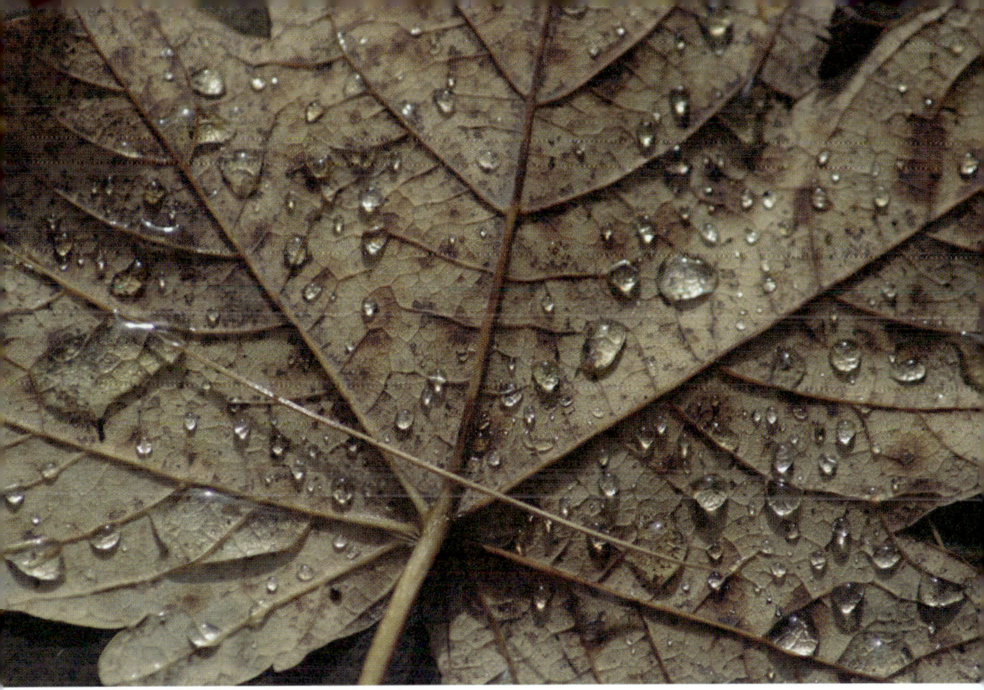

Leider sieht unsere Lebenswirklichkeit heute ganz anders aus. Viele Menschen sehnen sich zutiefst nach dieser „Einkehr“ und Entschleunigung. Doch der berufliche Alltag, Arbeitszeiten, die Sommer wie Winter gleich sind und die natürlichen Zyklen missachten und viele weitere selbst geschaffene Strukturen, machen dies häufig (scheinbar) unmöglich. Wir erleuchten unsere Räume und Straßen auch in der Dunkelheit taghell, was große Mengen an Ressourcen verbraucht und nicht nur uns bzw. unser Hormonsystem durcheinander bringt, sondern auch vielen Tieren (v.a. nachtaktiven Insekten) schadet. Mit dem (niederfrequenten) Elektrosmog, mit der immer intensiver und allgegenwärtiger werdenden Mobilfunkstrahlung, aber auch anderen hochfrequenten Strahlungsquellen setzen wir uns und unsere Mitwelt im wahrsten Sinne des Wortes unter Dauerstrom und finden nicht mehr wirklich in die nährende Ruhe.

Über ein Leben ohne all diese Belastungsfaktoren können wir sehr viel von unseren Ahnen lernen. Natürlich können wir das große Räderwerk nicht anhalten (wenngleich es uns wohl irgendwann um die Ohren fliegen wird), und es kann auch nicht darum gehen, in die Steinzeit zurückzukehren. Doch es geht darum, uns hier und jetzt auf unsere innerste Natur zu besinnen. Dazu können uns der Wald, die Pflanzen und die Tiere, die Mineralien und Pilze, aber eben auch unsere Ahn*innen eine Menge erzählen.

Samhain ist auch das Fest für unsere Ahn*innen, deren Präsenz nun so deutlich spürbar wird, da die Schleier zwischen den Welten sich lüften. Weit außerhalb der Dimension von Zeit können wir ihnen genau jetzt begegnen. Sie sind es, die uns den Weg in dieses Da-Sein geebnet haben und noch immer zutiefst lebendig sind in unserer DNA. Sehr interessante Forschungsarbeiten gibt es aktuell im Bereich der Epigenetik, in der mit naturwissenschaftlichen Methoden aufgedeckt wird, was wir vielleicht schon lange fühlen oder in Familienaufstellungen erlebt haben: Es lässt uns ganz und gar nicht kalt, was unsere Ahn*innen erlebt haben. Ihre Geschichten, ihre Traumatisierungen, aber auch ihr Wissen und ihre Weisheiten sind auch in uns lebendig. Unsere Ahn*innen stehen hinter uns, sie bilden den tragenden Grund unseres Seins, unsere Wurzeln ohne die unser Lebensbaum nicht in die Zukunft wachsen kann. Unsere Ahn*innen schienen auch das gewusst zu haben, denn zu Samhain ehrten sie wiederum ihre Ahn*innen (die ja auch unsere sind …), indem sie ihnen Speisen und Getränke anboten. Den Weg zu ihren Häusern leuchteten sie ihnen aus, indem sie ausgehöhlte Rüben mit Lichtern aufstellten. Damit nicht die falschen Geister und Unholde zum Gelage mitkamen, schnitzen sie abschreckende Grimassen in die Rübenlichter.

Manche der alten Ahn*innenkulte haben bis heute überdauert – wenn auch in abgewandelter Form. Bis heute bringen wir zu Allerheiligen Lichter zu den Grabstätten und gedenken unserer Lieben, die ihren Körper bereits verlassen haben. Die Halloween-Bräuche haben sich ebenfalls daraus entwickelt, da irische Auswanderer die alten keltischen Bräuche mit nach Amerika nahmen. Dort haben sie einen kulturellen Wandel durchlaufen, sind seltsame Wege gegangen und nun wieder zu uns zurück gekehrt.
Vielleicht sollten wir an dieser Stelle lieber den Ahn*innen selbst lauschen und der Natur in und um uns, der wilden Jagd, die im alten Glauben nun über das Land zieht und an den Fenstern und Türen rüttelt, dem prasselnden Ofenfeuer und den alten Märchen …

### Themen von Samhain

Loslassen, Wurzeln, Essenz

### Fragen zu Samhain

- Wer bin ich, wenn alle meine Masken fallen?
- Was gilt es nun loszulassen, sterben zu lassen?
- Was ist mein tragendes Fundament, meine Essenz?
- Habe ich die Traute, in die Dunkelheit zu gehen?
- Welche Schatten möchten angeschaut, ans Licht meines Bewusstseins getragen werden?
- Welche Saat habe ich in die Erde gebracht, was möchte nun in mir entstehen?

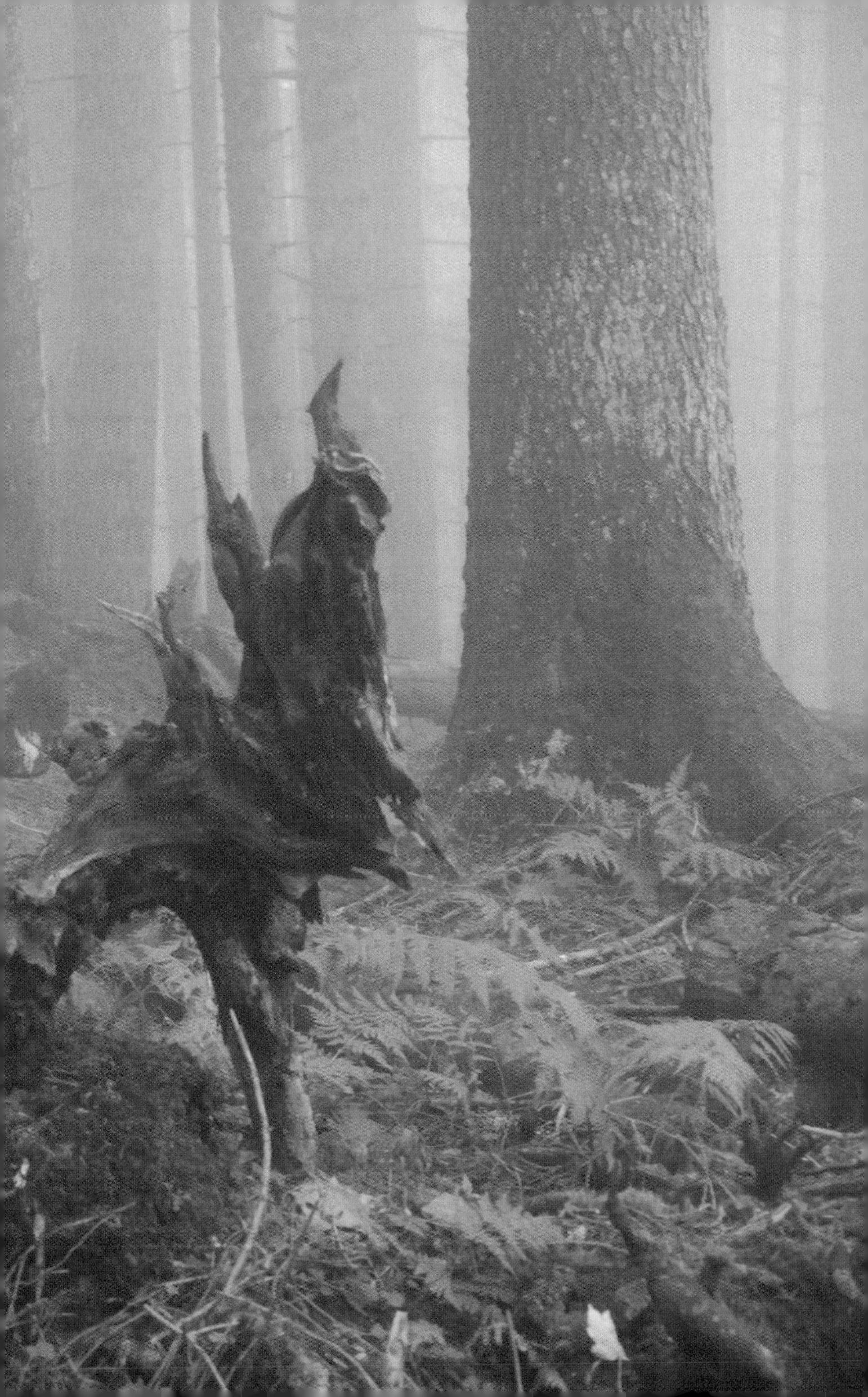

### Element

Wasser / Erde

### Richtung

Nord-Osten

### Polarität

lunar, Yin im Yin

## Pflanzenbräuche

Der 11. Neumond nach der Wintersonnenwende ist ein gutes Datum, um Wurzeln zu graben, in denen sich nun die Heilkräfte der Pflanzen konzentrieren.
Ich stelle nun aus Wurzeln Salben her und setze Tinkturen an.

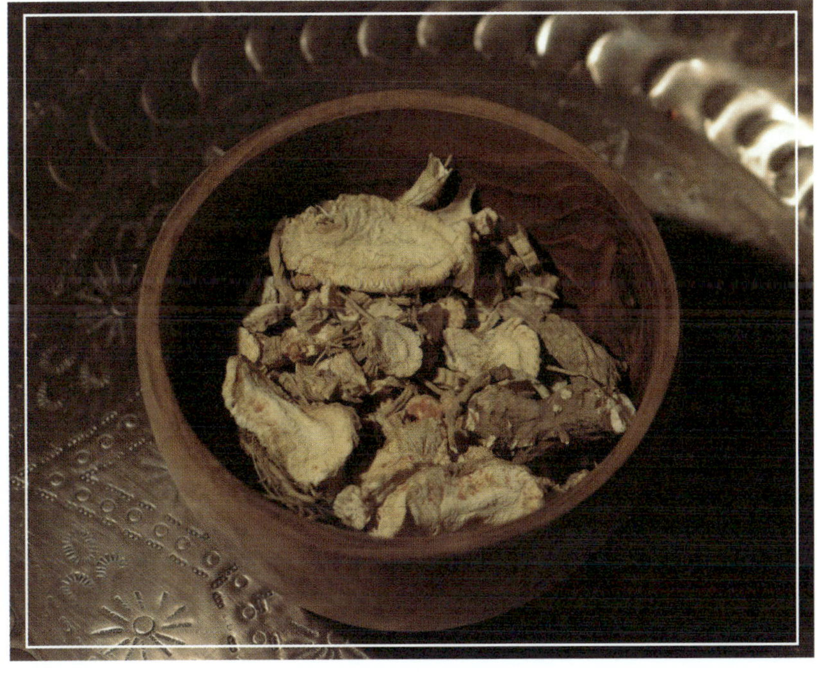

Mit Samhain endete dann traditionell die Kräutersammelzeit, und es hieß, dass alle Pflanzen von nun an den „Andersweltlichen", den Geistern gehören.
Für Heilzwecke sammle ich ab diesem Datum keine Pflanzen oder Pflanzenteile mehr (ausgenommen Harz), doch das ein oder andere Wildkraut ergänzt durchaus auch im Winter meine Ernährung.

Zu Heil- und magischen Zwecken wird nun eher mit den bevorrateten, vor allem getrockneten Heilpflanzen gearbeitet. Diese werden z.B. als Teeaufguss zubereitet oder auch verräuchert.

## Ahn*innen-Ritual

### Medizinwanderung mit und für deine Ahn*innen

Nimm eine bequeme Körperhaltung ein, wenn es dir möglich ist, eine Sitzhaltung. Lenke deine Aufmerksamkeit ganz bewusst in deinen Körper, nimm die Berührungspunkte mit der Erde wahr, deine Verwurzelung. Fühle, wie der Atem ganz natürlich fließt, deinen Körper ganz sanft bewegt … und mit diesem Ein- und Ausströmen des Lebenshauchs sei dir deiner Lebendigkeit hier und jetzt in diesem Körper bewusst.
Diesen Körper haben dir deine Eltern geschenkt, die ihren Körper wiederum von ihren Eltern geschenkt bekamen, die wiederum ihren Körper durch deren Eltern, deine Urgroßeltern geschenkt bekamen usw. Ganz gleich, wie du zu deinen Eltern stehen magst: Du verdankst ihnen dein Leben hier und jetzt in dieser Form, und all die Generationen, die vor ihnen waren, sind hier und jetzt lebendig in deiner DNA. Vielleicht magst du visualisieren, wie sie hinter dir stehen, vielleicht kannst du ihre Präsenz auch fühlen … Deine Eltern stehen hinter dir,

dahinter deine Großeltern, die Urgroßeltern, die Ur-Ur-Großeltern usw. Vielleicht kannst du fühlen, das jene, die hinter dir stehen, immer mehr werden, wie du eingewoben bist in diesen Stammbaum, es ist ein Lebensnetz, über feine Energielinien miteinander verbunden … Von deinen Ahn*innen strömen Kraft und Energie durch die Zeiten, bis hierher, in dein Sein. Vielleicht kannst du fühlen, dass durch manche dieser feinen Verbindungen mehr Energie fließt als durch andere, vielleicht auch, dass der Fluss hier und da etwas blockiert ist. Du brauchst die Ahn*innen nicht namentlich zu kennen, doch du kannst deren Präsenz vielleicht deutlich fühlen. Lasse dich nun intuitiv zu einem Ahnen / einer Ahnin ziehen, die du als sehr kraftvoll und licht wahrnimmst und bitte sie / ihn, dich auf einer Wanderung zu begleiten und zu unterstützen. Vielleicht erfährst du ihren / seinen Namen und hast ein Bild der Gesichtszüge vor Augen; vielleicht ist es auch ein eher vages Empfinden. Traue dem, was du fühlst! Spüre nun hin zu einer Ahnin / einem Ahnen, von der / dem der Fluss nicht frei durchströmt, sondern blockiert ist und bitte ihn oder sie, dich ebenfalls zu begleiten. Mach dir keine Gedanken darüber, ob du dir das alles fantasierst oder wirklich fühlst – das ist an dieser Stelle völlig unwichtig. Nimm dieses Ritual ernst, doch betrachte es zugleich als Spiel. Du brauchst keine besonderen Gaben dafür und kannst auch nichts falsch machen.
Sei dir nun deines Körpers bewusst und bringe langsam wieder Bewegung in deinen Körper, recke dich und strecke dich und öffne langsam deine Augen.
Fühle, ob du bereit bist, noch ein bisschen tiefer einzutauchen und auch, ob du dir für das folgende Abenteuer gerne die Begleitung durch einen Freund wünschst oder alleine mit deinen Ahn*innen gehen magst.
Ziehe dir nun Jacke und Schuhe an und gehe hinaus – wenn es dir möglich ist, in den Wald. Wenn du magst, nimm ein wenig Räucherwerk und / oder Gaben für die Natur mit. Wenn es Kraftgegenstände

gibt, die dir wichtig sind oder du mit Trommel oder Rassel vertraut bist, kannst du sie ebenfalls mitnehmen – lass dich leiten von deinem Empfinden, was mit möchte. Mach dir bewusst, dass du nun eine ganz besondere Wanderung unternehmen wirst und finde eine Schwelle – das kann eine markante Stelle in der Natur sein, die dich ruft; du kannst aber auch ganz bewusst eine Schwelle, z.B. aus Ästen, Steinen oder Ähnlichem legen. An dieser Schwelle rufe nun ganz bewusst den / die Ahn*in, die sich gemeldet hat zu unterstützen und eventuell weitere Helfer, mit denen du arbeitest. Du kannst hier räuchern und / oder trommeln / rasseln. Lade nun den / die Ahn*in ein, bei der du eine Blockade gefühlt hast und bitte sie / ihn, mit dir zu gehen. Trete nun bewusst über die Schwelle und folge ganz deinem Empfinden, wohin es dich zieht.

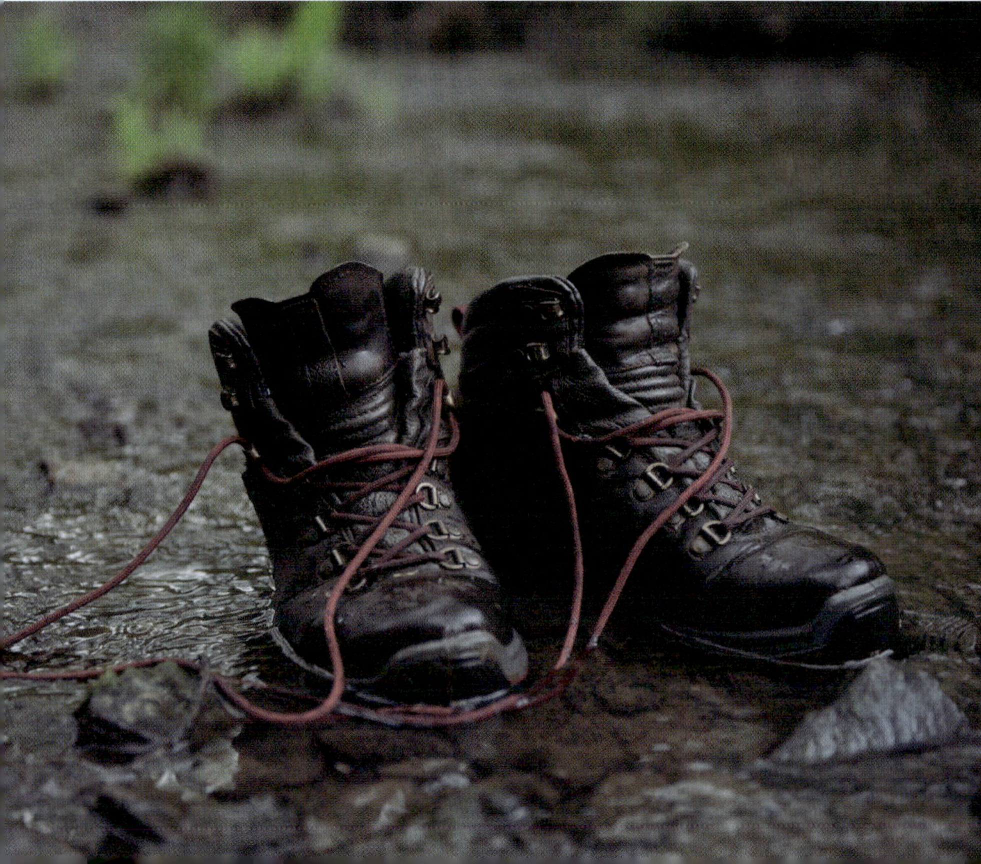

Nachdem du eine Weile mit deinen Ahn*innen gegangen bist, halte inne und stelle dir nun vor, du schlüpfst in die Schuhe jener Ahn*in, bei der du keinen freien Energiefluss wahrnehmen konntest. Sei dir deines Körpers bewusst und fühle die Veränderung, die in diesem Augenblick eintritt. Magst du weitergehen in den Schuhen deines / deiner Ahn*in? Beobachte deine Gedanken und Gefühle, während du gehst und beobachte die dich umgebende Natur. Begegnen dir Tiere? Pflanzen? Was nimmst du wahr? Was spiegelt dir die Natur? Kommen dir Bilder? Geschichten? Gibt es etwas zu tun oder zu lassen? Gibt es etwas, was dein/e Ahn*in braucht?
Du wirst merken, wann es wieder an der Zeit ist, in deine eigenen Schuhe zu treten und zur Schwelle zurückzukehren. Wenn du diese dann bewusst überschreitest, drehe dich noch einmal um und danke jenen, die dich begleitet haben. Vielleicht möchtest du noch einmal Räuchern – zum Dank oder auch zur Reinigung und allmählich zurückkehren … in dein Zuhause und ganz bewusst auch in dein Sein hier und jetzt in deinem Körper. Fühle, dass du du bist und als Du einzigartig und doch verbunden mit deinen Ahn*innen und deren Geschichten. Diese Geschichten wirken bis heute in dir, doch vielleicht hast du auf deiner Wanderung bereits erfahren können, dass sie ihre (manchmal hemmende) Macht über dich verlieren können, wenn sie dir bewusst werden. Zugleich kannst du fühlen, wie wichtig deine Ahn*innen für dein Sein sind.
Wenn du magst, richte einen Ort in deinem Haus oder auch draußen ein, an dem du dich bewusst mit deinen Ahn*innen verbinden und ihnen Dank erweisen kannst. In Nepal und anderen asiatischen Ländern gibt es in oder vor dem Haus einen solchen Ahn*innen-Ort, und täglich wird ihrer gedacht, werden ihnen liebevolle Opfergaben dargebracht; sie haben ihren Platz unter uns.

# Baum-Meditation

## Eibe

Die Eibe bildete einst ganze Wälder im mitteleuropäischen Raum und kann bis zu 2000 Jahre alt werden. Ihr Holz wächst langsam und ist hart und beständig, weswegen leider der größte Teil der Wälder bereits zu Zeiten der Römer gerodet und der Eibenbestand stark dezimiert wurde. Obwohl die Eibe wieder angepflanzt wurde, finden wir wirklich alte Eiben entsprechend selten.

Die Eibe galt seit jeher als Schwellenbaum, der das Diesseits mit dem Jenseits verbindet und umgekehrt. Als immergrüner Baum wurde und wird sie gerne auf Friedhöfen gepflanzt und verbindet uns so ganz konkret mit den Ahn*innen. Zugleich gilt sie als Tor zur Ewigkeit. Wenn du unter den Ästen einer alten Eibe hindurchgehst, kannst du das vielleicht nachempfinden, denn die Äste sind tatsächlich oft wie Tore geformt und berühren in einigem Abstand zum Stamm mitunter wieder die Erde, können sich dort sogar erneut verwurzeln. Wenn du dich wagst, einzutreten und dir einen Platz unter ihren Ästen zu suchen, kann es sein, dass sie dich auf eine Reise mitnimmt … Die Zeit scheint sich vielleicht aufzulösen, während du eintrittst in diesen Augenblick.

Ich fühle unter Eiben oft zunächst eine Bewegung nach unten, tief in die Erde, in das Reich der Frau Holle hinein, doch gleichzeitig gibt es eine – etwas subtilere – Bewegung nach oben. Trotz tiefen Eintauchens in das Element Erde, fühlt sich mein Körper seltsam schwebend, ja wabernd an.

Doch vielleicht machst du ja ganz andere Erfahrungen.

Gibt es eine Eibe in deiner Nähe, zu der du dich gerufen fühlst? Wenn du magst, gehe auf sie zu. Was fühlst du, während du auf sie zugehst? Wie fühlt sich dein Körper an? Kannst du, magst du ihren Stamm berühren? Schließe, wenn dir das möglich ist, deine Augen und spüre in deinen Körper hinein. Er ist dein feinstes Instrument der Wahrnehmung. Wenn du magst, nimm ganz bewusst Kontakt auf mit dem Wesen des Baumes – es kann manchmal ein wenig dauern, dass der Kontakt erwidert wird (die Eibe lebt schließlich in einer ganz anderen Dimension von Zeit!). Vielleicht kannst du wahrnehmen, ob bzw. wann ihr wirklich zusammen seid. Wann immer du dich danach fühlst, bedanke dich bei der Eibe und löse dich langsam. Nimm deine Körperempfindungen wahr und wie sich diese vielleicht wandeln, während du langsam aus dem Energiefeld der Eibe heraustrittst. Vielleicht magst du dich dann noch einmal umwenden und zurückschauen.

**Achtung:** Alle Teile der Eibe (außer des roten Fruchtfleischs der Beeren vom weiblichen Baum) sind giftig!

## Waldyoga-Praxis

Nun eignet sich eine Yoga-Praxis, die uns zum einen mit der Qualität des Wassers fließen lässt; Wasser möchte in die Tiefe – auch in die Tiefe der Erde. Und das Wasser balanciert sich in sich selbst. Es hilft uns, in Kontakt mit unserer Hingabe zu kommen, die es braucht, in unsere eigene Tiefe zu blicken.

Damit wir uns dort an dieser Stelle nicht verlieren, unterstützt uns eine erdende Praxis. Im Bewusstsein unserer Wurzeln, unserer Verwurzelung finden wir Halt und Stabilität sowie unsere Aufrichtung und Zentrierung.

Im Prozess der Verinnerlichung und mit sehr kalter Witterung, kann es nun auch sinnvoll sein, unsere Waldyoga-Praxis mehr nach innen, in unsere Räumlichkeiten zu verlagern und bewusst die Zeit des

Nach-Außen-Gerichtet-Seins abzuschließen. Dann bietet sich eine Yin-Yoga-Praxis an, die den Aspekt des Loslassens betont. Ebenso Yoga Nidra / eine Praxis der Tiefenentspannung und Meditation.

Natürlich ist es gut, hier auch individuell zu schauen. Wenn du dazu neigst, mit der intensiven Erdqualität und dem schwindenden Licht, sehr lethargisch zu werden oder dich in der Melancholie, die ja auch die Qualität dieser Zeit ausmacht, zu verlieren, dann kann auch eine feurige und luftige Praxis sinnvoll sein, die dich etwas mehr in Bewegung und Leichtigkeit bringt ohne die Zeitqualität von Samhain zu verneinen.

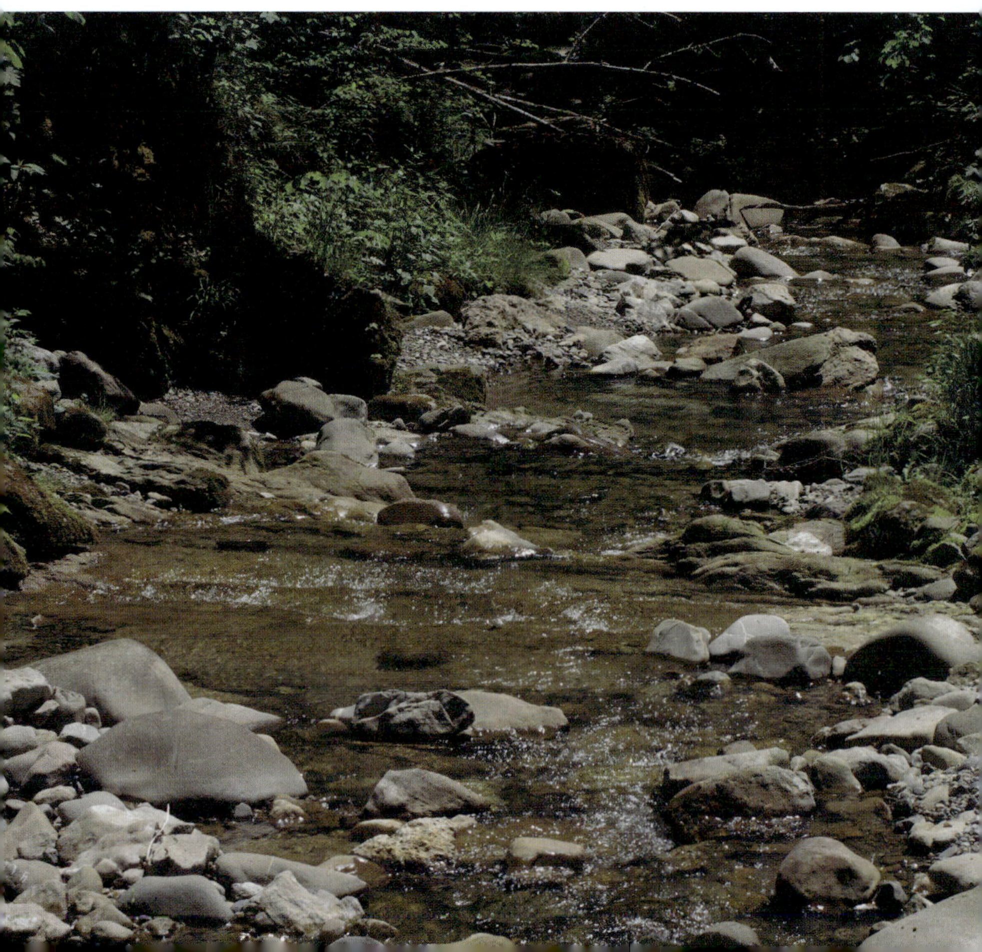

# Waldyoga-Stunde zu Samhain

## 1. Berghaltung (Tadasana)

Wenn du einen schönen Ort im Wald gefunden hast, vielleicht in der Nähe eines kleinen Baches, finde einen guten Stand. Die Füße stehen ungefähr hüftbreit auseinander oder, wenn du dann sicher stehst, zusammen. Deine Knie sind flexibel, nicht durchgedrückt; die Oberschenkel aktiv, so dass du die Kniescheiben leicht nach oben ziehst. Das Steißbein senkt sich leicht Richtung Erde, so dass das Becken leicht nach vorne gekippt ist und du nicht im Hohlkreuz stehst. Ziehe deine Schultern einatmend zu den Ohren, rolle sie nach hinten und lass sie ausatmend los, so dass deine Brust weit und offen ist. Ziehe dein Kinn ganz leicht Richtung Brustbein. Wenn du magst, wiege dich ganz sanft vor und zurück und zu den Seiten, so dass du herausfindest, wann du dich wirklich „in der Mitte" fühlst.
Fühle nun den Kontakt deiner Fußsohlen mit der Erde und atme nun durch deine Fußsohlen die Kraft aus der Erde ein. Fühle, wie dich diese Kraft, von unten kommend, aufrichtet. Ausatmend lässt du los ohne zusammen zu sinken. Du bist gut und sicher mit der Erde verwurzelt und stehst klar und aufrecht, aufrichtig, hier an diesem Ort. Fühle, dass die Stabilität nicht statisch ist, sondern dass du gerade durch die Flexibilität und Durchlässigkeit deines Körpers gut und sicher stehst. Sei dir dieses feinen Spiels bewusst, genau das richtige Maß an Spannung in deinen Körper zu bringen. Weder überspannt, noch schlaff, weder in Hab-Acht-Stellung noch wegdümpelnd – fließend, wahrnehmend verbunden mit der dich umgebenden Wald-Landschaft und ihren Wesen. Kannst du, hier an diesem Ort, jetzt in diesem Augenblick, vollkommen anwesend sein?

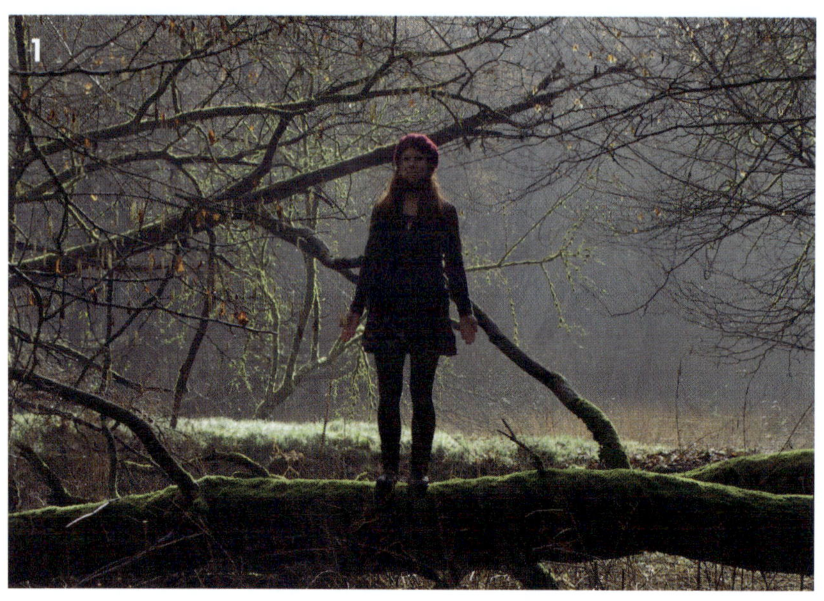


2. Das Kind, das nicht weiß, was es spielen soll (Variante von Kati Chakrasana)

In diesem Stand öffne deine Beine etwas mehr als hüftbreit. Beginne nun, deine Arme um deinen Körper herum zu schlenkern. Folge den Armen mit dem ganzen Körper. Dreh dich nach links mit der Einatmung, nach rechts mit der Ausatmung. Bewege dich dynamisch und zugleich fließend. Wenn du dich nach links drehst, hebe die rechte Ferse etwas an und umgekehrt. Nach ein paar Minuten lass die Bewegungen langsam wieder kleiner werden und die Arme ausschwingen. Vielleicht merkst du, wie es auch dann, wenn dein Körper äußerlich zum Stehen gekommen ist, energetisch noch ein wenig weiter schwingt. Spüre nach. Fühle die Mitte, in der es vollkommen still ist – auch dann, wenn alles drum herum sich dreht.

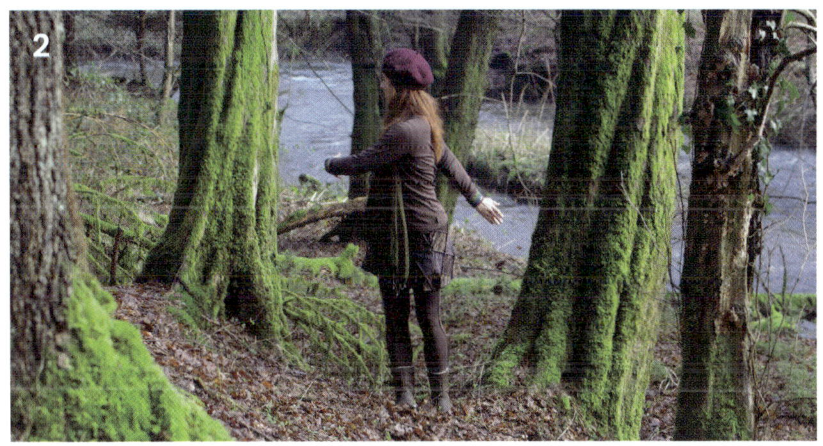


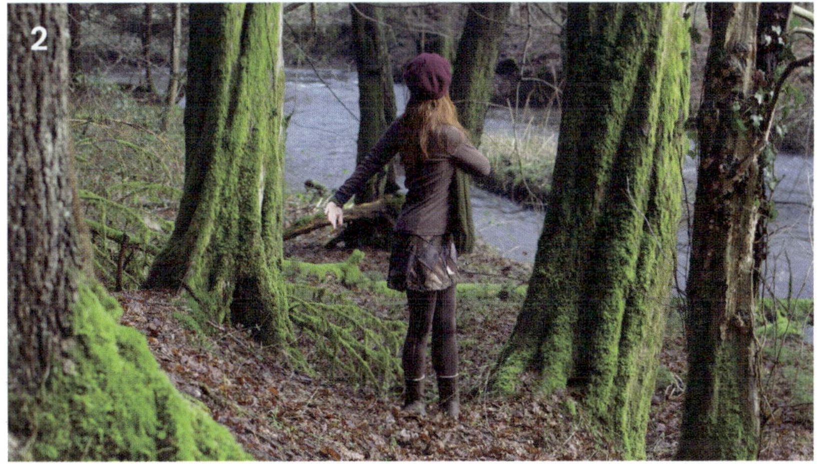


### 3. Verneigung vor den Wesen des Waldes

Unzähligen Wesen bietet der Wald ein zu Hause, und sie alle zusammen machen den Wald als Wald aus. Auch du bist ein Teil dieses Waldes. Magst du dich vor dieser Gesamtheit des Waldes, diesem Geschenk des Lebens verneigen? Und magst du dich vor jedem Wesen einzeln verneigen? Nun gut, so viele Verneigungen auf einmal wirst du gar nicht schaffen. Fangen wir also mit 10, 20, 30 … an …

Stehe nach wie vor mit den Füßen etwas mehr als hüftbreit auseinander. Bringe nun einatmend deine Arme nach oben, öffne die Arme und damit deinen Brustkorb weit. Neige dabei deinen Oberkörper etwas nach hinten, schiebe dein Becken nach vorne, die Pobacken angespannt. Ausatmend beuge dich aus der Hüfte heraus nach vorne. Komme mit den Händen zur Erde bzw. in diese Richtung. Verneigung vor den Bäumen … Beuge deine Knie leicht und richte dich einatmend wieder auf, öffne deinen Brustkorb dem dich umgebenden Leben. Ausatmend komm wieder nach vorne, Verneigung vor den Ameisen, einatmend richte dich auf und fahre so fort …

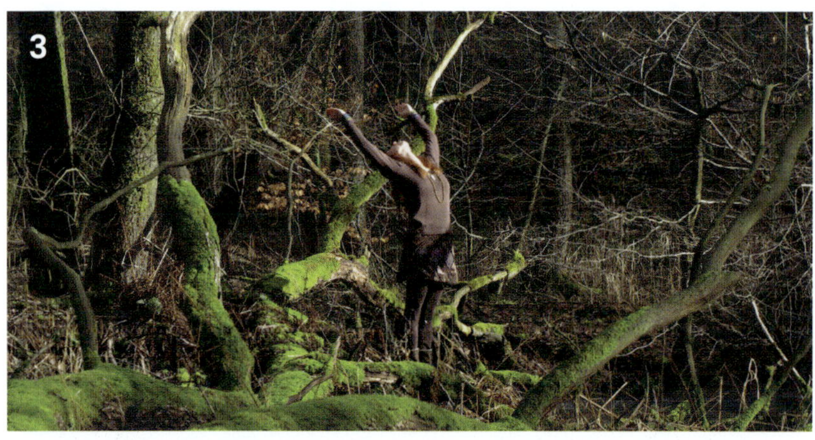


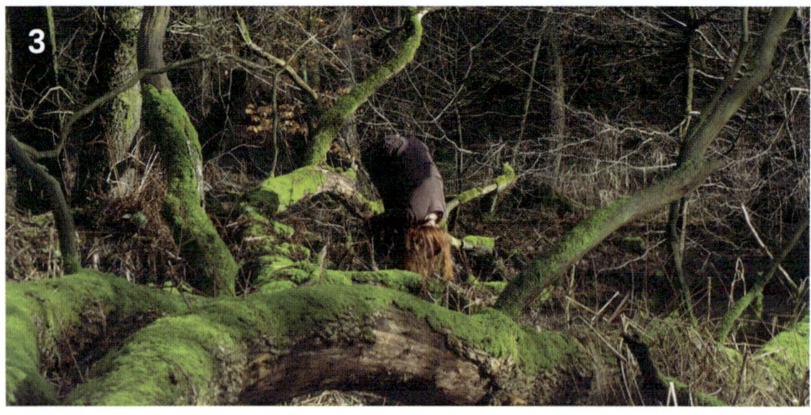

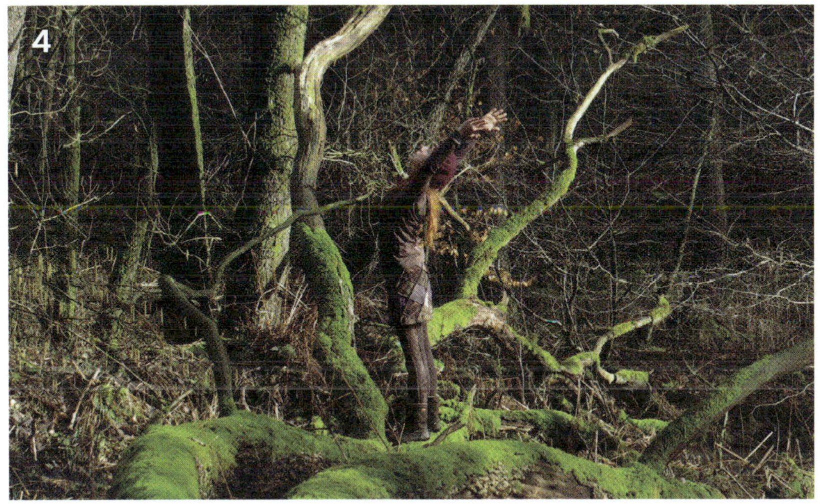


## 4. Gruß an den Strahlenden (Hasta Uttanasana)

Der Strahlende – das ist auch und vielleicht besonders jetzt zu Beginn der Dunkelzeit – niemand anderes als Vater Sonne. Im Außen zeigt er sich gerade vielleicht wenig, ein Grund mehr, ihn in deinem Inneren zu entdecken, dein inneres Licht zu entzünden und die Welt erstrahlen zu lassen in seinem Glanz.

Wenn du dich aus der Verneigung heraus einatmend wieder aufrichtest. Öffne deine Arme, öffne dein Herz, neige den Oberkörper leicht nach hinten und schiebe dein Becken nach vorne, den Blick hebe Richtung Baumkronen und lass deinen Bauch zittern. Atme gleichmäßig durch den geöffneten Mund ein und aus.

Fühle, wie winzig klein und zugleich, von welch unermesslicher Größe du bist. Empfange Licht und sende Licht. Und auch, wenn du keine Photosynthese betreiben kannst, wie deine Baumgeschwister und aus Sonnenlicht Nahrung herstellen kannst, so sei dir bewusst, dass auch dein Licht den Wesen des Waldes Nahrung schenkt. Und die brauchen sie – also stelle es nicht mehr unter den Scheffel.

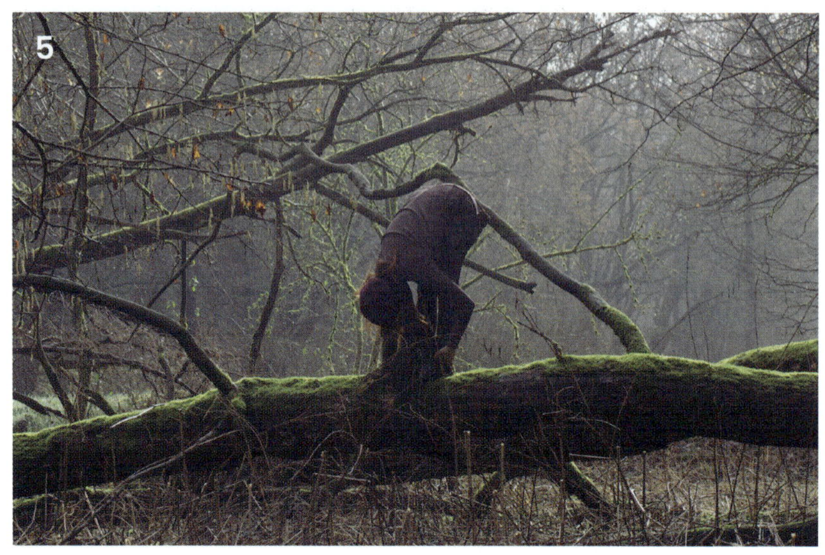


### 5. Verneigung vor der Kraft, die Leben schenkt (Padahastasana)

Erneut beuge dich aus der Hüfte heraus nach vorne unten. Lass dich ruhig einfach einmal hängen, greif mit deinen Händen den jeweils gegenüber liegenden Ellenbogen und pendele mit deinem Oberkörper etwas hin und her. Komme dann in die aktive Vorwärtsbeuge: greife deine Fußgelenke oder Waden von hinten und ziehe dich ausatmend noch ein wenig näher zu deinen Beinen heran; einatmend bringe Länge in deinen Oberkörper. Verneige dich vor der Kraft, die Leben schenkt. Nach einer Weile richte dich Wirbel für Wirbel wieder auf, Arme und Kopf hängen bis zuletzt nach vorne und komme zurück in die Berghaltung. Spüre nach.

## 6. Leben im dynamischen Gleichgewicht

Aus der Berghaltung heraus mache einen mittelgroßen Schritt nach hinten und platziere den hinteren Fuß genau hinter den vorderen, beide Fußspitzen zeigen nach vorne; die Beine sind gestreckt (aber nicht überstreckt). Einatmend bringe deine Arme über den Kopf, lege deine Handflächen aneinander; die Oberarme sind nah an den Ohren. Ausatmend beuge dich aus der Hüfte heraus nach vorne, bis dein Oberkörper parallel zur Erde ist. Die Hände liegen oberhalb des Knies auf dem Oberschenkel (ohne dass du dich dort abstützt). Einatmend richte dich wieder auf, die Arme über den Kopf und fahre so fort in deinem Atemrhythmus.

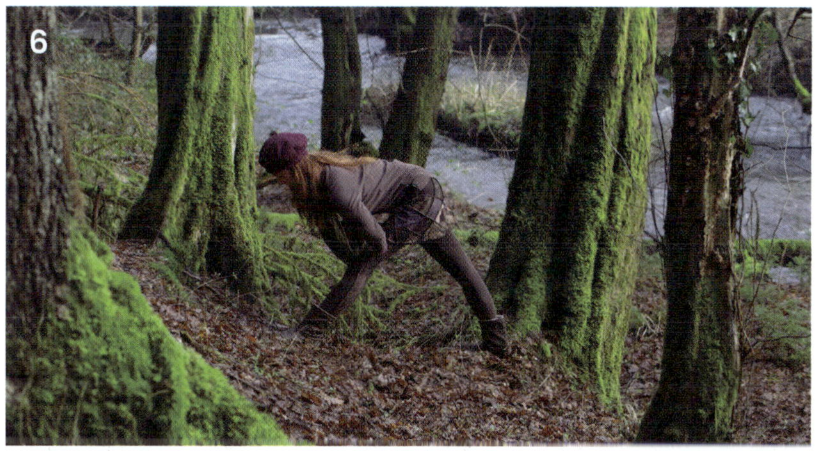


## 7. Wald in Balance

Wenn du dich aufrichtest und die Arme über dem Kopf zusammen bringst, halte diese aufrechte Position nun. Finde dein Gleichgewicht und fühle deine Aufrichtung und Klarheit. Halte die Position für zehn lange, tiefe Atemzüge.

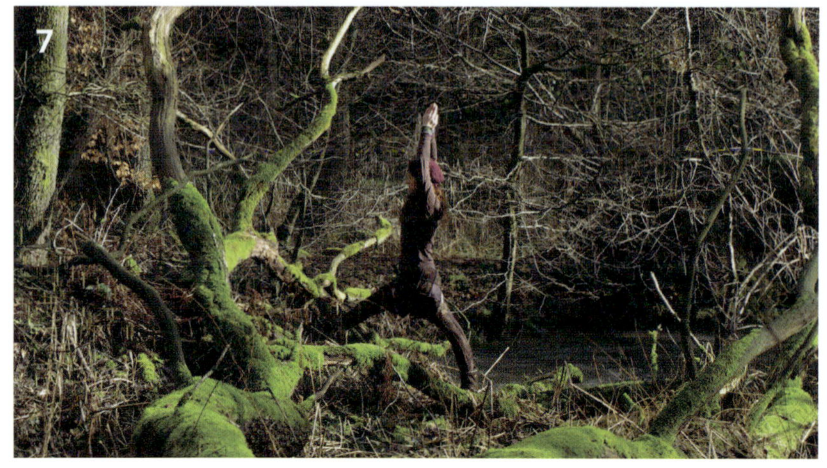


## 8. Balance in der Tiefe des Seins (Parshvottanasana)

Atme in der vorherigen Position tief ein. Ausatmend beuge dich wieder aus der Hüfte heraus nach vorne. Je nachdem, wie beweglich du dich heute fühlst, komme in die vorher beschriebene Position (Oberkörper parallel zur Erde) oder weiter in die Vorwärtsbeuge, dein Gesicht Richtung Knie, die Hände zur Erde. Tauche tief ein in diesen Augenblick – für ca. zehn Atemzüge.

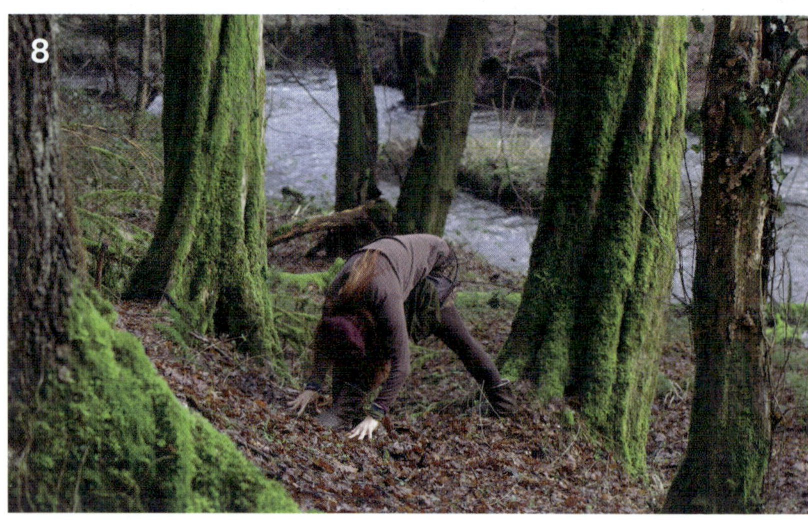

## 9. Berghaltung (Tadasana)

Stehe erneut in der Berghaltung, fühle deine Aufrichtung, dich in diesem Körper, dich in deinem großen Körper, dem Wald, und wie du lebendig eingebunden bist in dieses große Netz des Lebens. Und ganz bewusst fühle deine Verwurzelung und wie du gut und sicher mit beiden Füßen auf der Erde stehst.

## 10. Stehen wie ein Baum (Vrksasana)

Verlagere nun dein Gewicht auf den linken Fuß. Und öffne deine rechte Hüfte, so dass dein rechtes Knie nach außen (von dir weg nach rechts) zeigt. Hebe dabei die rechte Ferse von der Erde und stelle sie innen an dein linkes Fußgelenk. Finde dein Gleichgewicht. Bringe nun einatmend deine Arme nach oben und öffne sie wie ein Kelch. Fühle, wie du über deine linke Fußsohle gut verwurzelt in der Erde bist, während deine Arme sich ausdehnen ins Universum. Himmel und Erde vereinen sich in diesem Körper; du bist ein Kind des Universums, ein Kind von Mutter Erde, darfst wachsen wie ein Baum, und werden, wer du bist.

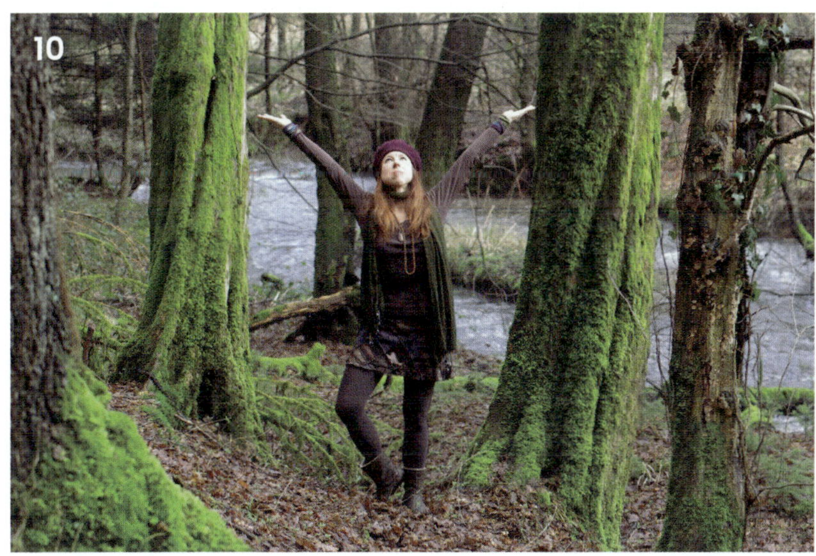

Varianten: Wenn du ein gutes Gleichgewicht hast, kannst du den rechten Fuß komplett von der Erde heben und an die Innenseite deines linken Beines legen (oberhalb oder unterhalb deines Knies) oder in deine linke Leiste.
Du kannst die Handflächen auch über dem Kopf zusammenlegen; dabei sind die Arme ausgestreckt, die Oberarme nah an den Ohren. Alternativ bringe die Handflächen vor der Brust zusammen in Anjali-Mudra, die Gebetshaltung.

Verweile so lange, wie du magst in dieser Haltung, tauche ein, erforsche sie. Wechsele danach die Seite.

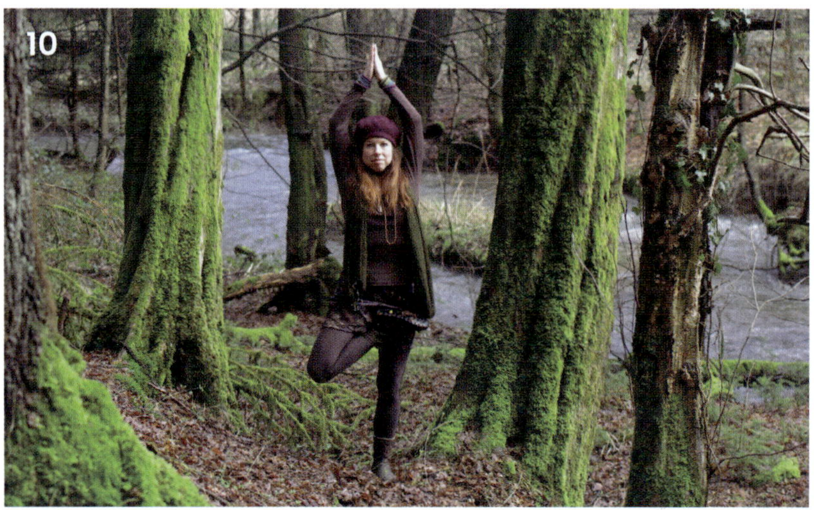

## 11. Hüter*in des Waldes 1 (Virabhadrasana 1)

In der Berghaltung verlagere dein Gewicht auf deinen linken Fuß und mache mit dem rechten Fuß einen großen Schritt zurück. Das linke Bein ist gebeugt; das Knie über dem Fußgelenk; der Oberschenkel nahezu parallel zur Erde. Drehe den hinteren Fuß leicht auf und setze die Ferse auf. Beide Hüften zeigen nach vorne. Bringe deine Handflächen über dem Kopf zusammen; die Oberarme sind nah an den Ohren. Hebe dein Brustbein und richte deinen Blick leicht nach oben. Beide Füße fest und sicher auf der Erde, öffne dein Herz für das Sein. Fühle deine Aufrichtung und Klarheit, deine Anmut und Kraft. Bist du bereit, voll und ganz in diesen Augenblick einzutauchen?

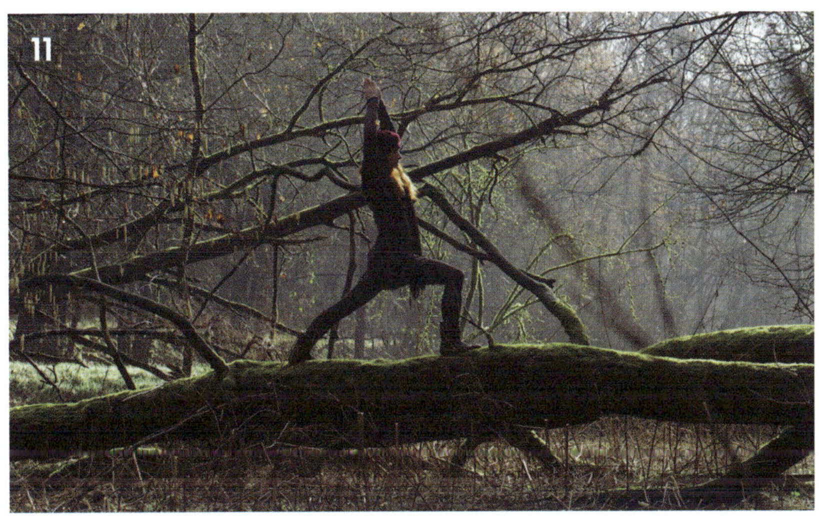

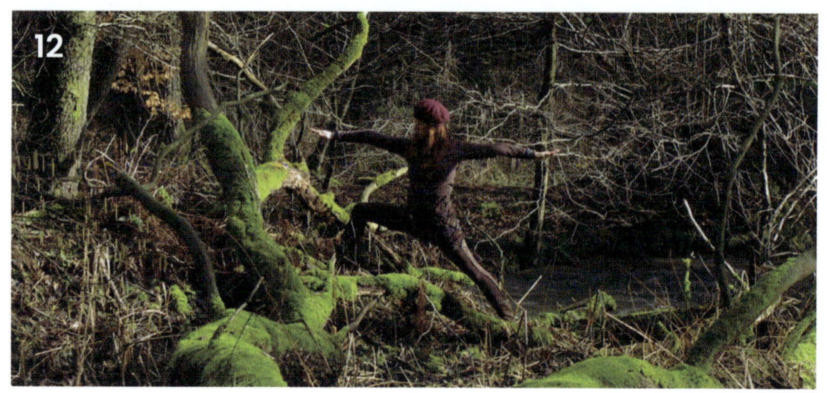


### 12. Hüter*in des Waldes 2 (Virabhadrasana 2)

Aus der vorherigen Haltung heraus Öffne nun deine Hüften zur Seite; der linke Fuß zeigt weiterhin nach vorne, der rechte um 90° gedreht zur Seite. Bringe deine Arme parallel zur Erde; der linke Arm zeigt nach vorne; der rechte nach hinten. Dein Becken und Steißbein strebt Richtung Erde; der Oberkörper ist aufrecht; die Brust weit. Dein Blick geht über deine linke Hand in die Ferne. Nichts und niemand kann dich davon abbringen, dich mit deinem ganzen Sein für das Leben und die Liebe einzusetzen. Du hast geglaubt, du bist nicht gut genug oder hättest zu wenig Kraft? Lass dir von niemandem mehr derartiges einreden. Du hast so viel mehr Kraft als du glaubst! Lass dein Licht leuchten!

## 13. Hüter*in des Waldes 3 (Virabhadrasana 3)

Komme wieder zurück in die Haltung der ersten Hüter*in des Waldes. Verlagere nun dein Gewicht auf das vordere Bein. Die Arme in Verlängerung des Oberkörpers, neige diesen nun nach vorne, während du das hintere Bein anhebst, bis Oberkörper und Bein parallel zur Erde sind. Dein Kopf ist in Verlängerung des Oberkörpers ausgerichtet; dein Blick geht zur Erde. Strecke nun dein Standbein und finde dein Gleichgewicht. Fühle deine Verwurzelung mit der Erde und zugleich die Leichtigkeit und die Kraft, die deinen Körper erhebt.

Nehme nun die drei Varianten der Hüter*in des Waldes zur anderen Seite hin ein.

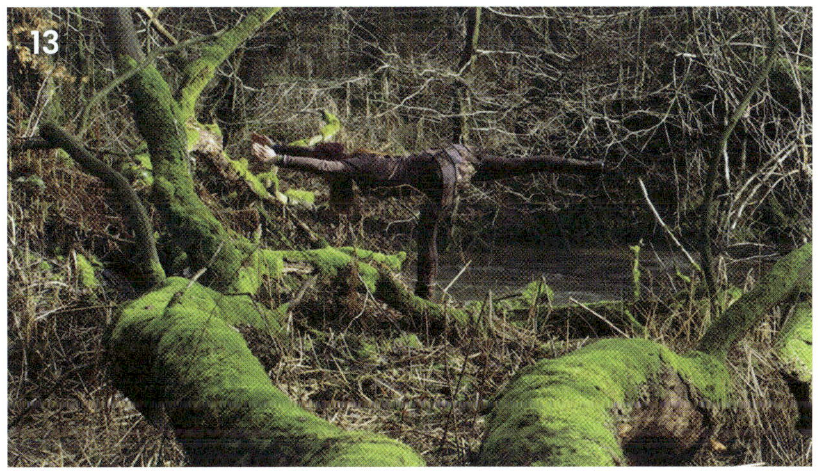

### 14. Eintauchen

Finde nun eine Position, in der du nachspüren magst. Wenn die Witterung und dein Equipment es zulassen, gerne in Shavasana, in der Rückenlage auf der Erde. Du kannst es dir auch im Sitzen, z.B. angelehnt an einen Baum, bequem machen oder in der Berghaltung. Fühle deinen ganzen Körper; der ganze Körper ist eine Einheit. Und fühle die feinen Ströme, dieses Fließen in deinem Körper – vielleicht kannst du wahrnehmen, wie die Praxis der Körperübungen diese Ströme sanft beeinflusst und lenkt … In diesem Körper und um diesen Körper herum. Kannst du all dies fühlen? Erlaubst du dir, hier und jetzt, deine Lebendigkeit zu fühlen, die Lebendigkeit der Wald-Natur? Kann jetzt Yoga geschehen?

# Wintersonnenwende

*Etwas hat sich verändert in den letzten Wochen. Kahl sind die Bäume natürlich noch immer, doch die Trostlosigkeit von Samhain hat sich gewandelt. Ich gehe durch den Wald, und irgendwie scheint ein Zauber in der Luft zu liegen, ein Funkeln und „Britzeln", konkret sichtbar in den Eiskristallen, die die Pflanzen schmücken. Ich fühle so etwas wie eine Aufregung und freudige Erwartung in meiner Magengrube und erinnere mich an die Aufregung, die ich als Kind zu Weihnachten empfunden habe – ist dieses Empfinden jetzt hier ausgelöst durch eine Erinnerung, ist es ein Andocken an ein kollektives Feld oder geschieht dieser Zauber genau hier und genau jetzt in diesem Wald? Auch die Tiere rücken nun zusammen; die sonst allein lebenden Rehe zeigen sich im Winter in Rudeln. Ein Reh, ganz nah, besucht jeden Tag unseren Garten. Ich blicke in seine tiefen, sanften Augen, und mir wird ganz warm ums Herz – eine Wärme, die ihm all die Himbeeren, den Salat, Mangold, Möhren und rote Beete verzeiht, die in seinem, statt in meinem Magen gelandet sind – es ist eine Zeit des Teilens und Schenkens … Zeit, das scheue Herz zu öffnen und seiner Sehnsucht zu folgen. Es möchte sich glühend verströmen.*

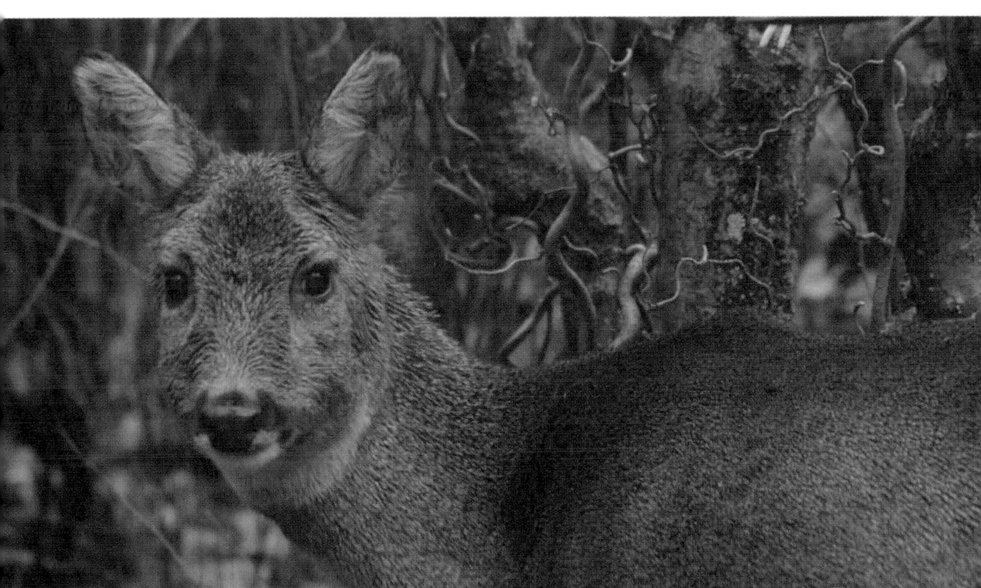

Den ganzen Advent hindurch können wir diesen Zauber vielleicht schon fühlen. „Advent" bedeutet „Ankunft", und die Christen meinen damit die Ankunft des Jesuskindleins, dessen Geburt (im Jahr 354 n.u.Z.) in die Zeit der Wintersonnenwende datiert wurde, da sich die alten Bräuche einfach nicht ausmerzen ließen – wie auch, wenn die gesamte Schöpfung das kosmische Ereignis feiert, dass nun „das Licht der Welt" geboren wird? Während der Adventszeit werden die Tage immer noch kürzer, noch dunkler, doch zahlreiche Lichterbräuche erhellen diese Zeit, die uns daran erinnern, dass das Versprechen sich – wieder und wieder und genau jetzt – erfüllt: In der tiefsten, in der vermeintlich dunkelsten und längsten Nacht, in der traditionell alle Feuer, alle Lichter gelöscht wurden, vollzieht sich das Wunder: Die Erdgöttin gebiert im Glauben unserer Ahn*innen das Sonnenkind. Noch will dieses Lichtkind wohl behütet und beschützt sein, doch hat sich mit seiner Geburt bereits ein Versprechen erfüllt. Noch steht uns eine Zeit der Dunkelheit, des kalten Winters bevor, oft beginnt der Winter nun erst so richtig zu zeigen, was er kann. Und noch können wir es nicht so deutlich fühlen: Doch die Geburt des Lichtes gibt uns Hoffnung und Zuversicht und die Tage werden von nun an langsam und kontinuierlich wieder länger, das Licht wird an Kraft zunehmen und wachsen.

Und dieses Wunder geschieht nicht nur im Außen. Können wir die „Ankunft" auch in uns wahrnehmen? Das neue Licht fühlen, dass da geboren werden möchte? Wenn Yogis den Weg des Yoga beschreiben und nach der „Erleuchtung"[8] gefragt werden, sprechen sie oft von einer zweiten Geburt, der Geburt des Selbst. Vielleicht können wir erahnen, dass dieses Selbst sich auch in diesen Körper gebären und in Erscheinung treten möchte. Können wir das Licht der Welt hier und jetzt willkommen heißen oder verlagern wir dieses Wunder lieber in die Welt von (biblischen) Geschichten? Können wir fühlen, dass das Jesuskind in der Krippe uns an die Geburt unseres eigenen Selbst

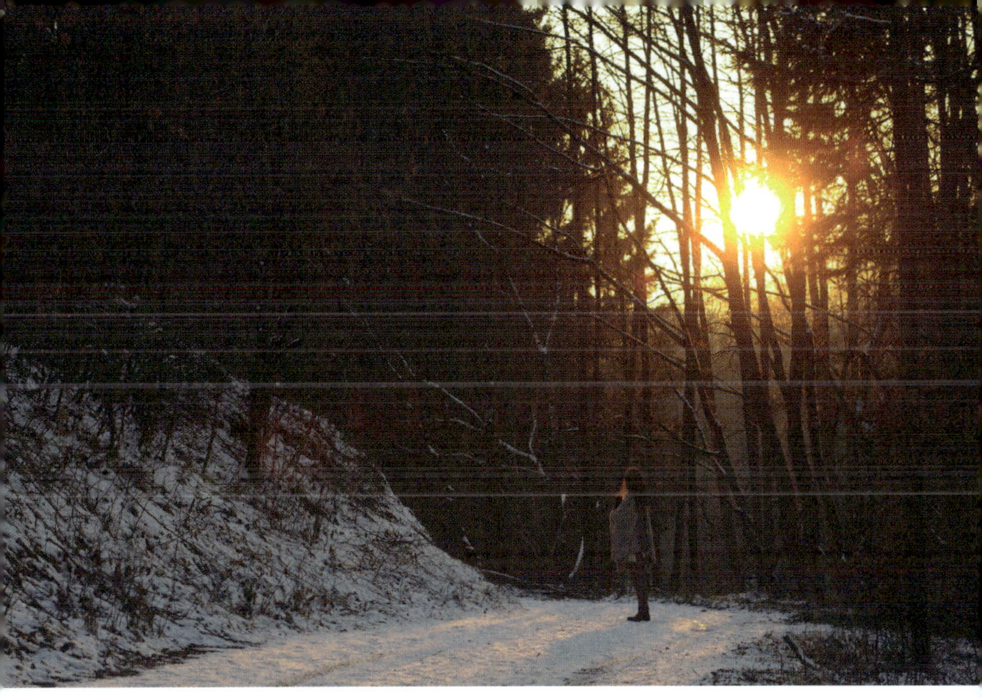

erinnern möchte und uns einlädt, ihm zu folgen? Können wir diese Essenz, dieses Lichtkind in uns fühlen und ihm erlauben, geboren zu werden?

Viele alte Bräuche aus vorchristlicher Zeit haben in unseren heutigen Weihnachtsbräuchen überdauert. Einst waren es immergrüne Zweige, die wir uns in unsere Stuben holten, die uns zeigten, dass die Natur auch in der Zeit scheinbarer Totenstarre das Lebenslicht weiterträgt. Die grünen Zweige schenken uns Hoffnung und zeigen auf, dass der Tod nichts Endgültiges ist und das neue Leben bereits in sich trägt. Die Zweige wurden geschmückt mit Speisen für die „Andersweltlichen", die „Ewigen", mit Äpfeln, Nüssen und rituellem Gebäck. Aus rotbackigen Äpfeln wurden rote Kugeln. Die Kugel ist ein Symbol für das Urweibliche, für den schwangeren Bauch der Göttin; rot ist die Farbe des Lebens. Goldene Kugeln stehen ebenso wie die Lichter, die bis heute unseren Weihnachtsbaum zieren, für das Licht der Sonne selbst.

Wenn heute der Weihnachtsbaum, inklusive der in den Monokulturen reichlich verspritzten Pestizide, in die Häuser geholt und mit allerlei Kitsch geschmückt wird, fühlen nur noch wenige, dass sie sich hier den Weltenbaum aufstellen, der zugleich auch für unser Selbst steht. Leider wurde nicht nur unser tiefes Wissen bzw. Fühlen, sondern ebenso dieser Baum entwurzelt, dessen Geist uns an die Ewigkeit des Seins erinnert.
Es wissen wohl auch nur noch wenige, dass der Weihnachtsmann keine Erfindung eines Großkonzerns ist, der zucker- und koffeinhaltige Getränke produziert und Mensch und Natur vergiftet und ausbeutet sowie das Wasser abgräbt, sondern dass es sich um einen uralten Archetypen des Wintergeistes handelt, der in unterschiedlichen Varianten auf der ganzen Welt auftaucht. Auch der alte germanische Gott Wotan weist eine gewisse Ähnlichkeit mit unserem heutigen Weihnachtsmann auf. In dieser besonderen Zeit, in der sich die Tore zwischen den Welten öffnen, heißt es, dass er, gefolgt von der wilden Jagd, einem Heer aus Naturgeistern, Tiergeistern und den Geistern Verstorbener auf seinem achtbeinigen Schimmel über das Land und in die Unterwelt reitet, um den Sonnenhirschen aufzuspüren und dafür zu sorgen, dass er wieder am Himmelszelt aufsteigt. Manche locken sein Heer mit Räucherwerk herbei, um seinen Segen zu erbitten, andere meinen, sich mit Räucherwerk und Opfergaben vor ihm schützen zu müssen – das richtet sich wohl nach dem Grad christlicher Konditionierung.
Das sich die rot-weiße Mantelfarbe des Weihnachtmannes durchgesetzt hat, geht laut Ansicht einiger Kulturanthropologen auf die mittwinterlichen Bräuche von nordischen Schamanen zurück, die mit dem Genuss von Fliegenpilz verbunden sind.

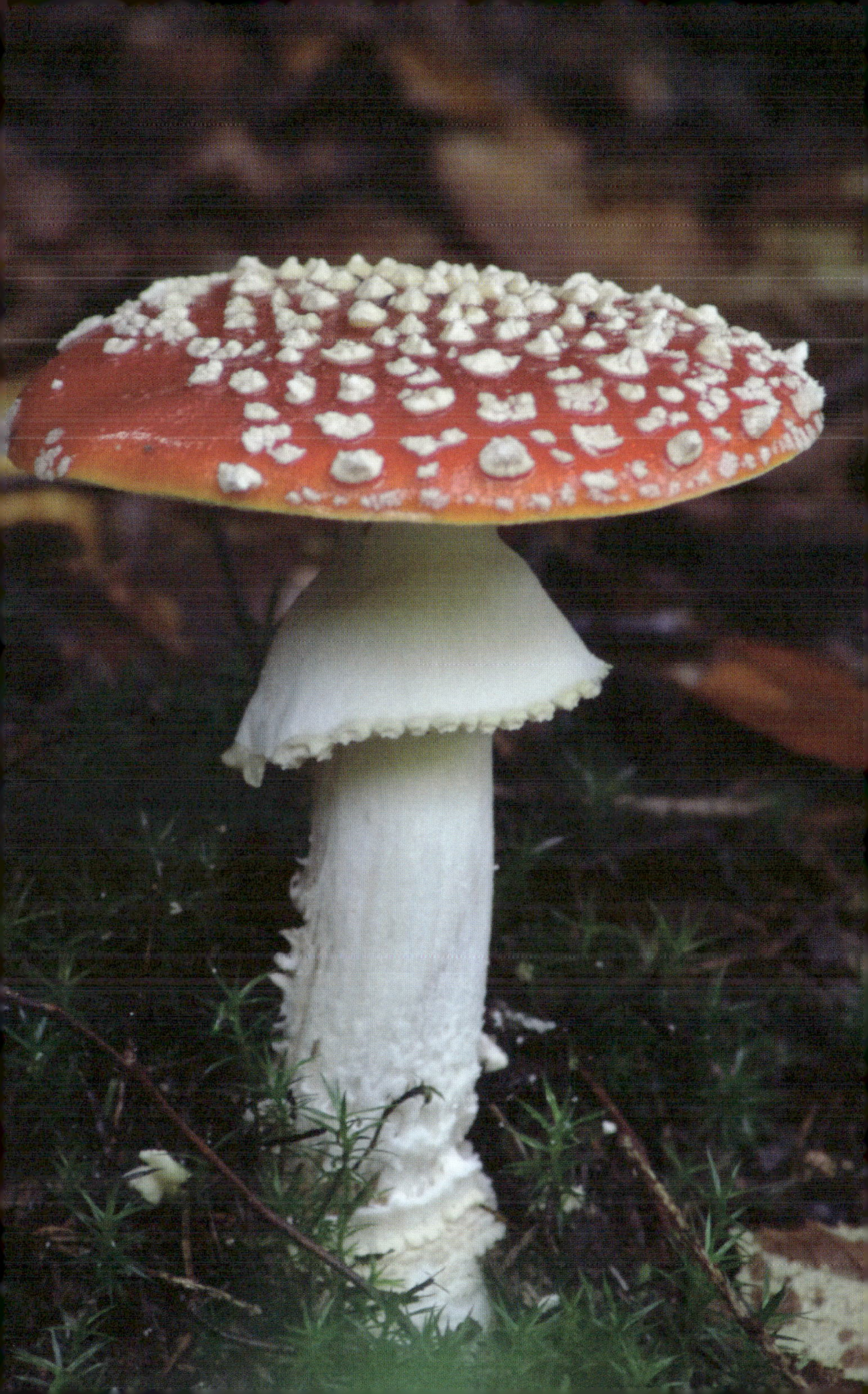

In den Ländern, in denen wir diese Bräuche finden, leb(t)en die Menschen zumeist auch in inniger Verbundenheit mit Rentieren. Eine gerne genossene Speise der Rentiere (und auch der Rehe in unseren Wäldern) ist wiederum der Fliegenpilz. Könnte es sich also möglicherweise bei den Abbildungen vom Weihnachtsmann im fliegenden Rentierschlitten um Abbildungen archaischer, vom Fliegenpilz berauschter Schamanen auf ihrer Reise durch die Welten handeln? Auch diese Schamanen reis(t)en zum Wohle der Gemeinschaft und brachten von ihren Seelenflügen viele Geschenke mit. Interessanterweise hat der Fliegenpilz, der gemeinhin als giftig gilt, bis heute seinen Status als Glückssymbol und seine Verbindung zur Weihnachtszeit behalten und ziert, aus Plastik hergestellt, noch immer unsere Adventskränze und Weihnachtsdekorationen oder wird zu Silvester – zusammen mit Schornsteinfeger, Schweinchen und Klee (ebenfalls uralte Symbole des Glücks) verschenkt.
In der längsten Nacht, die auch als „Mutternacht" bezeichnet wurde, wurden nun alle Lichter, alle Ofenfeuer gelöscht, alles und alle gaben sich dem tiefen Innehalten der Natur hin und gingen bewusst in die Dunkelheit, um dort, mit der Geburt des neuen Lichtes mit neunerlei Hölzern das neue Feuer zu entzünden. Es ist ein Freudenfeuer, ein Feuer der Liebe, ein Fest der Verbundenheit allen Seins. Die Glut dieses Feuers wurde weiter getragen in den Herzen, und ganz konkret wurde etwas davon in die Stuben gebracht, um die Herd- und Ofenfeuer erneut zu entfachen.[9] Gefeiert wurde nun mit rituellen Speisen wie der Gans, die unseren Ahn*innen als Seelenvogel galt. Gefüllt wurde sie mit Beifuß, einem Kraut, welches weltweit von Schaman*innen verwendet wird, um Übergänge zu gestalten, Verstorbene ins Jenseits und die Geburt jener, die kommen wollen zu begleiten sowie die eigenen Wahrnehmungskanäle für das Feinstoffliche zu öffnen. Wenn ich mit verschiedenen Beifußarten räuchere, fühle ich neben der reinigenden Wirkung einen starken Sog

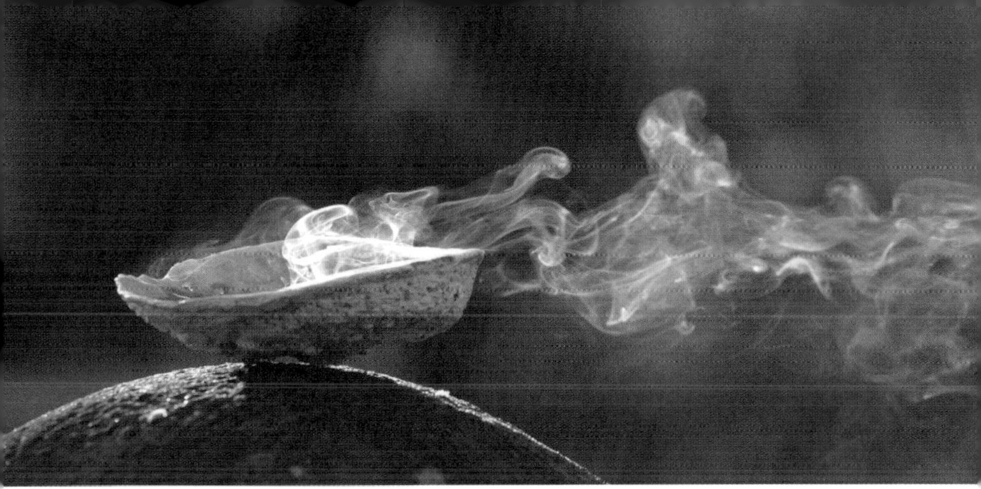

nach oben und ein Strömen in Ajna Chakra, dem Energiezentrum, welches seine körperliche Entsprechung in der Zirbeldrüse findet und die Intuition und Wahrnehmung von „Ich“ klärt.

Mit der Wintersonnenwende beginnen nun die 12 Rauhnächte.[10] Noch scheint alles still zu stehen, das neue Licht ist noch nicht spürbar. Und so, wie nun scheinbar das Jahresrad stillsteht, kamen auch alle anderen Räder zum Stillstand. Stell dir einmal vor, in dieser Zeit würde kein Auto fahren und niemand würde auch nur einen einzigen Schritt in seinem Hamsterrad tun! Stille! Stille Nächte, heilige, geweihte Nächte.
Hinter all unserer Geschäftigkeit, können wir diese Stille fühlen, sie ist immer da, völlig unbeeindruckt von all unseren Bewegungen und dem Lärm, den wir innen wie außen produzieren.
Die einzigen, die nun durch die Lande ziehen, sich gerne mal als Sturm zeigen und an Fenstern und Türen rütteln, sind jene oben erwähnten Geister, die (je nach Region und zugrundeliegender Kultur) dem Schamanengott Wotan, der Frau Holle oder der Percht, der „Strahlenden“ folgen. Bis in die heutige Zeit sind Perchtenläufe und auch das Klausentreiben ebenso wie der Auftritt des „Knecht Rupprecht“ an der Seite des Nikolaus noch Hinweise auf die

Wahrnehmung der Natur- und Vegetationsgeister. Das „Quicken" mit der Lebensrute dient in seinem Ursprung nicht der Züchtigung unartiger Kinder, sondern der Erweckung der Lebenskraft, der Fülle und Fruchtbarkeit für das kommende Jahr.
Die Rauhnächte sind nun eine wundervolle Zeit, nicht nur unsere Häuser und Grundstücke mit reinigendem Rauch zu klären, sondern vor allem auch unsere wirren Gedanken. (Die Geister, die nun scheinbar um das Haus schleichen, sind nicht selten eine Projektion unserer eigenen inneren Dämonen; mancher Werwolf ist vielleicht auch einfach ein „Schweinehund" ☺)
Diese Nächte laden uns nun vor allem ein zum Innehalten, doch auch zum Rückblick auf das, was war, zum Danken und Sortieren: Wo gibt es vielleicht noch etwas zu verabschieden, was möchte nicht mitkommen in das Neue Leben? Und was möchte nun wirklich geboren werden, was sind meine Visionen für das Kommende?
Bis heute haben vor allem an Silvester Orakelbräuche überdauert. Die 12 Rauhnächte sind genau die richtige Zeit dafür. Eine jede Nacht (das sind jeweils 24 Stunden von Mitternacht bis Mitternacht – oder gemäß unserer keltischen Ahn*innen von Abenddämmerung bis zur Abenddämmerung des folgenden Tages) steht dabei für einen Monat bzw. Mond des kommenden Jahres, und es lohnt, unsere Sinne zu schärfen für die jeweilige Qualität, das Wetter, die Begegnungen … die es in diesen Tagen gibt. Ich ziehe sehr gerne an jedem Tag eine Karte für den jeweiligen Monat des kommenden Jahres, die mich dann entsprechend begleitet.[11] Je nachdem, wann wir mit der Zählung der Rauhnächte beginnen, liegt unser heutiges Silvester genau in deren Mitte. Zwar geht der heute gängige Name für dieses Fest auf einen Papst aus dem 4. Jahrhundert zurück und wurde erst im 16. Jahrhundert eingeführt, doch ein Blick auf die Wortbedeutung ist ebenfalls interessant. Silvester bedeutet nämlich übersetzt „Waldmensch". Und wie nahmen unsere Ahn*innen die

Vegetationsgeister wahr? Häufig mit immergrünen Pflanzen umrankt. In Felle gekleidet, wie Menschen, die im Wald hausen, in inniger Verbundenheit mit Pflanzen und Tieren, untrennbar mit deren Lebenszyklen verbunden …

Und auch wir sind eben nicht losgelöst davon.

Wir können nun fühlen, dass sich, ganz langsam zunächst, das große Rad wieder in Bewegung setzt … Wir sind hindurch geschlüpft durch das Nadelöhr. Für mich fühlt es sich an wie das Erwachen aus einem Traum, aus einer Trance. Oft merke ich erst bei diesem Erwachen, aus welchen Welten, aus welchen Tiefen ich da auftauche …

### Themen der Wintersonnenwende

Geburt des göttlichen Selbst, Visionen für das Kommende, das Herzensfeuer aufs Neue entzünden, Fest der Liebe

### Fragen zur Wintersonnenwende

- Welche Samen wollen keimen?
- Was möchte nun geboren werden? Was sind meine Geschenke an das Große Ganze?
- Was nährt mich wirklich, was brauche ich, um kraftvoll in das neue Jahr zu gehen?
- Was ist meine Vision? Was inspiriert mich? Wofür glühe ich?
- Mit wem fühle ich mich in Liebe verbunden? Welche Bande möchte ich knüpfen / erneuern?

### Element

Erde ☷

Die Erde ist deine Mutter. Sie trägt dich und nährt dich. Sie beschenkt dich mit ihrer unermesslichen Fülle, und sie liebt dich – unabhängig von dem, was du glaubst, unabhängig von all deinen Dramen und

Geschichten, und völlig unabhängig davon, ob du dich nun geliebt fühlst oder nicht. Du bist ein geliebtes Kind der Erde. Ganz ohne sentimentales Trara. Die Erde ist immer da. Wir müssen und wir können sie auch nicht heilen, denn die Erde ist heil. Sie heilt uns. Und wir Menschen brauchen eine Menge Erdheilung bzw. eine Heilung unseres Verhältnisses zur Erde!

Die Erde ist deine Basis, dein Fundament in diesem Sein. Dein Körper. Sie gibt dir Festigkeit und Stabilität, sie „erdet" dich. Sie gibt dir Wurzeln und eine Heimat in dir.

Willkommen zu Hause!

### Richtung

Norden

### Polarität

solar; Yang im Yin

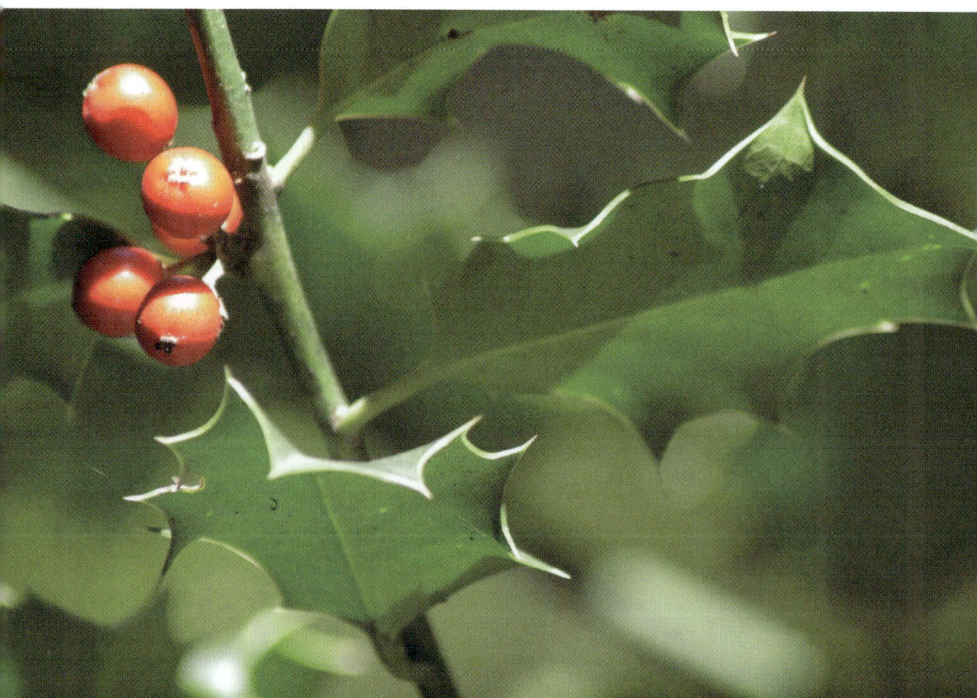

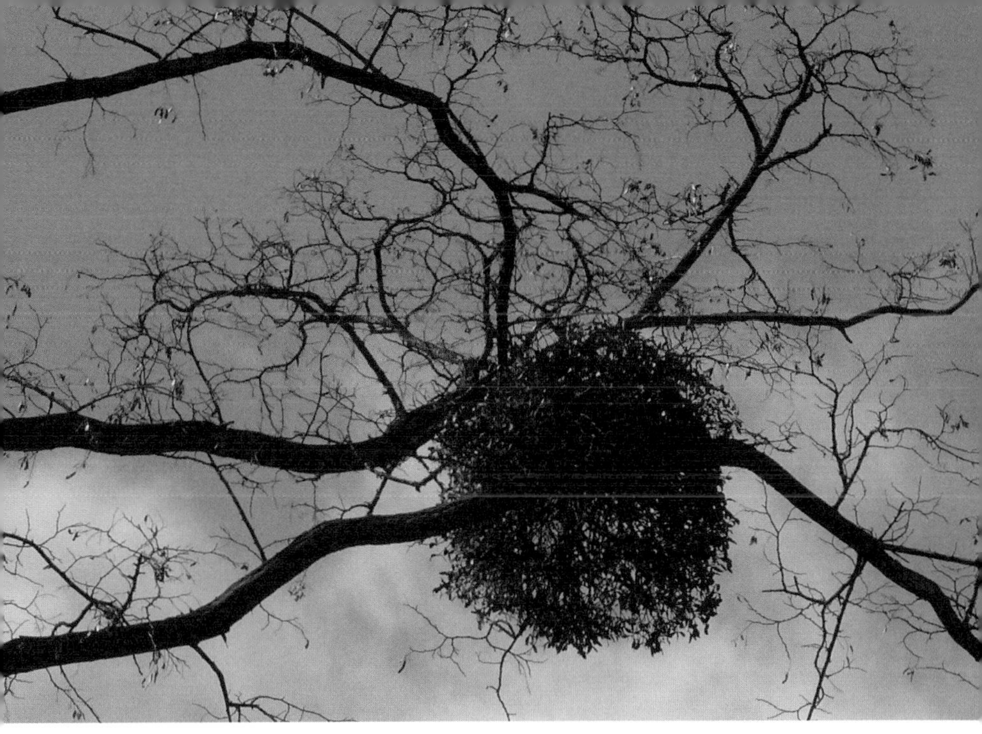

# Pflanzenbräuche

Bereits in der Adventszeit schmücken wir den Adventskranz mit immergrünen Pflanzen und Lichtern. Das ist zwar ein recht neuzeitlicher Brauch, der erst 150 Jahre jung ist, doch begegnet uns hier die uralte Symbolik des Jahreskreises und der vier Jahreszeiten bzw. Sonnenfeste. Vielleicht sollten wir ihn noch mit vier Lichtern für die Mondfeste ergänzen?

Immergrüne Pflanzen, die den Kranz und zur Wintersonnenwende auch unsere Häuser schmücken, sind vor allem die Fichte, Kiefer, Tanne, Stechpalme, Efeu, Thuja und vor allem auch die Mistel, die komplett den „Regeln" der Vegetation trotzt, nicht in der Erde, sondern in luftigen Höhen wurzelt, gleichsam „zwischen den Welten" schwebt und mitten im Winter ihre kugeligen Früchte trägt, die aussehen, wie kleine, volle Monde.

Wenn wir einen Weihnachtsbaum aufstellen, steht dieser zugleich für den Weltenbaum, der die untere, mittlere und obere Welt in sich vereint und unsterblich in der Ewigkeit wurzelt.

Bis heute wird zu Weihnachten geräuchert. Die fertigen Produkte enthalten oft (künstlichen) Tannenduft oder auch Weihrauch und Myrrhe, welche die heiligen drei Könige ja zur Geburt des Lichtkindes zusammen mit Gold als Geschenke gebracht haben sollen.[12]
Doch auch mit heimischen Pflanzen können wir nun bzw. in den Rauhnächten unsere Häuser räuchern, um diese zu reinigen und zu klären. Ich empfinde es sogar so, dass diese Pflanzen, denen wir direkt vor unserer Türe begegnen, mit denen wir viel mehr in Fühlung sind, eine ganz andere Kraft entfalten. Es ist eben kein rein mechanischer Vorgang, sondern eine tiefe Kommunikation mit dem Wesen der Pflanze, die hier stattfinden kann. Besonders gerne verwende ich für Reinigungsräucherungen Fichten- und Kiefernharz in Kombination mit Wacholder (Nadeln, Beeren und Holz), Fichtennadeln, Lavendel, Beifuß und Wurzel vom Waldengelwurz.
Um die Liebe zu erwecken und guten Geistern ein herzliches Willkommen zu bereiten, stelle ich gerne Mischungen mit Rose und Rosmarin her. Die getrockneten und zerkleinerten Kräuter besprühe ich mit Honigmet und trockne sie dann erneut auf dem Ofen (für das gewisse Etwas ☺ ein bislang gehütetes Geheimnis)

# Naturrituale

## Ein Weihnachtsbaum für die Tiere

In diesen geweihten Nächten holen viele von uns sich den Weihnachtsbaum ins Haus, der, als immergrüner Lebensbaum das Licht durch die dunkle Zeit trägt.

Und unter den Baum legen wir all unsere Geschenke. Weihnachten ist eine Zeit des Schenkens, eine Zeit, uns der Verbundenheit mit unseren Lieben zu erinnern. Doch endet diese Verbundenheit bei unserer menschlichen Verwandtschaft? Und was sind unsere Geschenke, die wir dem Leben geben, die wir zu den Wurzeln des Weltenbaumes niederlegen? Können wir unsere Verbundenheit mit dem Baum, mit den Bäumen fühlen, die uns unser Leben, die Luft, die wir atmen, schenken? Wie könnten wir uns dann einen Gift bespritzten Baum, der in einer monokulturellen Plantage ein unwürdiges Dasein fristete, in unsere Häuser holen?

Und können wir unsere Verbundenheit mit den Tieren fühlen, unsere Geschwister, die uns vor allem lehren, ganz im Hier und Jetzt zu sein? Viele von ihnen finden leider nicht genügend Nahrung, da wir Menschen so sehr in die natürlichen Kreisläufe eingreifen.

Ein schönes kleines Ritual, uns unserer Verbundenheit bewusst zu sein und von Herzen zu schenken; Bäume zu ehren und die Tiere zu nähren, ist, einen Weihnachtsbaum für die Tiere zu schmücken.

Dazu brauchst du eine biologisch abbaubare Schnur (z.B. Wolle), ein Messer / Schere und als Schmuck z.B. Äpfel (in Stücke oder Scheiben geschnitten), Nüsse, Meisenknödel (bitte ohne Plastiknetz!) oder was dir noch so einfällt. Wenn du magst, nimm auch noch ein wenig Räucherwerk mit.

Lass dich dann rufen von einem Baum … im Wald, vielleicht auch in deinem Garten … und mache dir bewusst, dass dieser Baum dir Leben schenkt, wie sehr ihr ganz konkret miteinander verbunden seid. Wenn du dies fühlen kannst, danke dem Baum, dass er hier und jetzt für den Weltenbaum steht, der alle Wesen nährt. Schmücke den Baum dann mit den mitgebrachten Nahrungsmitteln für die Tiere. Durch die Apfelstückchen kannst du zum Aufhängen eine Schnur ziehen, die Meisenknödel und Nüsse mit Schnur so einbinden, dass sie gehalten sind, die Tiere aber noch einen Zugang finden. Wenn du magst, entzünde ein Räucherwerk, betrachte den Baum, danke dem Leben und mach dir ein Bild davon, wie die Welt aussähe, wenn wir nicht nur an die Erfüllung unserer eigenen Wünsche denken würden, sondern aus der Fülle des Seins schöpfen und unser Licht, unsere Liebe und unsere Nahrung mit allen und allem teilen würden.

## Baum-Meditation

### Fichte

Ein Baum, der nun wirklich zur Begegnung ruft, ist die Fichte, die sich in so vielen unserer weihe-nachtlichen Bräuchen findet.

Zugleich gibt es in unseren heimischen, als Wälder bezeichneten Holzplantagen wohl kaum einen Baum, der mehr durch menschliche Profitgier entwürdigt und vergewaltigt wurde als die schnell wachsende und anspruchslose Fichte. Aktuell geht es den Fichten hier in unserer Region extrem schlecht. Drei Dürrejahre in Folge unter den absolut nicht „artgerechten" Bedingungen haben dazu geführt, dass sie sich gegen den Borkenkäfer nicht mehr zur Wehr setzen und genügend Harz zu dessen Abwehr produzieren können. Viele Fichten sterben und die, die noch gesund sind, werden ebenfalls im großen Stil gefällt.

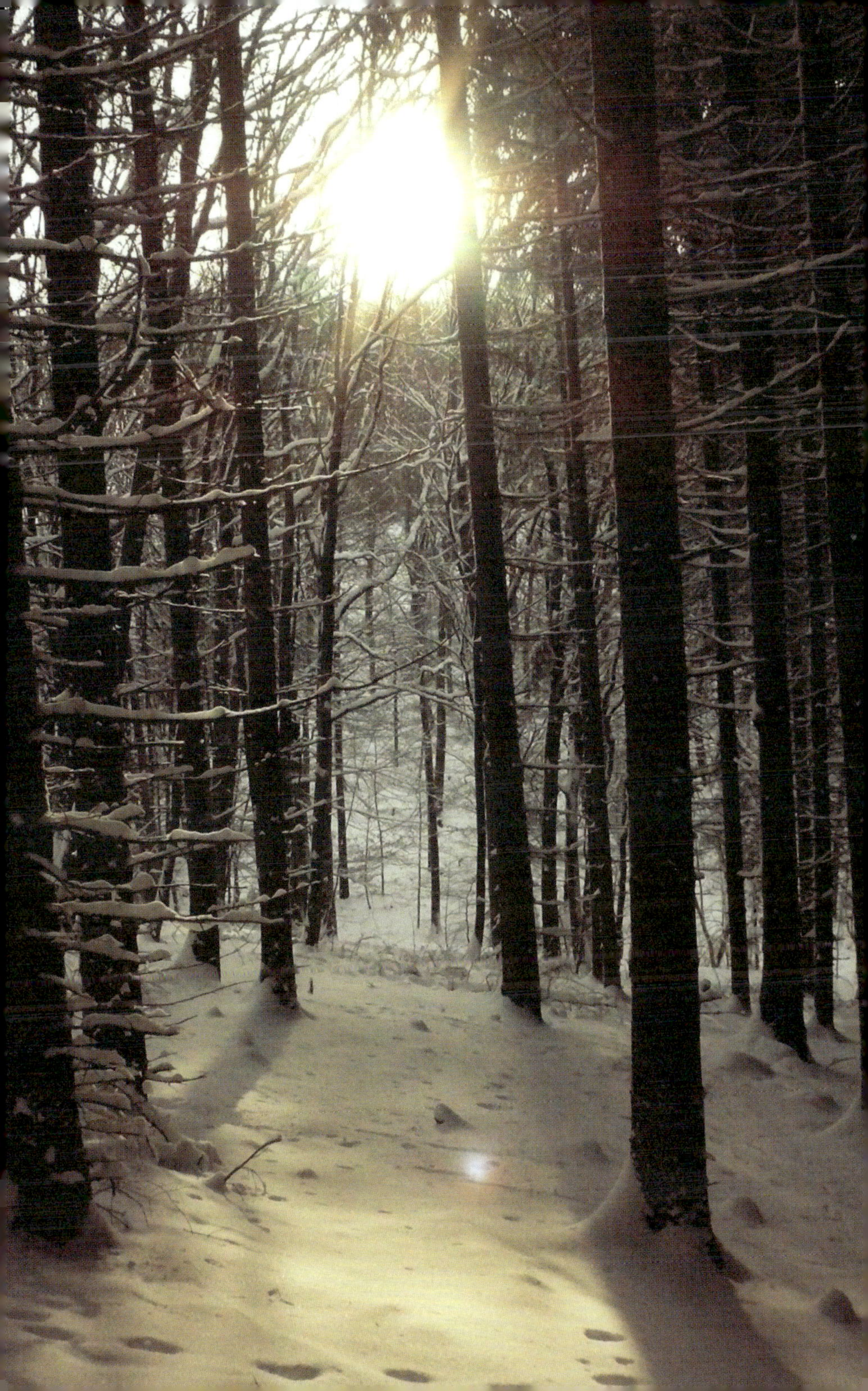

Wenngleich mich das schmerzt mitanzusehen und ich manchmal das Gefühl habe, es würde in meinen eigenen Knochen knacken, wenn ich wieder einen Baum fallen höre, so habe ich zugleich das Empfinden, dass es so richtig ist: Die Natur lässt sich auf Dauer nicht vergewaltigen und ausbeuten. Wie können wir Menschen so dumm sein, zu glauben, wir könnten uns hier alles so zusammen basteln, wie wir uns das aus unseren wirklich niederen Motiven heraus vorstellen – ohne auch nur annähernd in Fühlung zu gehen mit der mehr-als-menschlichen Welt? Wenn du einer Fichte in Regionen begegnest, in denen sie sich wirklich zu Hause fühlt, vornehmlich im Mittelgebirge, dann wirst du einem imposanten Baumwesen begegnen, das von Wind und Wetter zerzaust, eine unglaubliche Kraft und Stärke, sowie einen sehr eigenen Charakter entwickelt hat und sehr alt werden kann. Der älteste Baum der Erde steht in Schweden und ist eine Fichte. Mütterlich behütend breitet die Fichte ihre Zweige aus und bietet dir Schutz an, vor Wind und Wetter und, wer weiß, vor was noch ... Doch natürlich brauchst du nicht in die Berge zu reisen, um dem Wesen der Fichte zu begegnen. Vielleicht ist es sogar noch schöner und für das Große Ganze ein größeres Geschenk, das Wesen der Fichte in einer der von Menschen gepflanzten Baumplantage zu ehren.

Und solltest du dir eine Fichte oder einen ihrer Verwandten als Weihnachtsbaum in die Stube geholt haben, hast du einen Grund mehr, sie zu ehren, ihr zu danken und um Verzeihung zu bitten, was wir Menschen ihr angetan haben (nicht, dass der Baum das bräuchte; das ist wohl eher für das Bewusstsein von uns Menschen wichtig – denn erstaunlicherweise klagen uns die Bäume nicht an, sondern folgen weiter ihrer Bestimmung – zu wachsen und zu gedeihen.)

Welche Fichte du dir nun für deine Meditation wählst, ist dir überlassen. Nähere dich nun langsam diesem Baum und trete ein in sein Energiefeld. Fühle den Stamm, rieche, kaue vielleicht eine ihrer Nadeln oder auch ein wenig Harz. Wo in deinem Körper fühlst du eine Resonanz? Welche Gedanken, welche Gefühle tauchen auf? Solltest du draußen sein und sollten die Außentemperaturen dies zulassen, such dir einen schönen Platz unter den ausladenden Ästen der Fichte oder auch an ihrem Stamm, nimm ganz bewusst deinen Körper wahr, deinen Atem … sei im Versuch, wirklich nichts zu erwarten, sondern einfach jetzt hier zu sein.
Wann immer dir danach ist, kehre langsam zurück …
Vielleicht hast du ein kleines Geschenk für die Fichte mitgebracht, welches du nun hier ablegen möchtest, vielleicht hast du ein Lied für sie oder auch eine Geste.
Und vielleicht möchte sie dir auch etwas schenken …

Dort, wo die Fichte Verletzungen erfahren hat, wird sie versuchen, ihre Wunden mit Harz zu verschließen. Dieses Harz ist nicht nur für sie selbst von großer Heilkraft, sondern auch für uns. Die Fichte zeigt mir, dass aus den größten Verletzungen mitunter auch die größten Heilkräfte erwachsen können … Von dem Harz können wir vorsichtig etwas sammeln, selbstverständlich darauf achtend, dass wir auf keinen Fall die Baumwunde wieder öffnen. Etwa dreijähriges Harz, welches mitunter in kleinen, festen Tröpfchen am Stamm hängt und dort leicht abgesammelt werden kann, eignet sich wunderbar als Grundlage für reinigende, die Raumluft desinfizierende Räuchermischungen (s.o.). Das frischere Harz verwende ich zur Herstellung einer antimikrobiell wirksamen Salbe, die vor allem in der Behandlung von Wunden und Verbrennungen schon so manches Wunder vollbracht hat. Bestimmt eignet sie sich auch hervorragend für den energetischen Schutz.

*Als ich einmal mit einer Freundin, die manchmal etwas durchlässig bzw. dünnhäutig ist und sich dann vor allem in der Stadt von all den Eindrücken überrollt fühlt, Fichtenharzsalbe herstellte, rieben wir hinterher unsere Körper mit den Resten aus den Töpfen, Sieben und Gießgefäßen ein, und fühlten begeistert, wie uns die balsamische Kraft der Fichte umfing. Beide fühlten wir uns eingehüllt in mütterliche, zeit- und bedingungslose Wärme, sehr tief geerdet und angebunden. Begeistert rief meine Freundin aus, dass sie dieses „Waldparfüm" unbedingt bräuchte, wenn sie in der Stadt unterwegs sei, um die Bodenhaftung und die Anbindung zur Erde nicht zu verlieren.*

Nun, wer braucht diese Qualität nicht in dieser ver-rückten Zeit? Sollte es dir schwer fallen, in diesen wunderbar langen Nächten in die Stille zu finden oder solltest du dich vom allgemeinen Konsumrausch anstecken lassen … wage einen Versuch mit diesem Waldparfüm – es hilft gegen jede Ansteckung ☺
Weiterhin wirkt die Salbe gegen Bakterien, Viren und Pilze und damit anti-entzündlich; sie fördert die Wundheilung und die (schmerzfreie!) Heilung von Verbrennungen.

**Rezept:**

- 50 g Olivenöl kbA
- 10 g Bienenwachs
- 15 g Fichtenharz
- Liebe

Das Öl wird in einem Topf (mit Liebe) erwärmt und das Harz darin geschmolzen. Parallel schmelze ich das Wachs im Wasserbad. Die Öl-Harz-Mischung gieße ich nun durch einen feines Sieb (eventuell mit einem Baumwolltuch auskleiden), rühre das flüssige Wachs unter und gieße die Mischung in Salbentöpfchen.
Eventuell kannst du einen Tropftest machen, d.h. einen Tropfen der warmen Mischung auf eine kühle Oberfläche geben, wo er schnell erkaltet und du siehst, ob dir die Konsistenz der Salbe zusagt. Soll sie etwas flüssiger sein, nimm mehr Öl, soll sie fester sein, mehr Wachs.

## Waldyoga-Praxis

Nun ruft uns eine Praxis, die uns erdet und Heimat finden lässt in uns selbst. Es ist die Kraft der Erde und unsere Verwurzelung darin, die unseren Körper seine Aufrichtung schenkt. Ohne die Erdanziehung wäre diese Aufrichtung gar nicht möglich!
Dabei ist eine Yoga-Praxis gefragt, die uns weniger in die „Erdenschwere“ und Lethargie führt, sondern mehr in die Kraft, die die Erde uns schenkt, indem sie uns trägt und nährt, eine Praxis, die die Energie in Mooladhara Chakra aktiviert. Es ist die Wurzel der Kraft in deinem Körper, die dich nährt und aufrichtet.
Wenn die Verbindung mit unseren Wurzeln da ist und die Erdenkraft unseren Körper aufrichtet, ergreift sie schließlich unser Herz (Anahata Chakra). Ein geöffnetes Herz ist ein mitfühlendes Herz, das sich für „alles und jeden“ und vor allem auch für die mehr-als-menschliche Welt öffnen kann. Das Herz fühlt sich nun warm und weich an und öffnet uns für eine gefühlvolle Yogapraxis.
Nun kann die Kraft weiter aufsteigen. Im Kopf fühlt sie sich klar und frisch an. Wir erleben dies als Präsenz und kreatives Potential im Ajna Chakra. Über die Krone (Sahasra Chakra) sind wir in Verbundenheit

mit dem gesamten Universum. Aufrichten, ausdehnen und wieder sinken lassen und erden. In diesem Wechselspiel erleben wir die Kraft des Augenblicks, alles fließt. Kannst du das spüren?
Wie die Fichte stehen wir nun da, klar und aufrecht. Wir sind Mittler zwischen Erde und Himmel, zwischen Himmel und Erde, wir sind ganz in unserer Mitte.

## Waldyoga-Stunde zur Wintersonnenwende

### 15. Berghaltung (Tadasana)

Lass dich rufen von einem Ort im Wald, der in deinem Empfinden die Tiefe der Erde mit der Weite des Himmels verbindet, vielleicht ist es eine Anhöhe. Gib dir einen Moment, hier anzukommen, dich umzuschauen und komme in die Berghaltung. Die Füße stehen ungefähr hüftbreit auseinander oder, wenn du dann sicher stehst, zusammen. Deine Knie sind flexibel, nicht durchgedrückt; die Oberschenkel aktiv, so dass du die Kniescheiben leicht nach oben ziehst. Das Steißbein senkt sich leicht Richtung Erde, so dass das Becken etwas nach vorne gekippt ist und du nicht im Hohlkreuz stehst. Ziehe deine Schultern einatmend zu den Ohren, rolle sie nach hinten und lass sie ausatmend los, so dass deine Brust weit und offen ist. Ziehe dein Kinn ganz leicht Richtung Brustbein. Schließe sanft deine Augen und erlaube dir, ganz bewusst anzukommen in deinem Körper. Wenn du magst, wiege dich ganz sanft vor und zurück und zu den Seiten, so dass du herausfindest, wann du dich wirklich „in der Mitte" fühlst.
Fühle nun den Kontakt deiner Fußsohlen mit der Erde. Nimm wahr, wie du hier innig verbunden bist, verwurzelt in der Erde, die dich trägt und nährt. Fühle, wie dich die Kraft aus der Erde mit der Einatmung aufrichtet. Ausatmend lässt du los ohne zusammen zu sinken. Die Erde

zieht dich an mit ihrer Schwerkraft und genau diese Schwerkraft ist es, die dir in einer Weise deine Aufrichtung und Stabilität in dieser Haltung schenkt.
Lenke nun deine Aufmerksamkeit hin zu deinem Atem, der ganz natürlich fließt. Nimm die Bewegung deines Atems in deinem Nabel wahr, die ganz natürliche Bewegung.
Nachdem du eine Weile deinen Atem und die Bewegung deines Nabels beobachtet hast, greife die Bewegung auf und intensiviere deine Atmung: Wenn du – lang und tief – ausatmest, ziehe deinen Nabel kräftig Richtung Wirbelsäule, einatmend lasse die Kontraktion wieder los. Bewege und atme langsam, doch intensiv und schenke diesem Prozess für ein paar Minuten deine ganze Aufmerksamkeit.

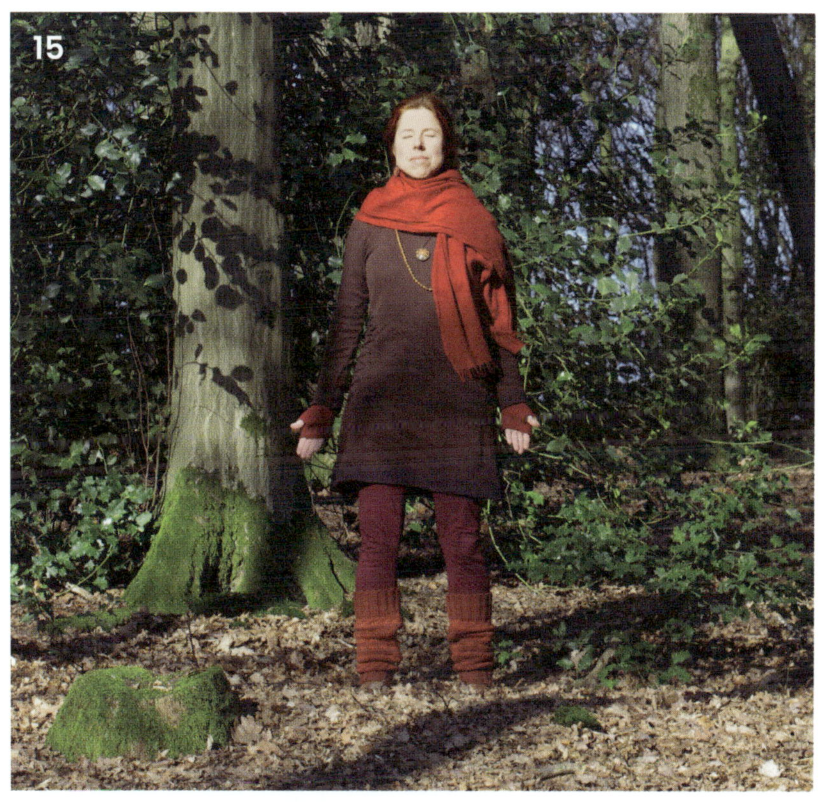

## 16. Wurzelkraft

Öffne nun deine Beine ungefähr schulterbeit. Ausatmend beuge deine Knie leicht, neige deinen Oberkörper etwas nach vorne und stütze dich oberhalb deiner Knie auf den Oberschenkeln ab; die Finger zeigen nach innen, die Daumen nach außen. In dieser Position beobachte wieder die natürliche Atmung und die Bewegung deines Nabels. Fühle, wie einatmend der Bauch nun ganz entspannt hängen darf. Kannst du dir das erlauben, deinem Bauch wirklich loszulassen? Oder bist du so konditioniert, deinen Bauch immer etwas einzuziehen?[13] Nimm es wahr, wie es ist. Nun vertiefe erneut deinen Atem. Für einen verlängerten vertieften Atem spanne deine Stimmritzen ganz sanft an (wie beim Flüstern), so dass ein leichtes (!) Atemgeräusch hörbar ist (Ujaji-Atmung). Ausatmend ziehe nun erneut kräftig deinen Nabel Richtung Wirbelsäule, einatmend lass den Bauch vollkommen los. Atme eine Weile (ca. 10 Atemzüge) so. Vielleicht kannst du beobachten, dass in der Tiefe in deinem Becken ganz von alleine eine kleine Kontraktion entsteht, wenn du deinen Nabel zur Wirbelsäule ziehst. Wenn du deine Praxis (und deine Wurzeln in der Erde) noch ein wenig vertiefen möchtest, greife diese natürliche Bewegung in deinem Becken auf und ziehe ausatmend auch denen Beckenboden nach innen oben. Einatmend lass Nabel und Beckenboden wieder los. Nach weiteren 10 Atemzügen richte dich einatmend wieder auf; komme zurück in die Berghaltung.

## 17. Die Biegsamkeit der Weide

In der Berghaltung sei dir deiner Wirbelsäule bewusst: Sie verleiht dir deine Aufrichtung und gibt dir gerade durch ihre enorme Biegsamkeit Stabilität. Sei dir der feinen Ströme im Inneren deiner Wirbelsäule, im Wirbelkanal gewahr. Einatmend mach nun ein Hohlkreuz; strecke deinen Po etwas hinaus und lehne den Oberkörper zurück.

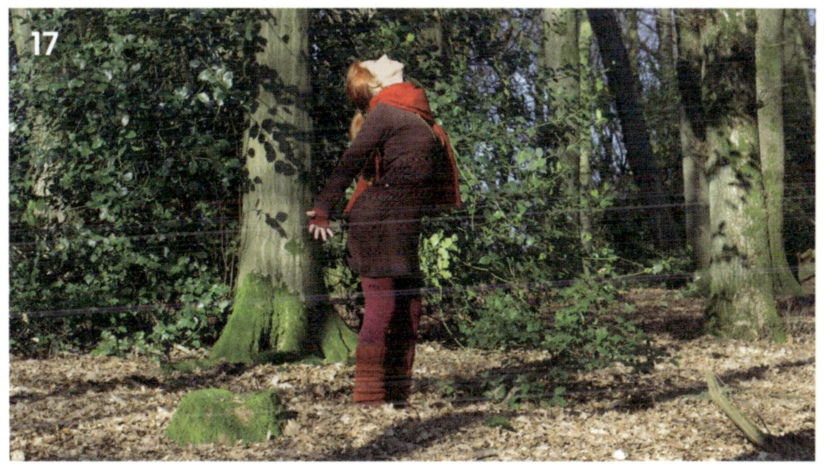


Hebe leicht deinen Blick. Ausatmend mache den Rücken rund, senke den Blick leicht. Fahre so fort mit deinem Atem, werde ruhig etwas dynamischer, wenn du gut in die Bewegung und die Koordination von Atmung und Bewegung hinein gefunden hast. Wenn du magst, begleite die Bewegung deiner Wirbelsäule mit einer Armbewegung: Öffne die Schultern und die Arme, wenn du einatmest, dreh die Arme leicht nach innen, wenn du ausatmest. Fahre so fort für ca. eine Minute; spüre dann nach.

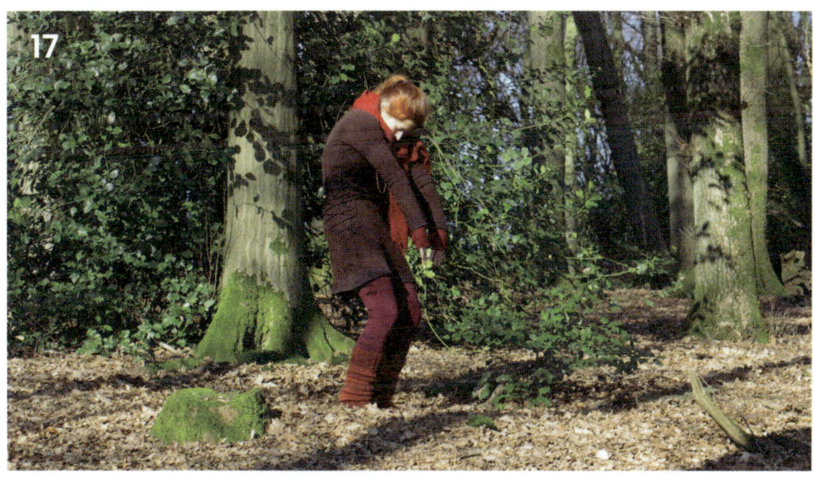

## 18. Biegsame Wurzeln

Komme wieder in die Ausgangsposition von 16:
Öffne deine Beine ungefähr schulterbeit. Ausatmend beuge deine Knie leicht, neige deinen Oberkörper etwas nach vorne und stütze dich oberhalb deiner Knie auf den Oberschenkeln ab; die Finger zeigen nach innen, die Daumen nach außen.
Beginne nun in dieser Haltung mit der unter 17 beschriebenen Bewegung: Wenn du einatmest, strecke deinen Po raus, mache ein Hohlkreuz und wende deinen Blick nach oben; wenn du ausatmest, mache deinen Rücken rund. Fahre so fort in deinem Atemrhythmus – für ca. eine Minute. Richte dich dann wieder auf und spüre nach.

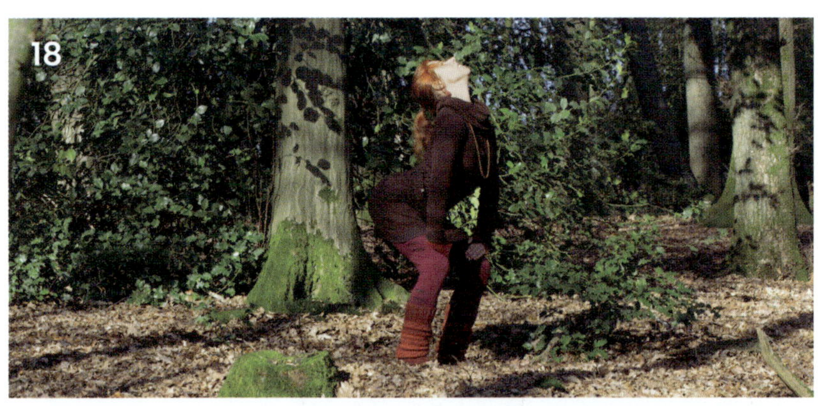


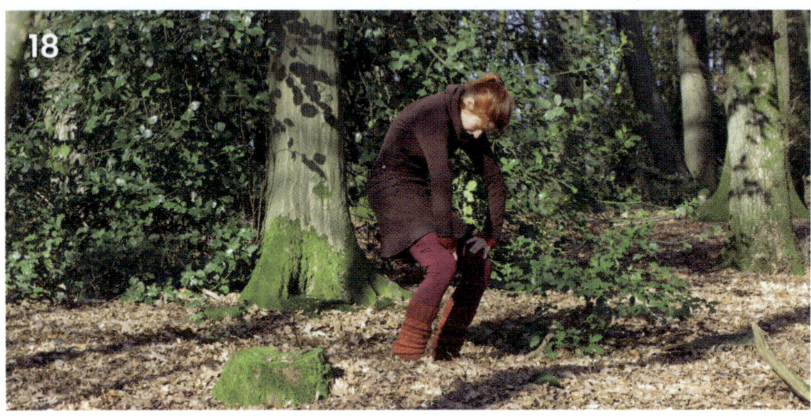

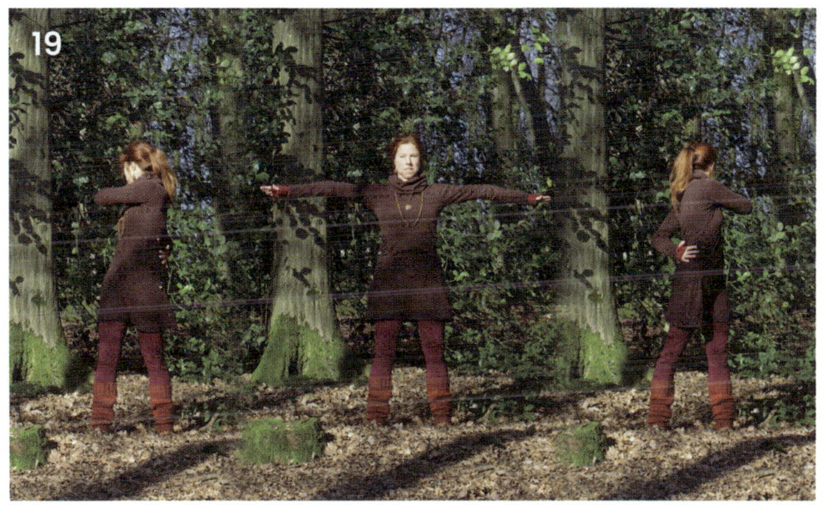


### 19. Drehung um dein Zentrum (Kati Chakrasana)

Die Füße schulterbreit auseinander, hebe einatmend die Arme auf Schulterhöhe. Ausatmend drehe deinen Oberkörper zur rechten Seite; lege dabei deine linke Hand auf deine rechte Schulter, die rechte Hand geht hinter den Rücken an die linke Taille; deine Blickrichtung geht über die rechte Schulter. Einatmend komme wieder zur Mitte, ausatmend drehe dich zur linken Seite. Fahre so fort in deinem Atemrhythmus; ca. fünfzehn Male zu jeder Seite. Spüre nach.

### 20. Dynamische Verneigung (Utthita Lolasana)

Stehe aufrecht, die Füße nach wie vor schulterbreit auseinander. Die Beine sind gestreckt, doch nicht überstreckt. Einatmend hebe die Arme über den Kopf, die Ellenbogen sind gestreckt, die Handgelenke locker gebeugt. Ausatmend schwinge aus dem Becken heraus deinen Oberkörper nach vorne unten. Schwinge zwischen deinen Beinen fünfmal mit dynamischer Atmung vor und zurück und richte dich einatmend wieder auf. Wiederhole dies ca. zehnmal. Spüre nach im Aufrechten Stand.

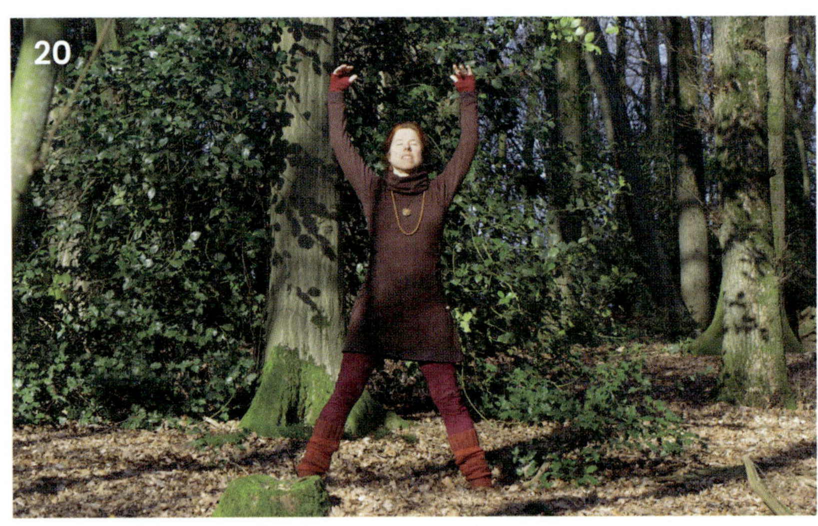


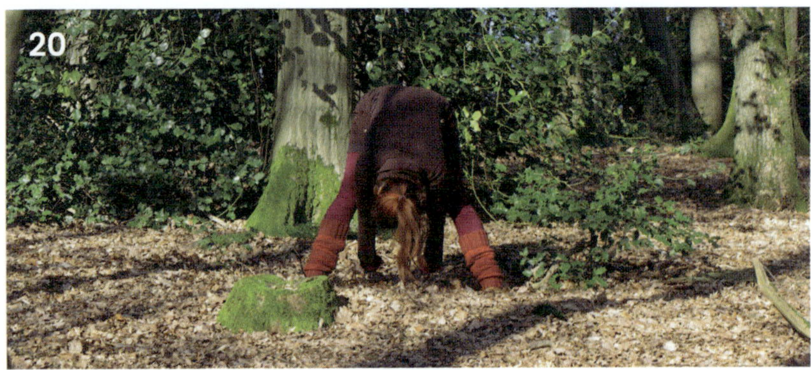

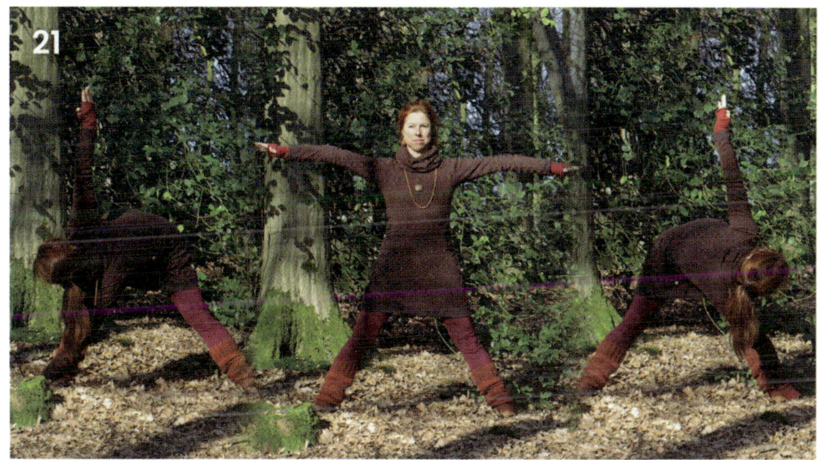


### 21. Verneigung mit Drehung (Variante von Trikonasana)

Stehe aufrecht und öffne deine Beine zu einer Grätsche. Einatmend hebe deine Arme seitlich gestreckt, bis sie parallel zur Erde sind. Ausatmend beuge dich aus der Hüfte heraus nach vorne, bis der Oberkörper und die ausgestreckten Arme parallel zur Erde sind (in einem rechten Winkel zu den Beinen). Halte diese Position für ein paar Atemzüge. Drehe dann mit der Ausatmung deinen Oberkörper nach rechts, bringe den linken Handrücken an die Außenseite des rechten Fußgelenks / Beines. Der rechte Arm schwingt nach oben Richtung Baumkronen, dein Blick folgt der rechten Hand. Einatmend komme wieder zur Mitte (Oberkörper parallel), ausatmend zur linken Seite, die rechte Hand am linken Bein, der linke Arm nach oben. Fahre so fort mit einem intensiven, dynamischen Atemrhythmus, ca. zehnmal zu jeder Seite. Halte dann die Position an einer Seite für ca. fünf lange tiefe Atemzüge, dann komme zur anderen Seite und halte für ca. fünf lange, tiefe Atemzüge. Anschließend komme zur Mitte und lasse den Oberkörper einfach hängen, so lange dies angenehm ist. Richte dann den Oberkörper wieder auf, bringe deine Füße zusammen und spüre nach in der Berghaltung. Fühle deine vibrierende Lebendigkeit; fühle, wie das Prana den Winterblues aus deinen Zellen vertreibt.

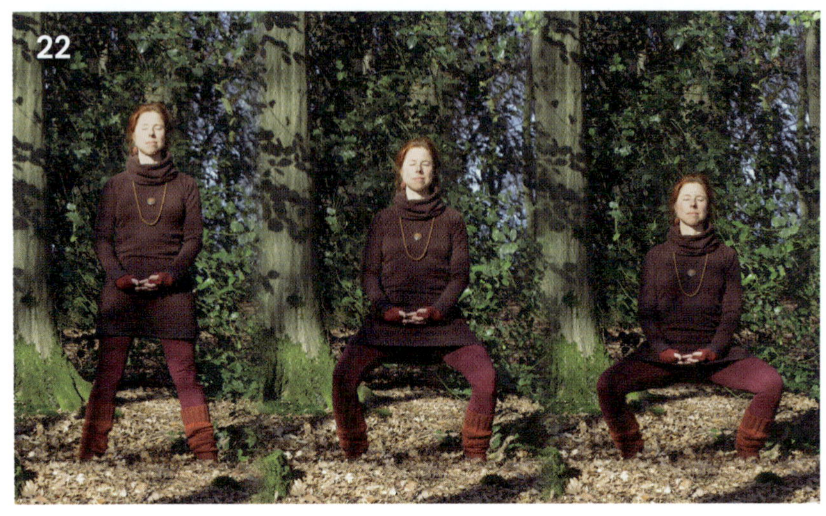


## 22. Abtauchen und Auftauchen (Utthanasana)

Die Füße wieder schulterbreit auseinander drehe die Zehen ca. 45° nach außen. Lasse die Arme locker nach vorne hängen und verschränke die Hände vor deinem Unterleib (die Handinnenflächen zeigen nach oben). Atme tief ein und senke mit der Ausatmung dein Becken ungefähr 20 cm in die Kniebeuge; der Oberkörper bleibt aufrecht. Halte diese Position für ein paar Atemzüge und richte dich dann wieder auf. Wiederhole die Übung und komme dieses Mal etwas tiefer, halte die Position und komme wieder zurück in den Stand. Komme mit jeder Wiederholung ein wenig tiefer.

## 23. Die Erdkröte (Malasana)

Aus der vorherigen Übung heraus lasse nun dein Becken Richtung Erde sinken, komme in die Hocke und bringe deine Hände vor der Brust in die Gebetshaltung (Anjali Mudra). Die Fußsohlen sind vollständig auf der Erde (Wenn die das nicht möglich ist, kannst du z.B. Äste unter deine Fersen legen); die Knie sind weit geöffnet, und die

Ellenbogen drücken von innen gegen die Knie. Dein Kopf ist aufrecht. Fühle, dass du der Erde sehr nah bist, beide Fußsohlen fest mit der Erde verbunden, auch über dein Becken energetisch mit der Erde verbunden, die Hände vor deinem Herzen. Wenn du Kontakt zu deiner Dankbarkeit an Mutter Erde hast, meditiere nun in dieser Erdverbundenheit, in dieser Dankbarkeit, so lange du magst und du bequem in dein Asana eintauchen kannst.

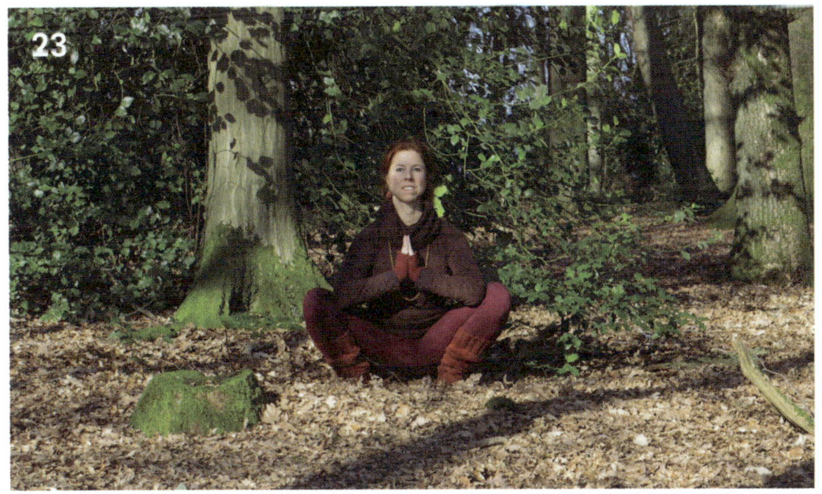

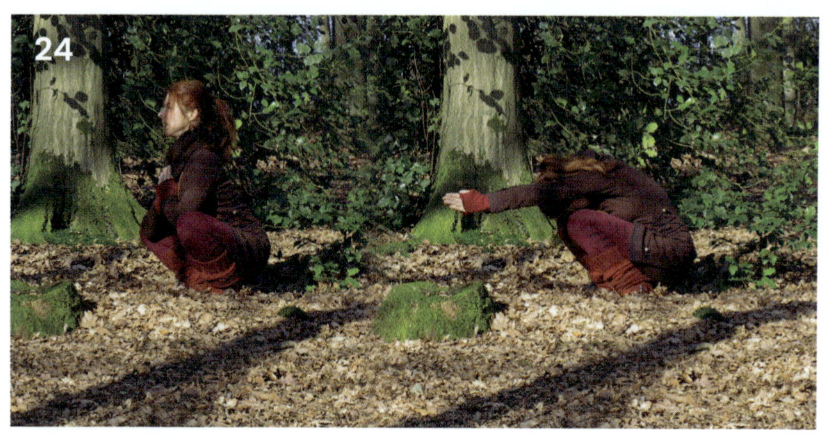


24. Der Gruß der Erdkröte (Namaskara)

Atme in der oben beschriebenen Hockstellung tief ein. Ausatmend strecke nun die Arme waagerecht nach vorne, senke den Kopf und mach den Rücken rund; die Knie kommen etwas zueinander. Einatmend bringe die Hände wieder vor der Brust zusammen, richte den Oberkörper und den Kopf auf und öffne deine Knie wieder; die Ellenbogen von innen gegen die Knie. Fahre so fort in deinem Atemrhythmus und grüße mit jedem einzelnen Atemzug die Wesen des Waldes (du kannst ganz spontan kommen lassen, wen du als nächstes grüßt und dir auf diese Weise all diese Wesen vergegenwärtigen, die gemeinsam den Wald als Wald ausmachen. – Vergiss auch dich selber nicht zu grüßen).
Wenn du alle Wesen des Waldes gegrüßt hast (dann bist du wahrscheinlich alt und grau geworden, denn es sind so viele … Wenn du also für heute so viele Wesen gegrüßt hast, wie du magst), halte für ein paar Atemzüge inne mit den Händen vor der Brust in Anjali-Mudra. Richte dich dann einatmend wieder auf, komme in die Berghaltung und spüre nach.

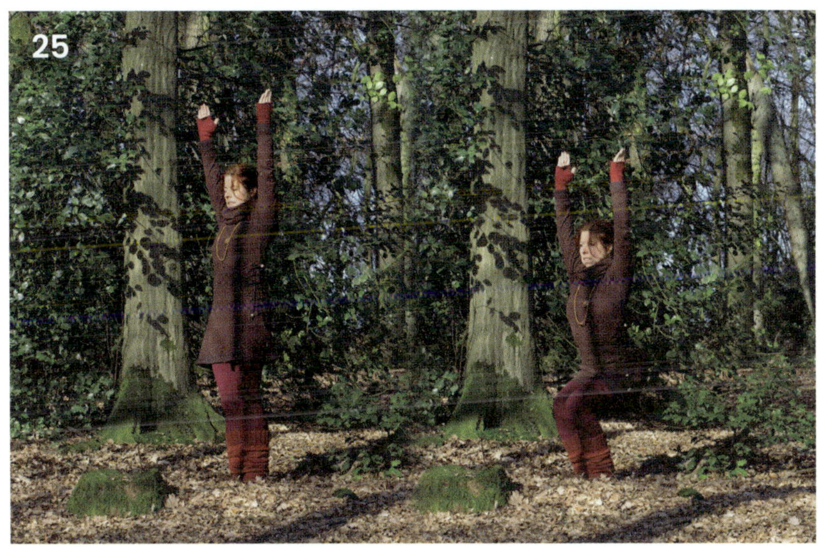


25. Der Stuhl des Waldschrates (Utkatasana)

Einatmend bringe nun die Arme nach oben und setze dich ausatmend auf einen unsichtbaren Stuhl, den ein Waldschrat dir hier hingestellt hat. Die Arme bleiben nach oben gestreckt. Achte darauf, dass dein Oberkörper möglichst aufrecht ist und du deine Zehen noch sehen kannst (schiebe also deine Knie nicht nach vorne). Fühle beide Fußsohlen, besonders die großen Zehen, fest auf der Erde und fühle deine Kraft. Nach fünf langen tiefen Atemzügen in dieser Haltung richte dich einatmend wieder auf und spüre nach.

## 26. Strahlendes Herz (Variante von Urdhva Hastasana)

Bringe deine Hände an den unteren Rücken; die Handflächen liegen links und rechts der Wirbelsäule, die Finger zeigen nach oben. Lehne nun den Oberkörper zurück, dein Blick geht in die Weiten der Baumkronen, die Weiten des Winterhimmels. Aktiviere deine Pobacken und schiebe dein Becken ganz leicht nach vorne, lasse deinen Bauch ruhig ein wenig zittern. Fühle die Weite in deiner Brust und das Strömen in deiner Brustmitte. Wenn du magst, visualisiere ein goldenes Licht dort, das hinaus strahlt in die Welt und über ein lebendiges Netzwerk verbunden ist mit unzähligen weiteren strahlenden Lichtern.
Nach zehn Atemzügen richte dich wieder auf und spüre nach.

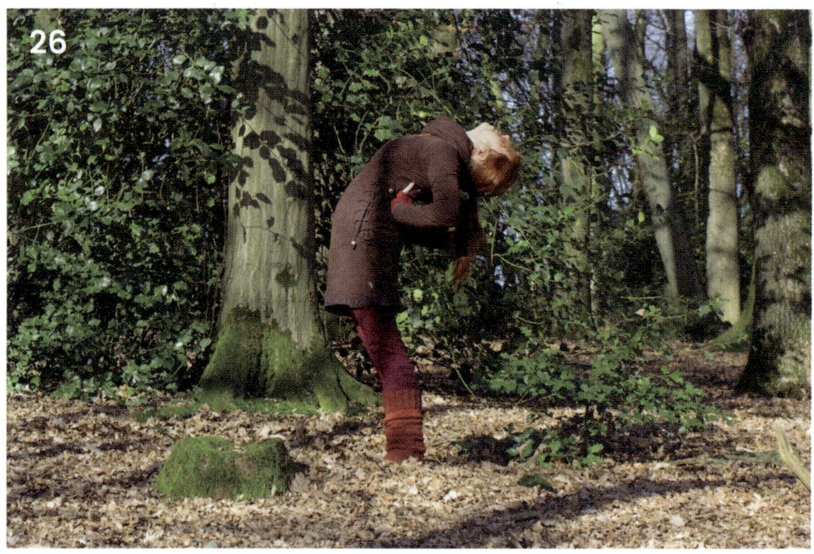

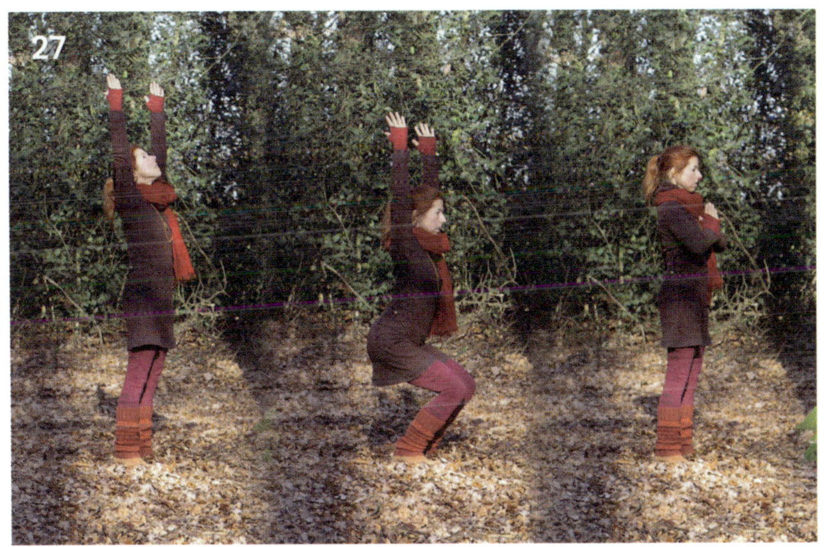


27. Krieger im Fluss

Stehe in der Berghaltung. Bringe nun einatmend deine Arme nach oben, bringe Länge in deinen Körper. Ausatmend setze dich auf den Stuhl des Waldschrates: Beuge deine Beine; achte darauf, dass du deine Zehen noch sehen kannst, halte deinen Oberkörper so aufrecht, wie möglich. Einatmend richte dich wieder auf; lege deine Handflächen vor der Brust zusammen in Anjali-Mudra. Hebe nun deinen rechten Fuß von der Erde und mache mit der Ausatmung einen großen Schritt nach hinten; drehe den hinteren Fuß 90° auf und öffne deine Hüfte zur Seite; deine Arme sind seitlich ausgestreckt und parallel zur Erde. deine Blickrichtung geht zur vorderen Hand bzw. darüber hinaus in die Weite. Das vordere Bein ist gebeugt; das Knie exakt über dem Fußgelenk ausgerichtet, der vordere Oberschenkel nahezu parallel zur Erde; das hintere Bein ist gestreckt. Der Oberkörper ist aufrecht und ebenfalls zur Seite ausgerichtet. Mit der Einatmung richte deine Hüfte, den Oberkörper und den hinteren Fuß in Richtung des vorderen Fußes aus;

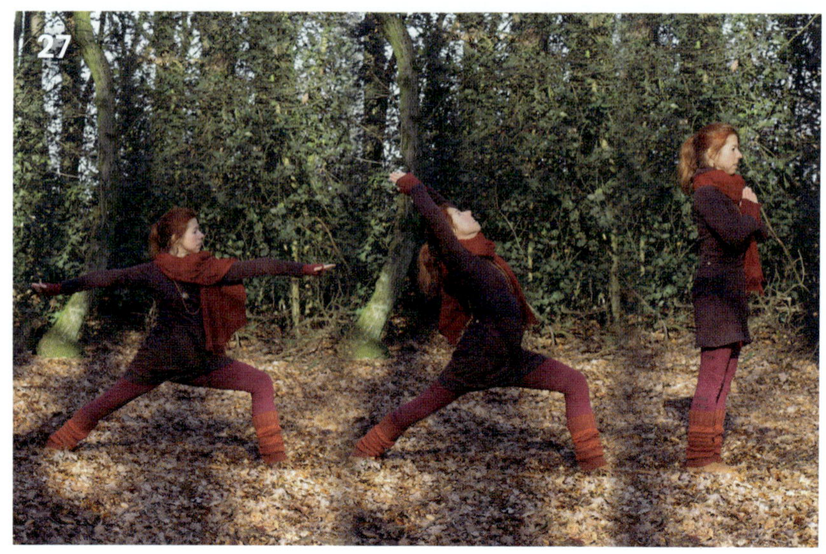


bringe die Arme nach oben; lege die Handflächen zusammen; die Oberarme nah an den Ohren und lehne dich zurück – die Brust ist weit; der Blick geht Richtung Baumkronen. Mit der Ausatmung bringe den rechten Fuß neben den linken, komme zurück in die Berghaltung. Wiederhole den Übungs-Fluss nun mit Zurücksetzen des anderen Beines. Jede Seite dreimal. Danach stehe in der Berghaltung, fühle, wie sich Atmung und Puls wieder berühren und auf die Stille des Waldes ein schwingen.

### 28. Hüter*in des Waldes (Virabhadrasana 2)

Erneut mache einen großen Schritt nach hinten, drehe den hinteren Fuß 90° auf und öffne deine Hüfte zur Seite; deine Arme sind seitlich ausgestreckt und parallel zur Erde; deine Blickrichtung geht zur vorderen Hand bzw. darüber hinaus in die Weite. Das vordere Bein ist gebeugt; das Knie exakt über dem Fußgelenk ausgerichtet, der vordere Oberschenkel nahezu parallel zur Erde; das hintere Bein ist gestreckt.

Der Oberkörper ist aufrecht und zur Seite ausgerichtet. Fühle deine Kraft, deine Klarheit und Anmut in dieser Haltung, fühle die Kraft deines Augenblickes. Bist du bereit, dich mit jeder Faser deines Seins für das Leben, für die Liebe einzusetzen?
Halte die Position für fünf bis zehn lange, tiefe Atemzüge und spüre dann nach, fühle, wie du lebendig verbunden bist mit dem winterlichen Wald. Je nach Witterung gib dir ein paar Minuten, in einer bequemen Haltung in die Tiefe des Seins einzutauchen.

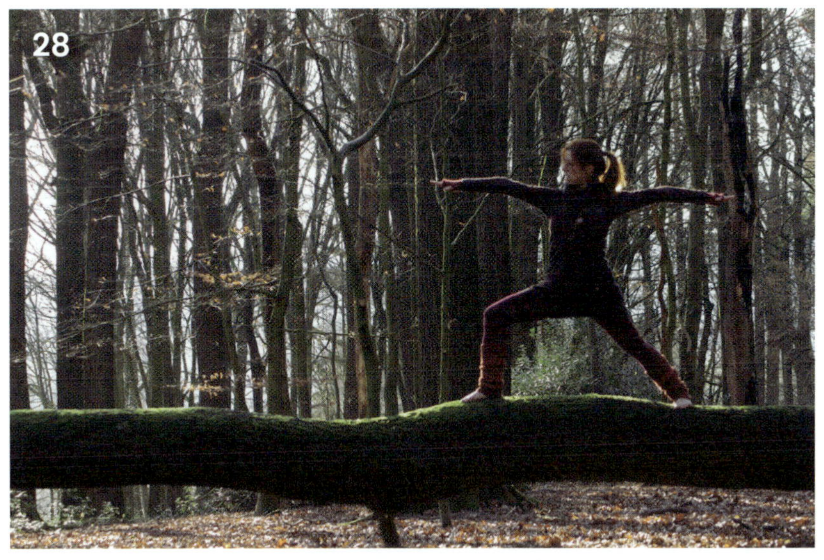

# Imbolc ☽

*Wie in den letzten Jahren auch, hat es im Rheinland kaum Schnee gegeben in diesem Winter – der Schlitten hängt ungenutzt in der Garage an der Wand und erinnert an Kindertage, in denen dies anders war. Und doch scheint der Winter noch einmal so richtig ausholen zu wollen und zeigt, was er kann. Es ist ein klirrend kalter Tag, und der Geist des Waldes hat die scheinbar leblosen Pflanzen mit einem wunderschönen Schmuck aus Rauhreif bedacht. Der Himmel ist klar und gefühlt weiter als sonst. Sonnenstrahlen streicheln mein Gemüt und spüren selbst die letzten Reste düsterer Winterstimmungen auf, die sich auflösen im Licht, als wären sie nie da gewesen. Ich fühle die Weite des Himmels in meinem Brustkorb, diese erhebende Qualität und bade meine Augen im Anblick des funkelnden Pflanzenschmuckes. Ich fühle die Lebendigkeit in den Knospen, die es kaum erwarten können, sich dem Leben zu öffnen. Und ich bestaune die Haselkätzchen, die nun mutig den Farbentanz der Natur beginnen und bereits erste gelbe Pollen, Geschenke an das Leben, verströmen. Ja, fast kann ich die Göttin fühlen, die nun über das Land geht, segnet und erweckt. Und ich übe mich darin, es ihr gleichzutun.*

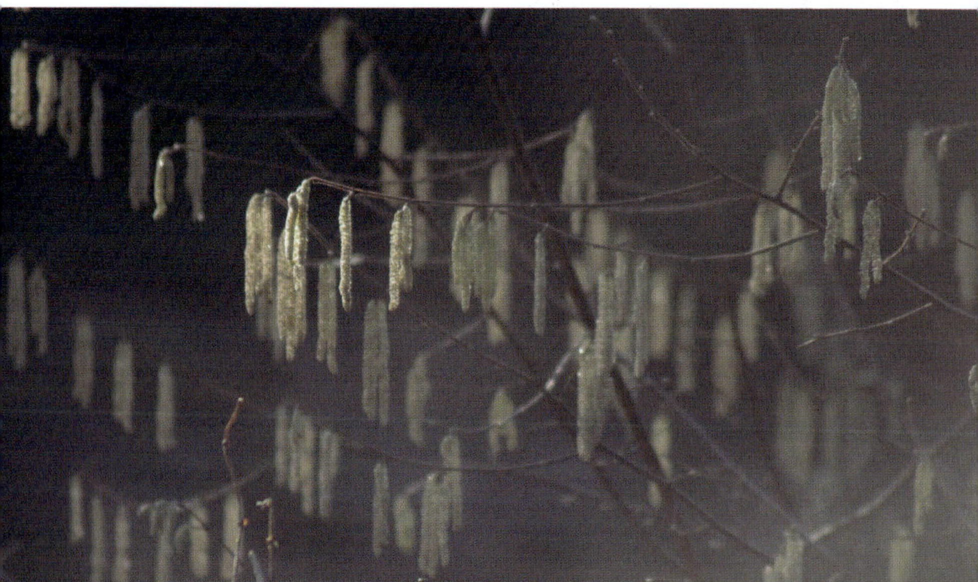

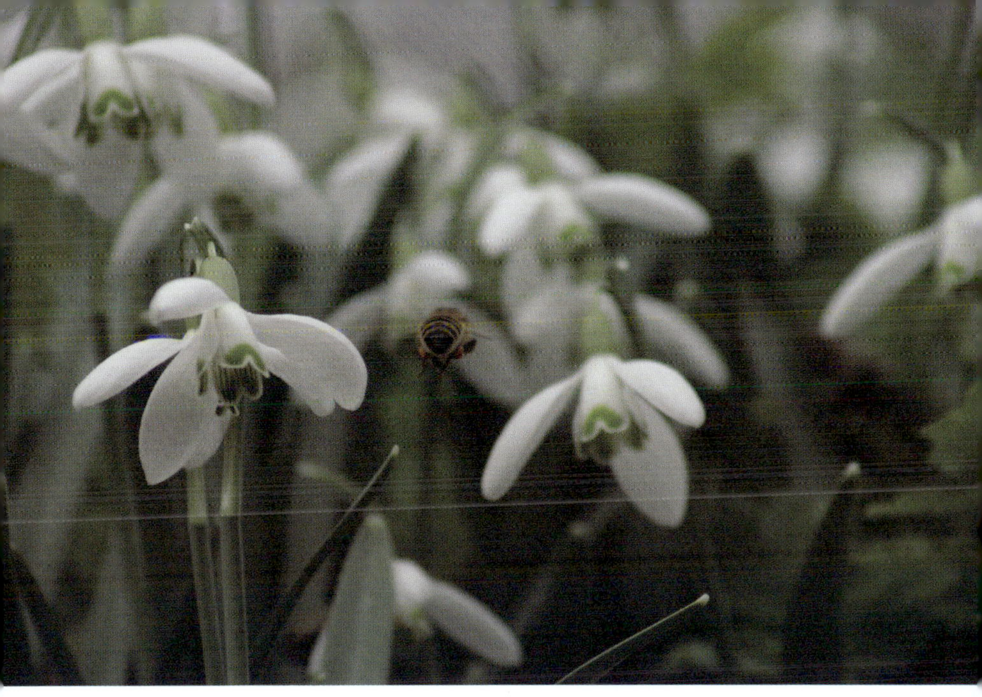

Es ist der zweite Vollmond nach der Wintersonnenwende. Noch mag es winterlich kalt sein, doch die Kräfte des Lebens haben sich, tief in der Verborgenheit der dunklen Erde erneuert.Tiere und Menschen erwachen langsam aus der Winterruhe und alles erscheint im neuen Licht der erstarkenden Sonne.

Unsere Ahn*innen nahmen wahr, dass nun die weiße Göttin, verjüngt und erneuert, gemeinsam mit Naturkräften und Elementarwesen aus den Tiefen der Erde, aus dem Hollenreich auftaucht und über das Land geht. Manchmal reitet sie auf einem Hirsch (der auch ein Symbol der Sonnengottheit ist) Hierzulande ist sie Brigit; in Indien ist sie Saraswati. Wo die Füße der jungfräulichen Göttin die noch kalte Erde berühren, da sprießen ihre Blumen, die Schneeglöckchen, gefolgt von weiteren Frühlingsboten wie den Schlüsselblumen, mit denen sie die Himmelstore aufschließt.

Sanft rüttelt sie an den Bäumen, so dass die Säfte wieder steigen. Und gerne schießt sie feurige Pfeile ab, die als Sonnenstrahlen die Erde erwärmen. Und wenn diese Pfeile unsere Herzen treffen, erwecken sie dort erste Frühlingsgefühle[14], erinnern uns an unsere Lust am Leben.

Brigit schenkt Hoffnung und Licht, auch das Licht der Inspiration, der Be-Geisterung und ist damit – wie Saraswati – auch die Göttin der Künste, der Dichter, auch Schützerin der Heiler*innen und der Heilkünste. Und diesen Schutz brauchten unsere Ahn*innen mit Sicherheit, mussten sie in der harten Winterzeit ohne Supermarkt und elektrisches Licht viele Entbehrungen hinnehmen und litten gerade jetzt sicherlich unter vielen Krankheiten.
Noch war die schwierige Zeit nicht vorbei, doch nun spitzeln bereits erste Kräuter aus der Erde und die ersten Lämmer werden geboren und verheißen, dass bald eine Zeit der Fülle anbrechen wird. Ein Grund zum Feiern. Und höchste Zeit, den Staub des Winters aus den Häusern zu entfernen, Haus und Hof, Tier und Mensch zu reinigen, die Wintergeister zu verjagen und dem Wunder des Lebens und der Liebe zu huldigen. Zeit, zusammen zukommen, ein Feuer zu entzünden und die letzten Vorräte miteinander zu teilen.[15]
Aus dem Altirischen ist für dieses Fest der Name Imbolc überliefert, welches vermutlich so viel wie „Rundum-Waschung" bedeutet. Auch im alten Rom kannte man Feste der Reinigung in dieser Jahreszeit, von denen sich auch unser heutiger Monatsname „Februar" herleitet (lat. „februare" = „waschen"). Die christliche Entsprechung „Lichtmess" bezieht sich ebenfalls auf Reinigungsriten.[16]
Tatsächlich reinigt sich unser Körper nun natürlicherweise! Jetzt lösen sich all die Schlacken, die sich im Winter angesammelt haben, erwärmt von den ersten Sonnenstrahlen wie das Eis auf der Erde und kommen ins Fließen – das zeigt sich nicht selten auch in laufenden Nasen und gehäuft auftretenden Erkältungskrankheiten in dieser

Jahreszeit. Doch wenn wir den Körper unterstützen, brauchen wir es gar nicht so weit kommen lassen. Es ist an der Zeit, hinaus zu gehen und unser Immunsystem und die Ausleitung durch viel Bewegung an der frischen Wald-Luft anzukurbeln. Fastenkuren und die Praxis von Shatkarmas, der yogischen Reinigungsverfahren, sind nun ebenfalls angezeigt. Und als Extra-Bonbon schenkt uns die Natur bald genau das, was wir brauchen: reichlich frische Grünkraft und Bitterstoffe aus dem Pflanzenreich.

Ein anderer Name für Imbolc ist Oimelc, übersetzt „Schaf-Milch“ und bezieht sich darauf, dass nun, da die ersten Lämmer geboren werden, die Schafe wieder Milch geben. Und bis heute sind Bräuche in Irland überliefert, an diesem Tag Milch zu opfern oder auch als Kultspeise zu sich zu nehmen.

Doch das Ankurbeln der Lebenssäfte bewirkt eben nicht nur, dass Gifte sich lösen. Längst hat der feurige Pfeil Brigits unsere Herzen getroffen und bringt auch die Hormone in Wallungen. Er weckt die Lust, aus der Introvertiertheit wieder nach außen zu gehen und das Leben zu feiern. In wilden Fastnachtsbräuchen werden nun endlich die Wintergeister verjagt und Fruchtbarkeit, Fülle und die Lust am Leben zelebriert. Das Wort „Fastnacht“ und ähnliche Begriffe (in Köln „Fasteloovend“) leiten sich her vom mittelhochdeutschen „vaselen“, das bedeutet „fruchten“, „gedeihen“. Es ist Zeit, die Fruchtbarkeit und Fülle in unser Leben einzuladen, unseren Fokus auf das zu richten, was in diesem Jahr an Projekten und Ideen keimen und wachsen möchte. Es ist Zeit, unser Licht zu entzünden, das Licht, das wir sind, willkommen zu heißen und die Welt strahlend zu erhellen.

### Themen zu Imbolc

Neubeginn, Initiation, Reinigung und Erneuerung, Hoffnung, neues Leben, Erwachen der Natur, Potential, der Samen beginnt zu keimen

### Fragen

- Was gibt es zu bereinigen?
- Wovon möchte ich mich reinigen?
- Was in mir möchte erweckt werden, an das Licht der Welt treten?
- Welche Projekte und Ideen wollen nun keimen?
- Lasse ich mein Licht strahlen?

### Element

Erde / Luft

### Richtung

Nord-Osten

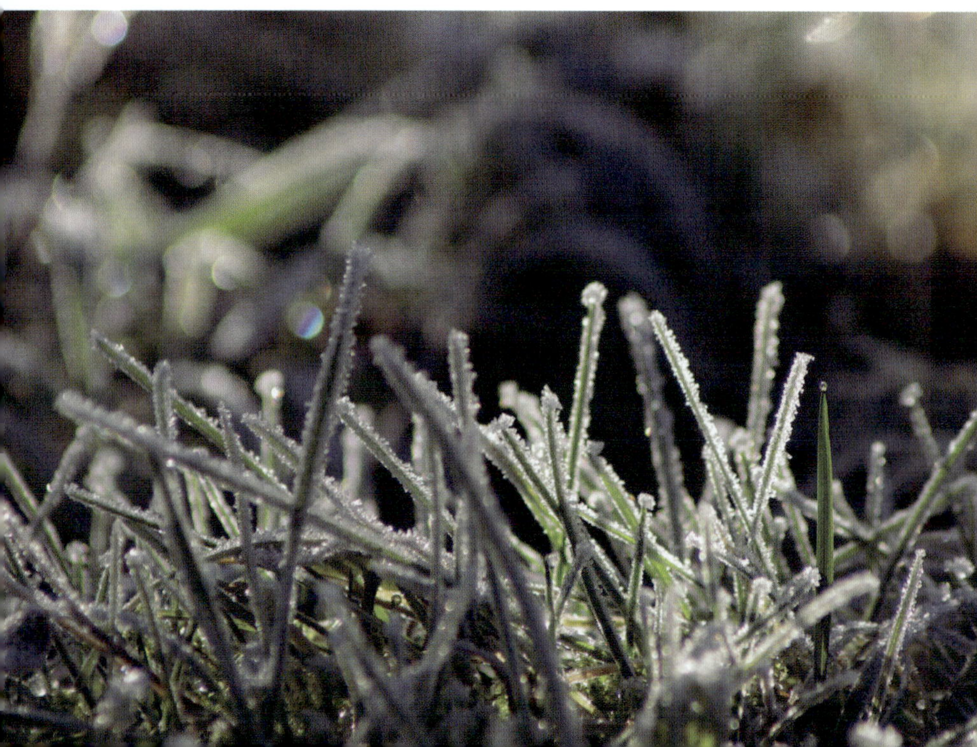

**Polarität**

lunar, Yin

## Pflanzenbräuche

Je nach Gegend ist nun die Zeit, den Acker das erste Mal in diesem Jahr zu Pflügen und auf die Aussaat vorzubereiten oder auch die Felder mit einem Licht zu umschreiten und zu segnen.
Mancherorts werden Puppen oder Kreuze aus Stroh gebastelt und zum Schutz des Hauses über die Türe gehängt oder auf dem Hausaltar aufgestellt.
Das „vaselen“ oder „quicken“ mit Hasel- oder Birkenruten schenkt Mensch und Tier die Fruchtbarkeit der Natur. (Dazu wird ein Bündel aus entsprechenden Ruten her gestellt und Menschen und Tiere sanft damit berührt.)[17]
Auch das Haus kann nun mit einem Besen aus Birkenreisig gefegt und mit reinigenden Pflanzen geräuchert werden.

## Naturritual

### Segnung und Reinigung mit Licht

Vielleicht magst du in deinem Garten ein Feuer entzünden.[18] Es kann aber auch eine Kerze sein – am besten eine aus reinem Bienenwachs.[19] Setze dich nun vor dein Feuer oder deine Kerze und schaue in die Flamme(n). Verbinde dich mit dem Licht und fühle, wie es die Welt erwärmt und heller werden lässt. Mach dir bewusst, dass es ohne dieses Licht, ohne die Sonne kein Leben gäbe. Öffne nun deine Hände, wenn du magst, strecke sie dem Feuer entgegen und nimm wahr, wie du mit deinen Handinnenflächen das Licht aufnimmst, wie dieses Licht des Feuers mit dem Licht in

deinen Handinnenflächen resoniert. Wenn sich deine Handinnenflächen ganz mit dieser lichten Kraft aufgeladen haben, führe sie um deinen Körper herum, bringe dieses Licht in dein Energiefeld.
Wieder lade deine Handinnenflächen am Feuer auf und segne das Licht in dir, indem du deine Stirn und dein energetisches Herz (in der Mitte deiner Brust) mit den Handinnenflächen berührst. Wenn du magst, lass deine Hände eine Weile auf deiner Brustmitte liegen und spüre nach.
Wenn du an einem Feuer sitzt, kannst du nun an diesem Feuer eine Kerze entzünden. Mit dieser Kerze trage nun das Lebenslicht in dein Haus. Wenn du magst, gehe durch alle Räume und segne sie mit diesem Licht. Dasselbe kannst du nun auch mit deinem Garten, deinem Grundstück machen. Oder auch mit Gegenständen, mit deinem Auto oder, visualisiert, mit deinen Projekten in diesen Jahr machen.[20]

## Baum-Meditation

### Birke

Der Baum der schönen, weißen Göttin ist die Birke – wie könnte es auch anders sein!
Mit ihrem anmutigen und lichten Wesen scheint sie wie eine Verkörperung der Göttin selbst.

Wenn es kalt ist, zieh dich warm an, geh hinaus und lass dich rufen von einer Birke. Betrachte ihre Gestalt zunächst von Weitem. Kannst du über die Betrachtung ihrer Form, ihres Erdenkörpers etwas von ihrem Wesen erspüren? Nähere dich nun langsam dem Baum und achte auf deine Empfindungen. Lass dir Zeit, ganz anzukommen, hier an diesem Ort, bei diesem Baum, in diesem Körper und in diesem Augenblick.

Vielleicht magst du den Stamm der Birke befühlen, die Eigenheiten ihrer Rinde. An manchen Stellen sehr glatt, sehr fein, dann wieder etwas schrundig … Wenn du magst, leg dein Ohr an den Stamm der Birke. Kannst du das Fließen der Säfte in ihrem Inneren wahrnehmen? Kannst du ihre Lebendigkeit fühlen, noch wenig sichtbar im Außen, doch wahrnehmbar in der Tiefe?

Vielleicht kannst du den Aufbruch wahrnehmen, der gerade jetzt geschieht. Betrachte, befühle ihre Knospen. Noch behüten und bewahren sie das Kommende, das Werdende in ihrem Inneren und statten es aus mit allem, was es zum Leben brauchen wird, doch sie scheinen nur darauf zu warten, sich zu öffnen und lichte, grüne Blätter ins Leben zu entlassen. Wenn du magst, brich sanft eine Knospe ab und kaue sie langsam. Nimm bewusst ihre Kraft auf, ihren etwas zusammenziehenden, herben Geschmack, sei dir bewusst, was du empfindest und schmeckst, wenn du die zerkaute Knospe hinunter geschluckt hast.

Wann immer du magst, löse dich langsam von der Birke und verabschiede dich für nun …

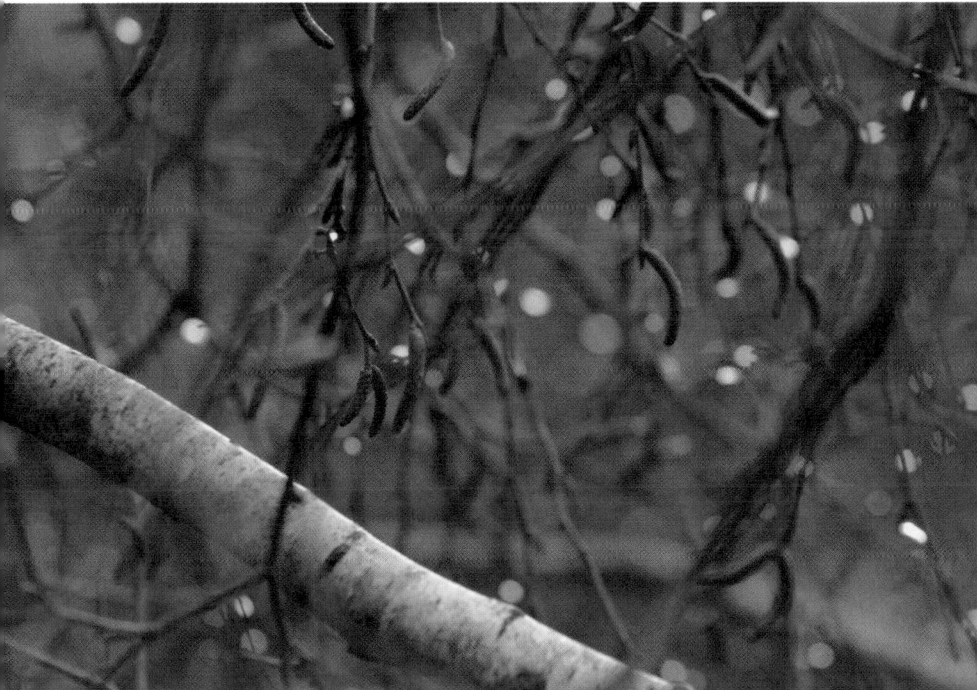

Wer weiß, vielleicht konntest du in deiner Begegnung mit der Birke ja auch die Präsenz der schönen Frühlingsgöttin fühlen und wahrnehmen, dass die Birke wie kein anderer Baum ein Baum des Neubeginns und der Erneuerung der Lebenskraft ist. Unsere Ahn*innen wussten das und stellten ihre Kinderwiegen aus Birkenholz her. Die Birke ist ein Baum, der anderen Bäumen den Weg ins Leben bereitet. Als Pionierbaum besiedelt sie karge Flächen und bereitet die Erde für Bäume, die etwas mehr Ansprüche an selbige stellen. Dabei lässt sie mit ihrem luftig lichten Wesen genügend Sonnenstrahlen durch, so dass zu ihren Wurzeln weitere Bäume wachsen können. Haben diese eine gewisse Größe erreicht, zieht sich die Birke langsam zurück und überlässt ihnen das Terrain. Segen dem neuen Anfang!

Auf der körperlichen Ebene hilft uns die Birke zu entschlacken. Jetzt zu dieser Zeit können wir ihre Knospen sammeln.[21] aus den Knospen und später aus den Blättern kannst du einen Tee zubereiten, der den Stoffwechsel und die Ausleitung von Giftstoffen über die Harnwege ankurbelt. Dieser Tee hat sich auch zur Vermehrung der Harnmenge bei Harnwegsinfekten bewährt (in diesem Fall kombiniere ich Birkenblätter mit weiteren Pflanzen, vor allem mit Goldrute). Auch in Frühlingssalaten schmecken Birkenblätter sehr gut.

Wer eine kräftige Birke in seinem Garten (oder einen guten Draht zum Förster) hat, kann nun auch Birkenwasser gewinnen, welches kräftig entschlackt und erneuert – Frühlingskraft zum Trinken!

Bitte zapfe dieselbe Birke nicht jährlich an, um sie nicht zu sehr zu schwächen und achte darauf, dass du das Bohrloch wirklich wieder fest verschließt!

Wer keine Birke hat, kann inzwischen auch in gut sortierten Bioläden Birkenwasser kaufen.

Um dir einen Besen zur rituellen Hausreinigung herzustellen, kannst du die Birke natürlich auch um etwas Reisig bitten – zumeist findest du auf der Erde genügend geeignete Ästchen.

## Waldyoga-Praxis

Nun ist die Zeit, unsere Fenster weit zu öffnen und das Licht und die Luft des neuen Anfangs hinein zu lassen, Körper und Geist einmal kräftig durchzulüften. Intensive Atemübungen unterstützen die Ausleitung von Giftstoffen aus dem Körper, indem sie vor allem das Verhältnis von Säuren und Basen in unserem Körper regulieren.[22]
Ohne Wurzeln keine Flügel – damit wir gut auf luftigen Schwingen in den kommenden Frühling starten können, sollten wir zugleich auf eine gute Erdung achten und mit unseren beiden Füßen gut und sicher auf der vielleicht noch gefrorenen Walderde stehen. Ich empfehle eine Asana-Praxis, die sowohl erdet als auch Flügel verleiht.

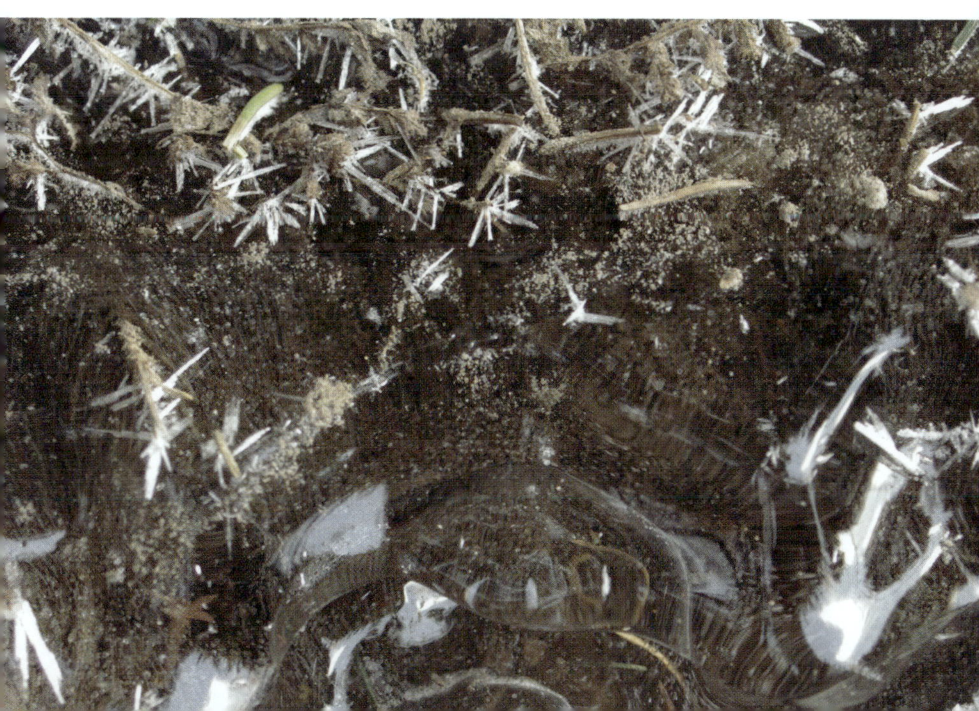

Weiterhin ist nun eine gute Zeit für Fastenkuren und die Praxis der yogischen Ausleitungsverfahren, der Shatkarmas (shat=sechs, karmas=Handlungen). Diese führen leider in vielen Yogastudios ein ziemliches Schattendasein, obgleich z. B. der Weise Gheranda oder die Hatha Yoga Pradipika (das sind klassische, mittelalterliche Schriften des Yoga) empfehlen, vor der eigentlichen Asana-Praxis erst einmal mit Hilfe der Shatkarmas den Körper von Giftstoffen zu befreien. Die sechs Reinigungsverfahren bzw. Gruppen von Reinigungsverfahren untergliedern sich, wie folgt:

- Dhauti: Die Reinigung des Verdauungstraktes
- Basti: Ausleitung über den Dickdarm
- Neti: Reinigung der Nase und des Kopfbereichs
- Trataka: Reinigung von Nervensystem und Augen
- Nauli: Reinigung und Aktivierung des Energiesystems
- Kapalabhati: Ausleitung über die Lungen / Regulierung des Säuren-Basen-Haushaltes

Die Shatkarmas sollten von einem/r erfahrenen Lehrer*in erlernt werden.[23]

## Waldyoga-Stunde zu Imbolc

### 29. Bastrika-Hurra – der jubelnde Blasebalg (Variante von Bastrika)

An einem schönen Platz im Wald finde einen guten Stand; die Füße etwa hüftbreit auseinander, Knie flexibel.
Einatmend strecke nun die Arme nach oben und beuge sie nun dynamisch an, so dass du die Oberarme gegen deinen Rippenkasten schlägst und damit die Ausatmung forcierst. Einatmend strecke die Arme wieder nach oben und fahre so fort; mit einer sehr dynamischen Bewegung und einer sehr dynamischen Atmung. Die Betonung liegt, durch die Bewegung bedingt, auf der Ausatmung. Nachdem du ca. eine Minute lang in dieser Weise geatmet hast, stehe still und spüre nach.

Diese Variante der Bastrika-Atmung ist auch gut geeignet für Anfänger, die sich ansonsten noch etwas schwer mit der Blasebalgatmung tun, da die Bewegung die Atmung unterstützt.

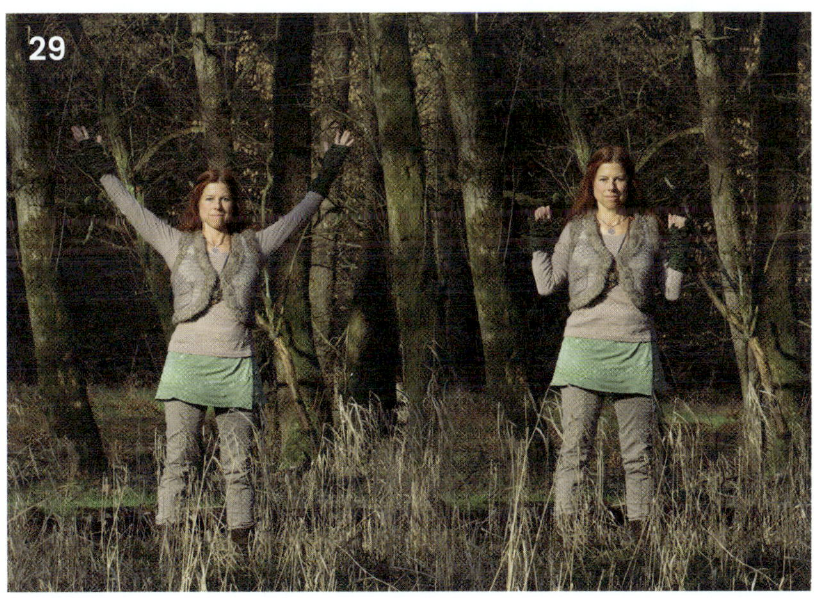

### 30. Kumbhaka-Hurra

Wieder bringe einatmend die Arme nach oben. Halte den Atem und mach Fäuste (die Daumen innen). Schüttel die Arme / Fäuste nun kräftig nach oben aus, solange du den Atem halten kannst. Wenn du ausatmen musst, bringe die Arme wieder nach unten. Atme ein paar Male ganz natürlich und wiederhole die Übung dann noch ca. fünfmal.

(Wenn du unter hohem Blutdruck leiden solltest, halte den Atem bitte nicht innen. Schüttel dann deine Fäuste unabhängig vom Atem nach oben aus.)

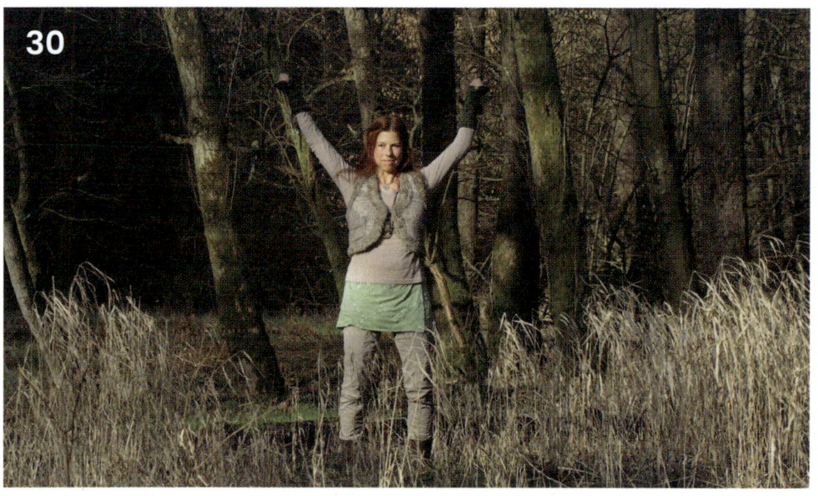


### 31. Fliegen lernen

Einatmend bewege die Arme seitlich nach oben wie Flügel; ausatmend bewege sie wieder nach unten. Atme und bewege dich dynamischer oder auch langsam – so, wie es für dich jetzt hier stimmig ist und den Außentemperaturen entsprechend. Fliege, doch sei nicht abgehoben.

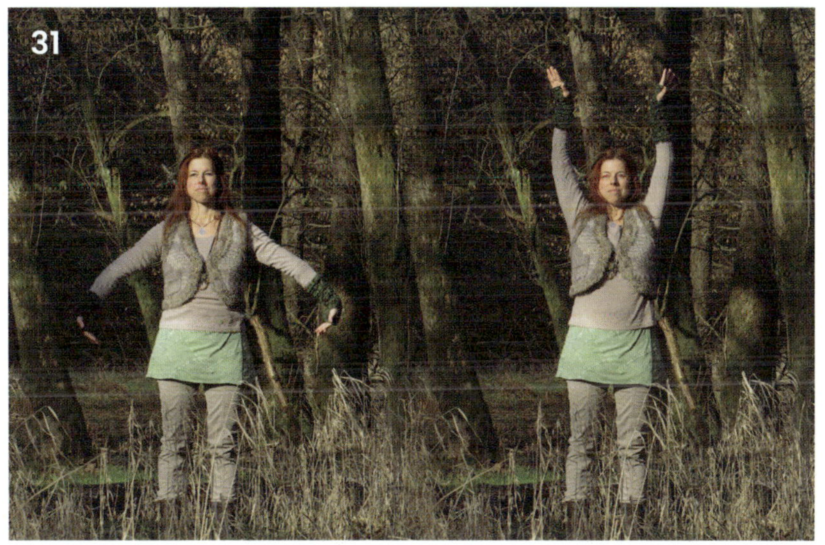


### 32. Stehen wie ein Berg (Tadasana)

Komme in die Berghaltung. Dafür stehen deine Füße ungefähr hüftbreit auseinander. Deine Knie sind flexibel, nicht durchgedrückt; die Oberschenkel aktiv, so dass du die Kniescheiben leicht nach oben ziehst. Das Steißbein senkt sich leicht Richtung Erde, so dass das Becken leicht nach vorne gekippt ist und du nicht im Hohlkreuz stehst. Ziehe deine Schultern einatmend zu den Ohren, rolle sie nach hinten und lass sie ausatmend los, so dass deine Brust weit und offen ist. Ziehe dein Kinn ganz leicht Richtung Brustbein. Wenn du magst, wiege dich ganz sanft vor und zurück und zu den Seiten, so dass du herausfindest, wann du dich wirklich „in der Mitte" fühlst.

Fühle nun den Kontakt deiner Fußsohlen mit der Erde. Wenn du magst, fühle feine Wurzeln von den Fußsohlen tastend in die Erde wachsen. Durch diese Wurzeln, durch deine Fußsohlen atme nun ein. Fühle, wie dich diese Kraft aus der Erde, von unten kommend aufrichtet. Lass dann den Atem los mit der Ausatmung und fühle, wie die nächste Atemwelle, aus der Erde kommend, deinen Körper ergreift und aufrichtet. Du bist gut und sicher mit der Erde verwurzelt. Fühle, dass die Stabilität nicht statisch ist, sondern dass du gerade durch die Flexibilität und Durchlässigkeit deines Körpers gut und sicher stehst.

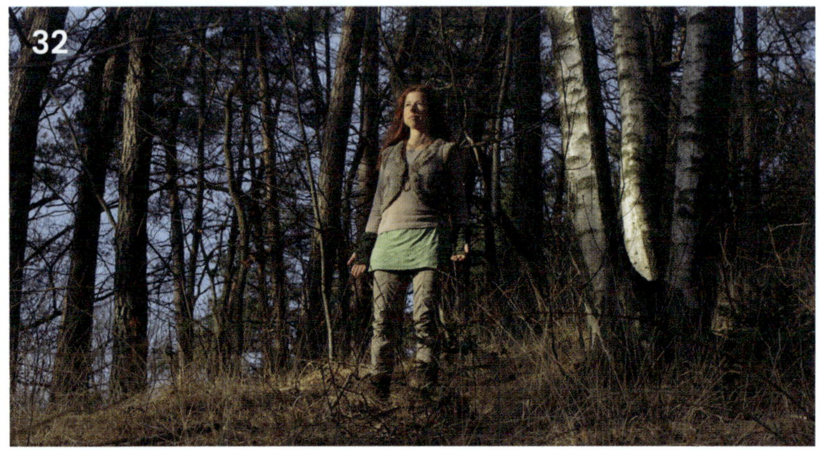


### 33. Im Fluss mit den Elementen, getragen von Luft und Erde

In der Berghaltung stehend atme aus und bringe deine Hände vor der Brust zusammen in Anjali-Mudra, die Gebetshaltung. Einatmend strecke deine Arme nach oben und komme auf die Zehenspitzen. Ausatmend komme, noch immer auf den Zehenspitzen in eine Stuhlhaltung; die Arme sind parallel zur Erde zu den Seiten ausgestreckt. Einatmend strecke die Beine wieder und bringe die Arme wieder nach oben. Ausatmend komme wieder zurück auf den ganzen Fuß und bringe die Hände vor der Brust zusammen.

Fahre mit diesem Zyklus fort in deinem Atemrhythmus (ungefähr zehnmal).

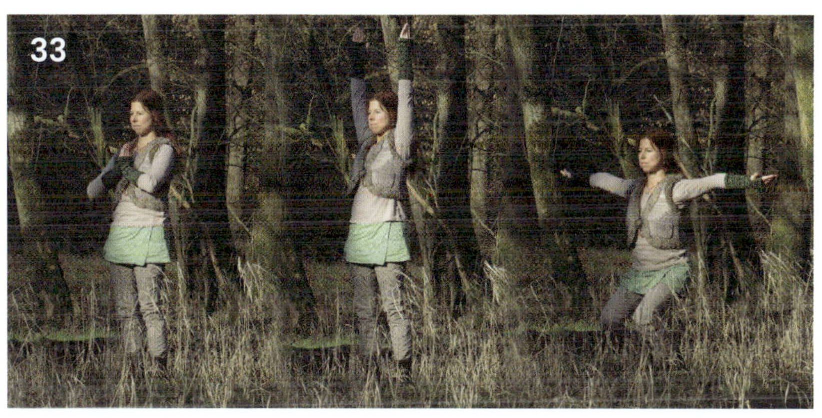
33

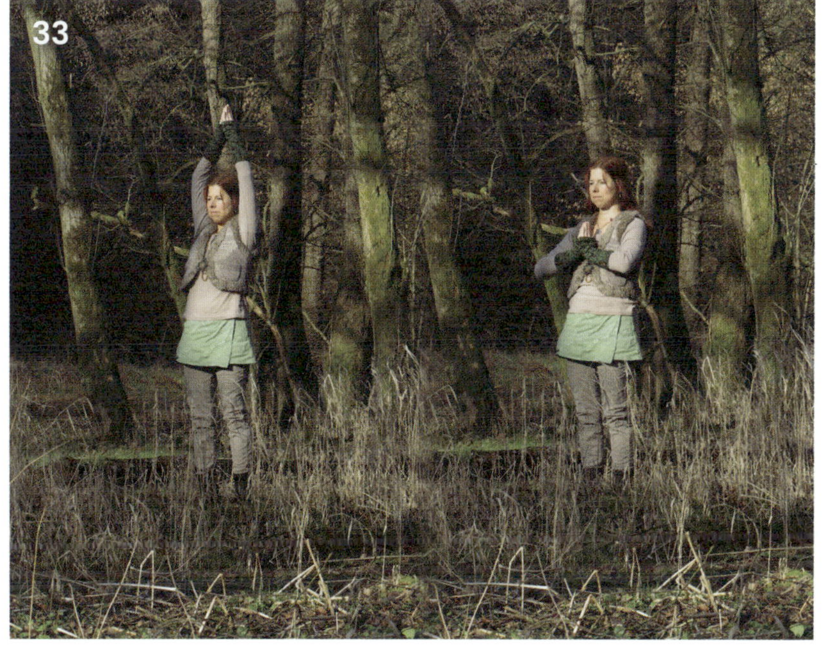
33

## 34. Der Stuhl des Waldschrates (Utkatasana)

Einatmend bringe die Arme nach oben und setze dich ausatmend auf einen unsichtbaren Stuhl, den ein Waldschrat dir hier hingestellt hat. Die Arme bleiben nach oben gestreckt. Achte darauf, dass dein Oberkörper möglichst aufrecht ist und du deine Zehen noch sehen kannst (schiebe also deine Knie nicht nach vorne). Fühle beide Fußsohlen, besonders die großen Zehen, fest auf der Erde und fühle deine Kraft. Nach fünf langen tiefen Atemzügen in dieser Haltung richte dich einatmend wieder auf und spüre nach.

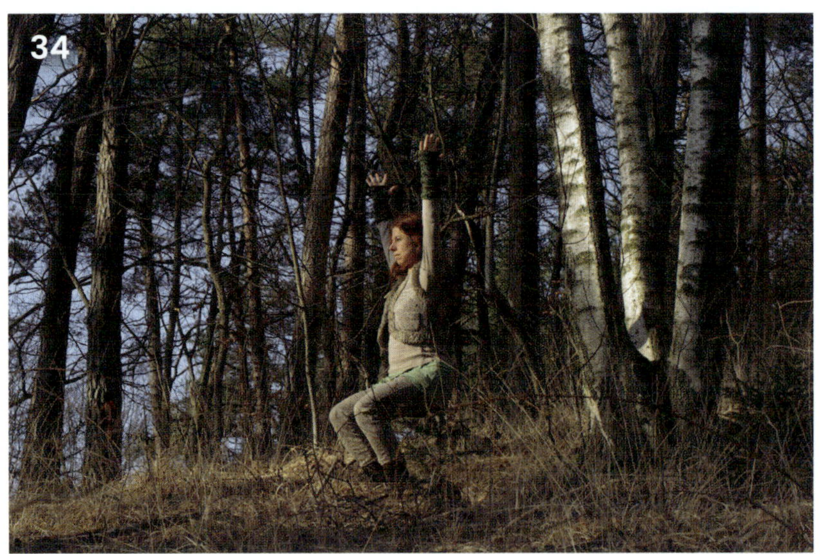

### 35. Der Waldschrat beim Skispringen

Setze dich erneut, wie oben beschrieben, auf den Stuhl. Bringe die Arme mit einem Ausatmen nach unten und verschränke deine Hände hinter deinem Kreuzbein. Die Arme sind gestreckt. Beuge nun den Oberkörper nach vorne, so dass du ihn auf deinen Oberschenkeln ablegst und hebe die Arme mit den verschränkten Händen nach oben Richtung Baumkronen. Halte die Position für fünf lange Atemzüge und richte dich dann einatmend wieder auf.

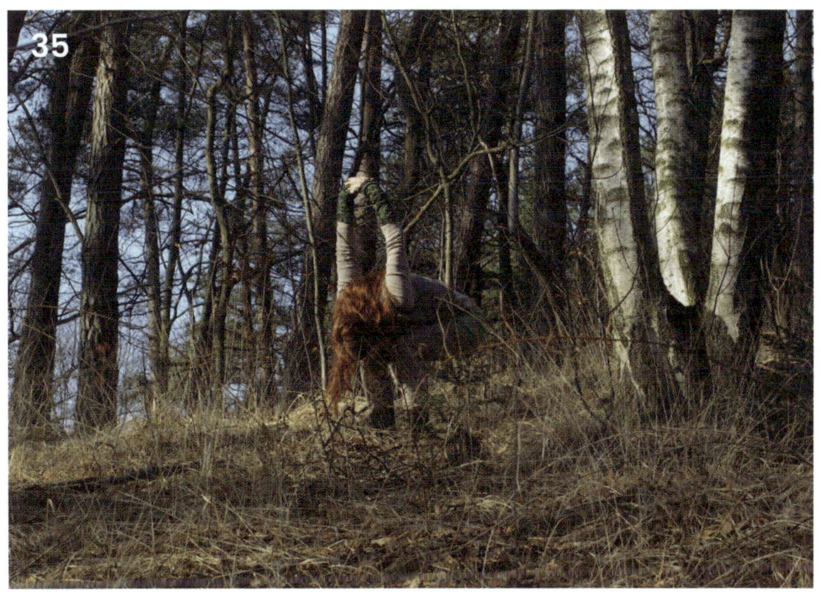

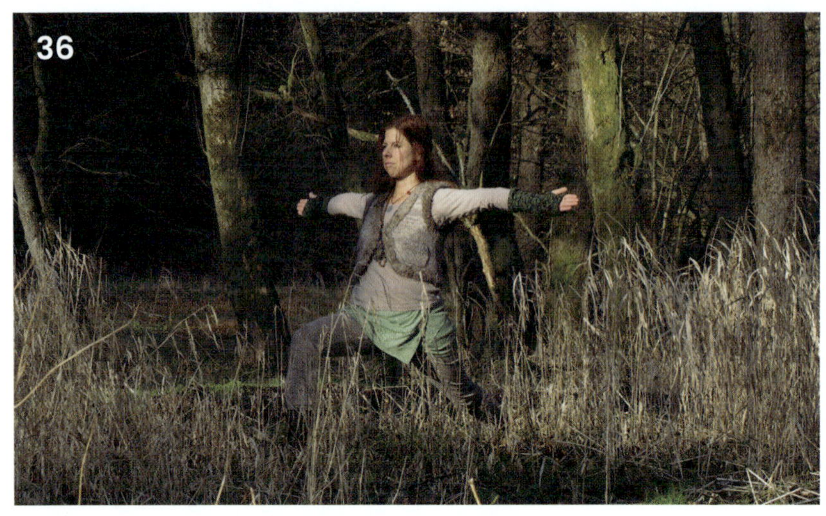


36. Hüter*in des Waldes (Virabhadrasana 1)

Stehe in der Berghaltung und verlagere dein Gewicht auf den linken Fuß. Hebe nun den rechten Fuß an und mach einen großen, kontrollierten Schritt nach hinten. Beuge dabei dein linkes Bein; das Knie ist genau über dem Fußgelenk, der Oberschenkel nahezu parallel zur Erde. Öffne deine Arme weit zu den Seiten, parallel zur Erde. Fühle deine Kraft und Macht. Halte die Position für zehn Atemzüge und komm dann mit einem kontrollierten Schritt zurück in die Berghaltung. Mache die Übung nun zur anderen Seite.

## 37. Der Hüter des Waldes grüßt den Wind

Komm in die oben beschriebene Haltung. Mit der Einatmung lehne dich nun mit dem Oberkörper zurück, öffne deine Arme weit nach hinten. Die Finger sind geöffnet; die Daumen zeigen nach oben. Ausatmend neige dich nun mit dem Oberkörper nach vorne, der Rücken ist rund. Bringe die Arme ebenfalls nach vorne; die Daumen zeigen nun nach unten. Wiederhole dies nun fünfmal und wechsele dann die Seite.

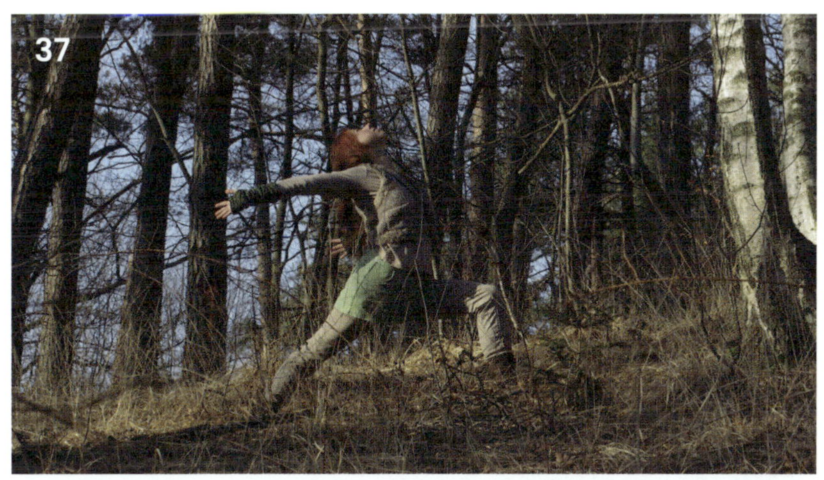
37

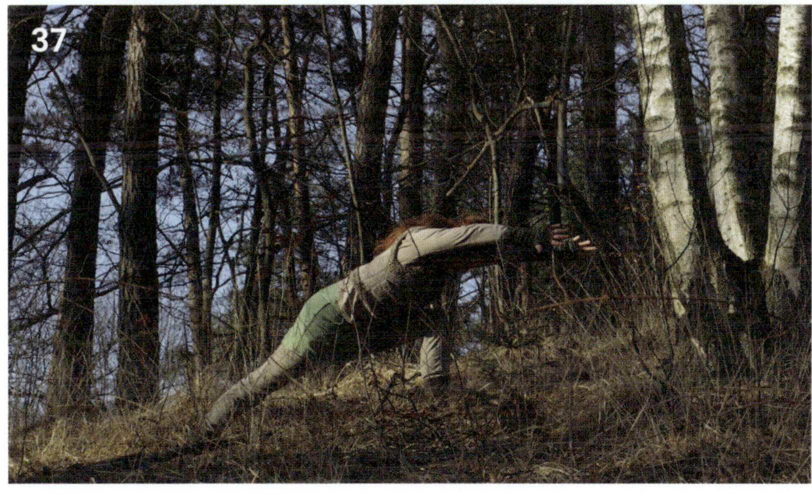
37

## 38. Sich Verneigen vor der Kraft (Samakonasana)

Stehe in der Berghaltung und betrachte die Waldlandschaft um dich herum. Kannst du diese Schönheit sehen und fühlen, wie du lebendig eingebunden bist, als Teil dieser Landschaft?
Atme tief ein und bringe deine Arme nach oben, die Weite fühlend. Ausatmend beuge dich aus dem Becken nach vorne, bis dein Oberkörper mit den ausgestreckten Armen parallel zur Erde ist. Ziehe deinen Nabel Richtung Wirbelsäule und halte die Position für ein paar Atemzüge. Fühle deine Kraft und Lebendigkeit. (Variante: Bringe den Oberkörper parallel zur Erde und die Hände auf deine Oberschenkel.)

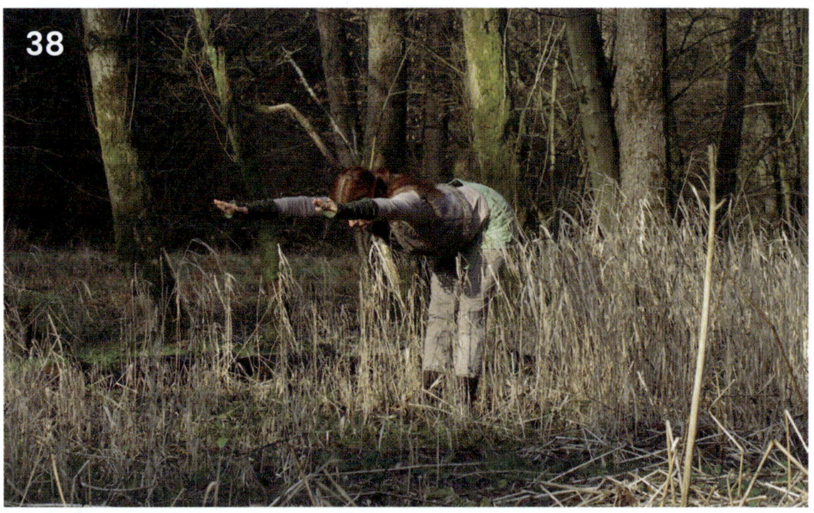

## 39. Verneigung vor dem Wunder des Lebens (Uttanasana)

Aus der zuvor beschriebenen Haltung komme mit der Ausatmung in die Vorwärtsbeuge im Stehen. Lass dich ruhig einfach einmal hängen und pendele mit deinem Oberkörper etwas hin und her. Komme dann in die aktive Vorwärtsbeuge: greife deine Fußgelenke oder Waden von hinten und ziehe dich ausatmend noch ein wenig näher zu deinen Beinen heran; einatmend bringe Länge in deinen Oberkörper. Verneige dich vor dem Wunder des Lebens, das du bist. Nach einer Weile richte dich Wirbel für Wirbel wieder auf und komme zurück in die Berghaltung. Spüre nach.

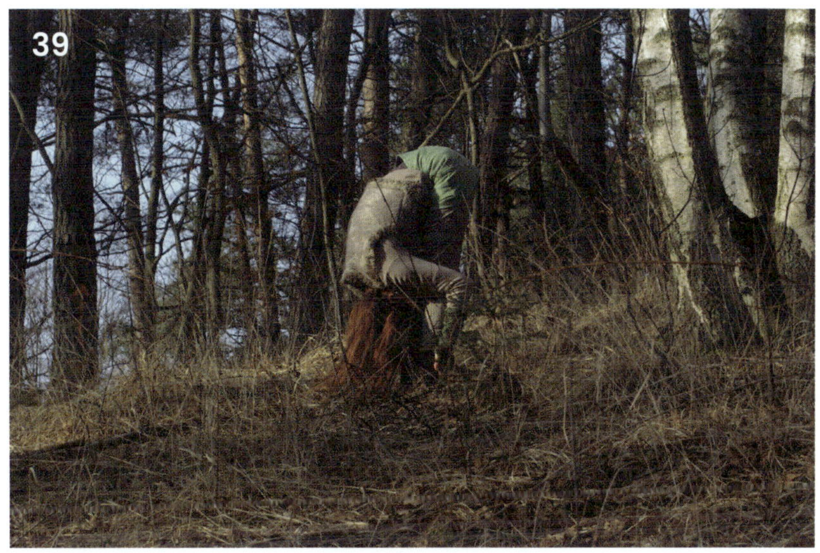

## 40. Verneigung mit Herzöffnung

Aus der Berghaltung heraus mache mit einem Fuß einen großen Schritt zur Seite, so dass du mit gegrätschten Beinen stehst. Die Beine sind gestreckt, aber nicht überstreckt. Achte darauf, dass du eine Spannung in deinen Knien hältst. Verschränke deine Hände hinter deinem Kreuzbein. Ziehe deine Schulterblätter einatmend etwas zueinander, öffne deine Brust und komme in eine leichte Rückwärtsbeuge, richte deinen Blick nach oben. Mit der Ausatmung beuge dich aus der Hüfte heraus nach vorne und bringe die Arme nach hinten oben. Einatmend richte dich wieder auf, beuge dich nach hinten und so weiter mit deinem Atem. Nachdem du diese Übung ungefähr zehnmal dynamisch ausgeführt hast, verweile für ein paar Atemzüge in der Vorwärtsbeuge. Richte dich dann einatmend wieder auf, bringe deine Füße wieder näher zusammen und spüre nach in der Berghaltung.

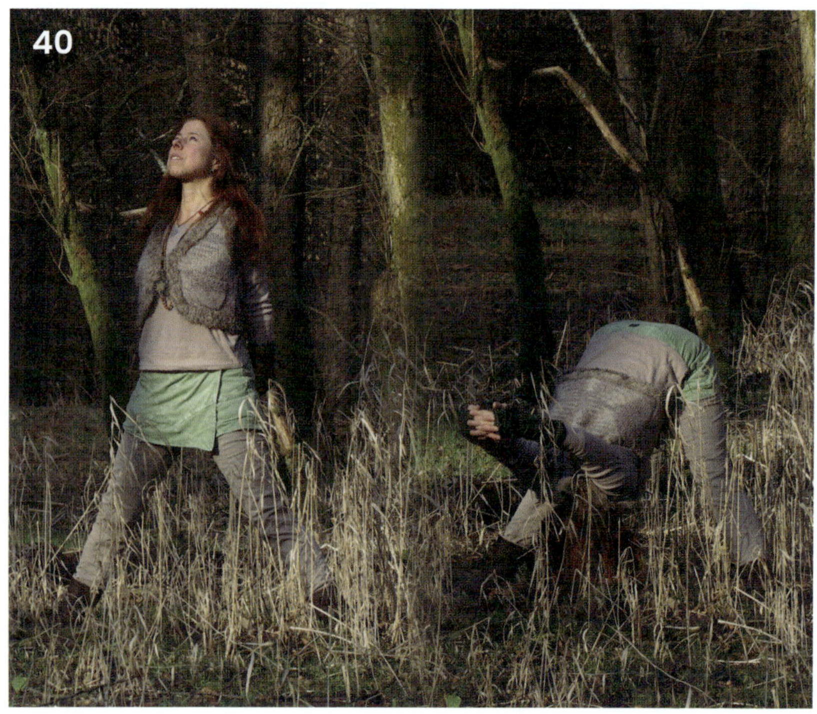

# Frühlings-Tag-und-Nacht-Gleiche 

*Die Vögel singen anders, jeden Morgen scheinen neue Töne hinzuzukommen, die letzten Winterschläfer aus den Betten und Höhlen zu rufen. Auch die Luft riecht nun ganz anders. Meine Füße haben keine Lust mehr auf Wollsocken und warme Schuhe, sie wollen Luft und Licht und die Erde berühren. Es summt und brummt. An warmen Tagen sind die Bienen unterwegs und Hummelköniginnen bereiten eifrig den Aufbau ihres höfischen Staates vor. Während ich losziehe, neunerlei Kräuter für meine Suppe zu sammeln, halte ich immer wieder inne, tief durchzuatmen. Ich fühle eine aufrichtende, erhebende Kraft in mir. Deutlich spüre ich meine (Lungen)Flügel, die nur darauf zu warten scheinen, sich in himmlische Weiten zu erheben. Ein kleiner Schalk sitzt frohlockend auf meiner Schulter. Bäume kleiden sich in Blüten, Mutter Erde kleidet sich allmählich in ihr Hochzeitskleid … Auf dem Waldweg beginne ich zu hüpfen.*

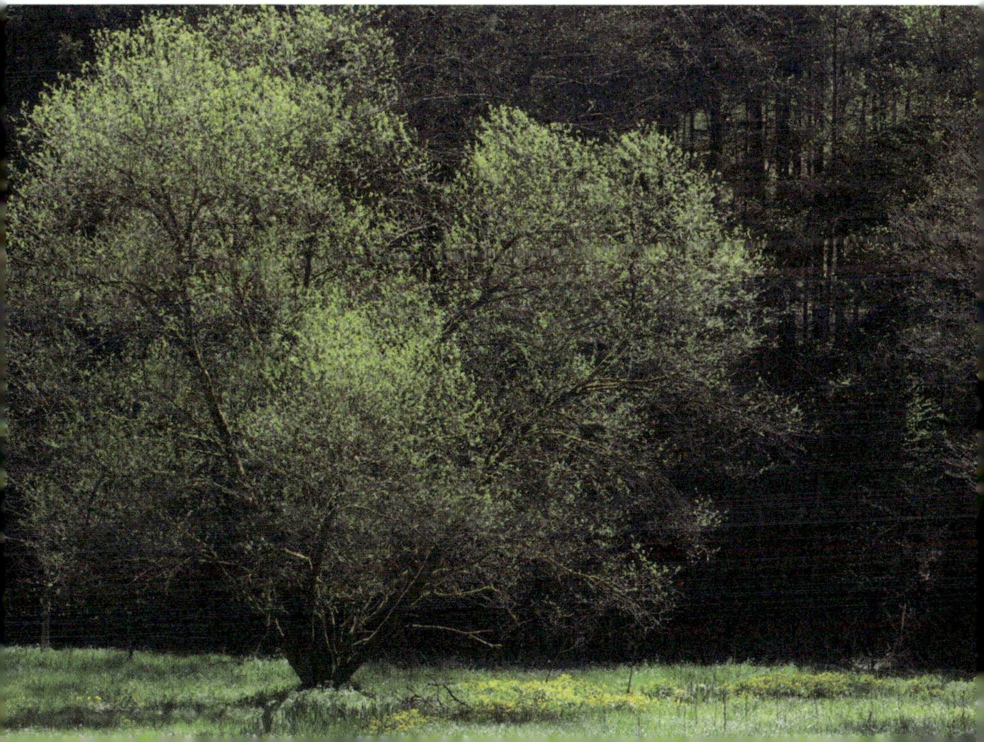

Nun überschreitet das Jahresrad erneut eine magische Schwelle: Tag und Nacht sind exakt gleich lang, das Licht und die Dunkelheit, männliche Kraft und weibliche Energie befinden sich in einem perfekten Gleichgewicht, die ganze Natur kündet von der Fülle des Seins! Die Zeit des Darbens ist vorüber. Zur Tag-und-Nachtgleiche feiern wir diese Fülle. Das Versprechen hat sich erfüllt, die Natur hat sich erneuert; der Traum wird Welt. Wir haben das, was alt und überholt war, hinter uns gelassen. Noch einmal dürfen wir den Tod betrauern, doch dann heißt es: Nichts wie raus! Der Wald lädt uns mit noch zartem frischen Grün ein, das neue Leben zu begrüßen und die Fruchtbarkeit der Natur zu feiern. Und nicht nur die Vögel singen, sondern „das Lied in allen Dingen“ [24] ist nun deutlich vernehmbar.
Im Gang durch das Medizinrad befinden wir uns nun im Osten; hier zeigt sich die Morgenröte, die Sonne geht auf. Und so ist es kaum verwunderlich, dass unser Frühlingsfest sehr ähnlich heißt: Ostern. Ob es eine germanische Göttin „Ostara“ gab, von der sich der Name des Festes herleitet, ist umstritten, doch die etymologische Verbindung zum Osten scheint eindeutig. Tatsächlich ist Ostern bis heute ein Fest, welches nicht an ein fixes Datum des gregorianischen Kalenders gekoppelt ist, sondern das sich am Lauf von Sonne und Mond orientiert: Ostersonntag ist der erste Sonntag nach dem Vollmond, der auf die Frühlings-Tag-Und-Nacht-Gleiche folgt.
Es ist wahrlich ein Fest der Auferstehung! Das, was tot erschien, erwacht zu neuem Leben. Kräuter und Bäume treiben aus und schmücken sich und die Erde mit Blüten. Und sie erscheinen kraftvoller und schöner als je zuvor. Auch das Licht der Sonne hat nun an Kraft gewonnen und zeigt sich als strahlender Held am Firmament, das letzte Eis zu schmelzen. Und so ist es nicht verwunderlich, die Auferstehung des sonnigen Helden, dessen Geburt auf die Wintersonnenwende datiert wurde, nun ebenfalls zu feiern und uns daran zu erinnern, was es heißt, wahrhaft menschlich zu sein.

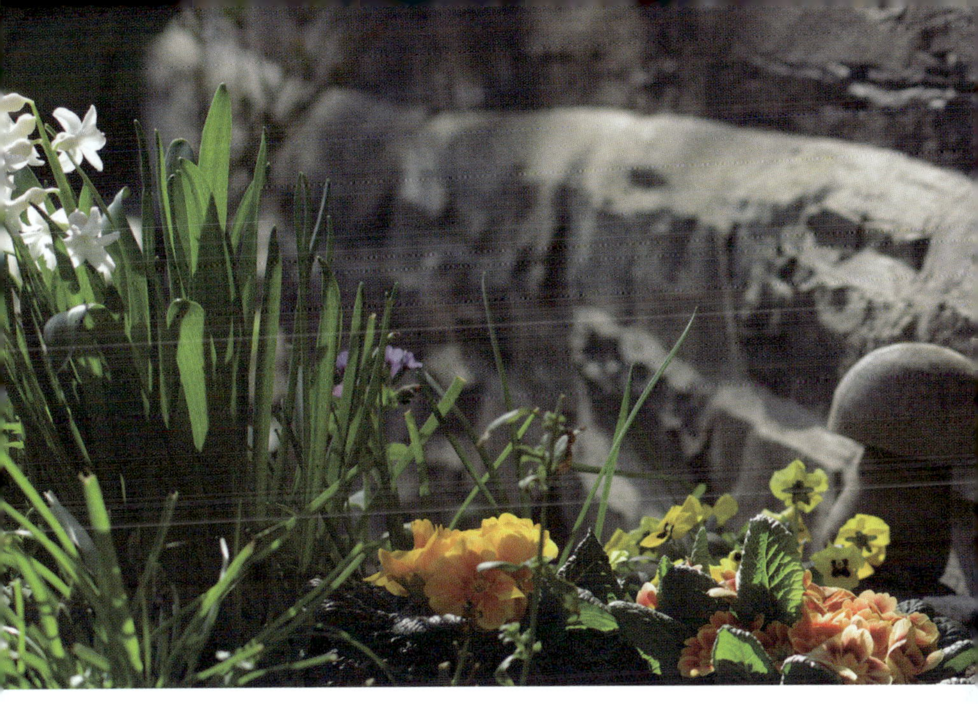

Aus vorchristlicher Zeit haben zahlreiche Bräuche überdauert: Eier, Symbole des neuen Lebens, werden nun rot, in der Farbe unseres Lebenssaftes (und in neuerer Zeit auch in anderen Farben) bemalt. Osterlämmer werden gebacken, und der leckere Kuchen hat glücklicherweise das Opfern wirklicher Lämmer vielerorts abgelöst. Kreisförmige Osternester, Symbole für das neue Leben und die ewige Wiederkehr werden ebenfalls gebacken und der Hase, Lieblingstier der Frühlingsgöttin, hoppelt fröhlich durch unser Brauchtum.
Und all das brauchen wir gar nicht ernst zu nehmen – vor allem uns selber nicht: Es ist eine Zeit des Spielens und Ausprobierens; Zeit für das (innere) Kind. Das Leben nimmt sich leicht – warum also sollten wir es anders machen?

### Thema

Der Traum wird Welt, Visionen werden sichtbar in der Form. Kreativität, Spielen, Erschaffen. Gleichgewicht von Dunkelheit und Licht. Lieben lernen.

### Fragen

- Welche Visionen möchte ich ins Leben bringen?
- Was gibt es dafür zu tun?
- Welche Samen möchte ich in die Erde bringen?
- Habe ich Zugang zu meinem inneren Kind?
- Erlaube ich mir zu spielen?
- Was sind meine Ideen?
- Setze ich sie um?

### Element

Luft 

Das Luftelement wirbelt uns herum, es lädt uns ein zum Spielen. Spontan und veränderlich – der Wind der Veränderung weht unaufhörlich und lädt uns ein, loszulassen, was überholt ist; er lädt uns ein, mit dem Leben zu tanzen. Doch dieser Tanz ist nicht unwillkürlich und chaotisch, sondern folgt einer feinen Ordnung. Dies zu fühlen lehrt uns unser Atem: Er kommt und geht – so lange wir diese Form bewohnen, unaufhörlich. Leben verläuft zyklisch, der Frühling kommt … und entstirbt in den Sommer … Auf jeden Winter folgt der Frühling, auf jede Nacht die Morgenröte.

Die Luft ist das feinstofflichste der vier Elemente und doch grobstofflich gemessen am fünften Element, dem Äther. Der Sinn, der mit dem Luftelement verbunden ist, ist der Tastsinn; die Luft berührt uns. Immer. Sie ist immer da, doch so subtil, dass wir ihre Wichtigkeit oft vergessen. Wir können sehr viel länger ohne Wasser leben als ohne Atem und noch viel länger ohne feste Nahrung. Und über die Luft sind wir ganz konkret verbunden mit allem und jedem, ganz besonders mit den grünen Pflanzen, die das, was wir als Luft bezeichnen, überhaupt atembar für uns machen, indem sie die Luft mit Sauerstoff anreichern. Genau genommen handelt es sich um ein Gemisch aus Gasen, welches wir gemeinsam mit allen anderen Lebewesen auf diesem Planeten erschaffen – einfach, indem wir atmen. Der Prozess des Atmens ist somit ein schöpferischer Akt.

### Richtung

Osten

### Polarität

solar, yin und yang im Gleichgewicht

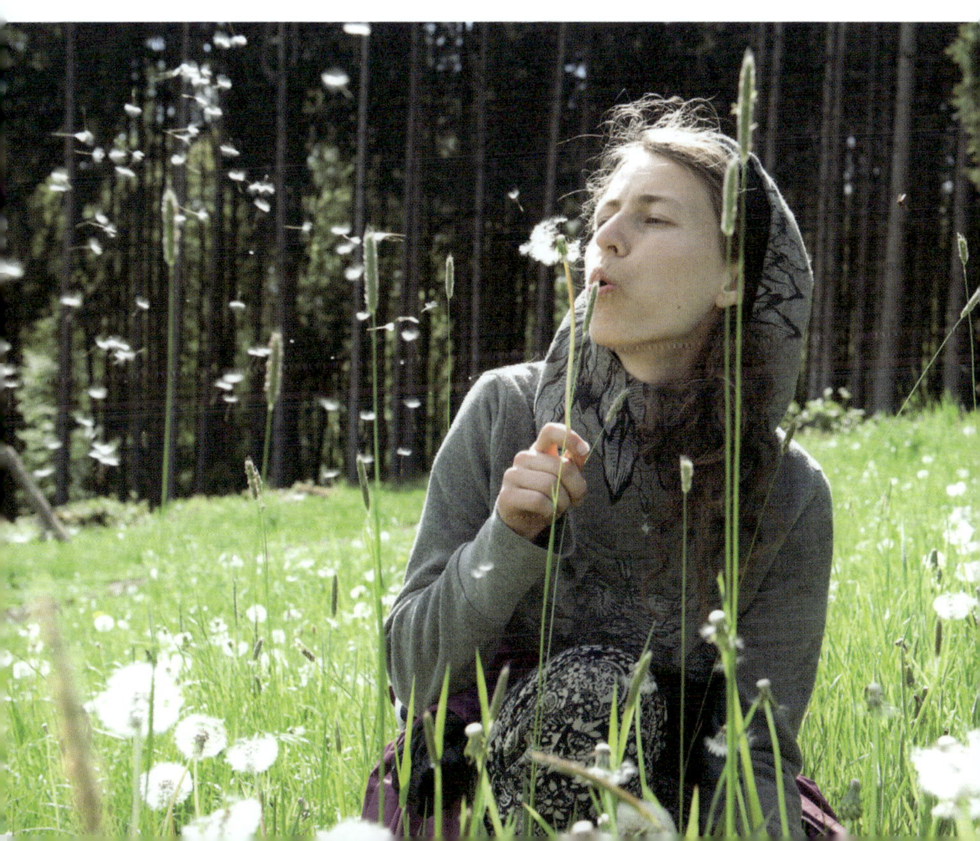

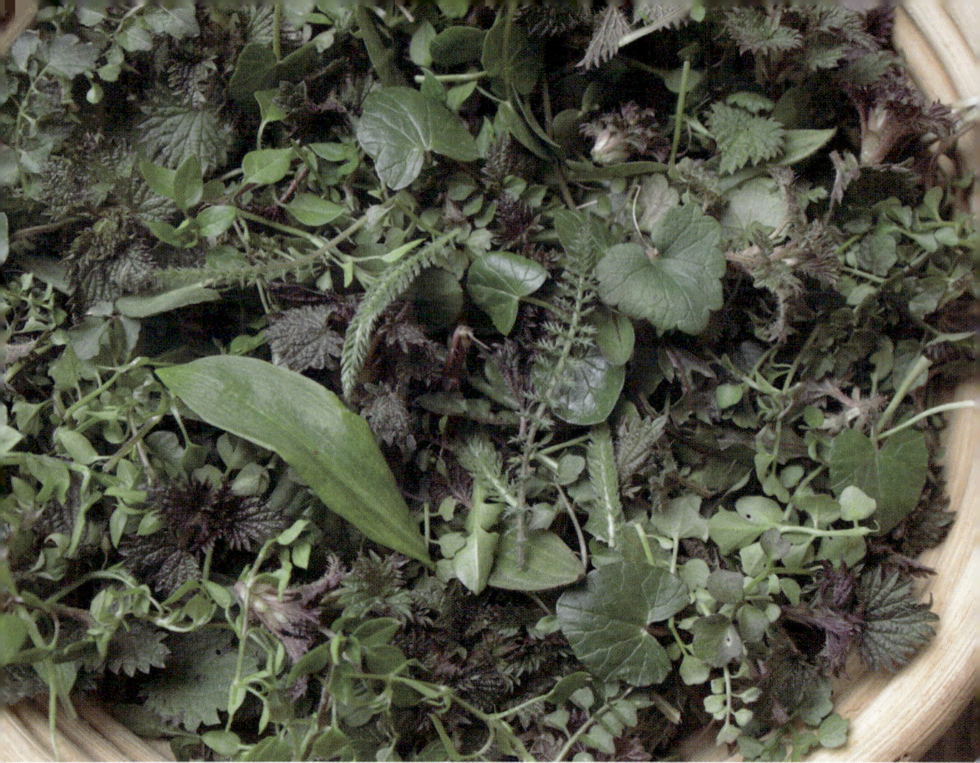

## Pflanzenbräuche

Eine vorchristliche Kultspeise, die Gesundheit und Glück für das ganze Jahr schenken soll, ist eine Suppe, die aus neunerlei Kräutern zubereitet wird. Bis heute wird sie als Gründonnerstagssuppe gegessen, um das Fasten zu beenden. Die neun Kräuter entschlacken den Organismus und kurbeln den Stoffwechsel an. Sie versorgen uns mit Bitterstoffen und, vor allem, reichlich Vitaminen und Chlorophyll.
Welche Kräuter nun in diese magische Speise wandern, das variiert je nach Gegend und Witterung; häufig findet sich Bärlauch, Brennnessel, Gundermann, Schafgarbe, Gänseblümchen, Kresse, Löwenzahn, Vogelmiere, Sauerklee u.a. – doch die Anzahl der Kräuter bleibt gleich: Neun Kräuter müssen es sein.

## Rezept für die Gründonnerstagssuppe
(variiert bei mir von Jahr zu Jahr)

**Zutaten für 4 Personen:**

- je eine handvoll Blätter von neunerlei Kräutern, z.B.:
- Bärlauch
- Gundermann / Gundelrebe
- Knoblauchrauke
- Sauerampfer
- Gänseblümchen
- Scharbockskraut (vor der Blüte)
- behaartes Schaumkraut
- Brennnessel
- Löwenzahn
- 60g Ghee (vegane Alternative: Kokosfett)
- ½ Tasse Vollkornmehl oder Schrot von Dinkel, Grünkern (glutenfreie Alternative: Polenta)
- 1 l Wasser
- evtl. etwas Sahne
- Salz, Pfeffer, Muskat, Kurkuma & evtl. Bockshornkleesamen

Die Kräuter fein hacken. Das Mehl / den Schrot im Ghee anschwitzen, Wasser, Sahne und die Hälfte der Kräuter dazugeben, mit Salz, Pfeffer, Muskat, Kurkuma und Bockshornkleesamen abschmecken und 5 Minuten köcheln und pürieren. Die restlichen Kräuter kleinhacken und untermischen, servieren und den Frühling begrüßen. (Wenn vorhanden, können Veilchenblüten und / oder Gänseblümchenblüten über die Suppe gestreut werden)

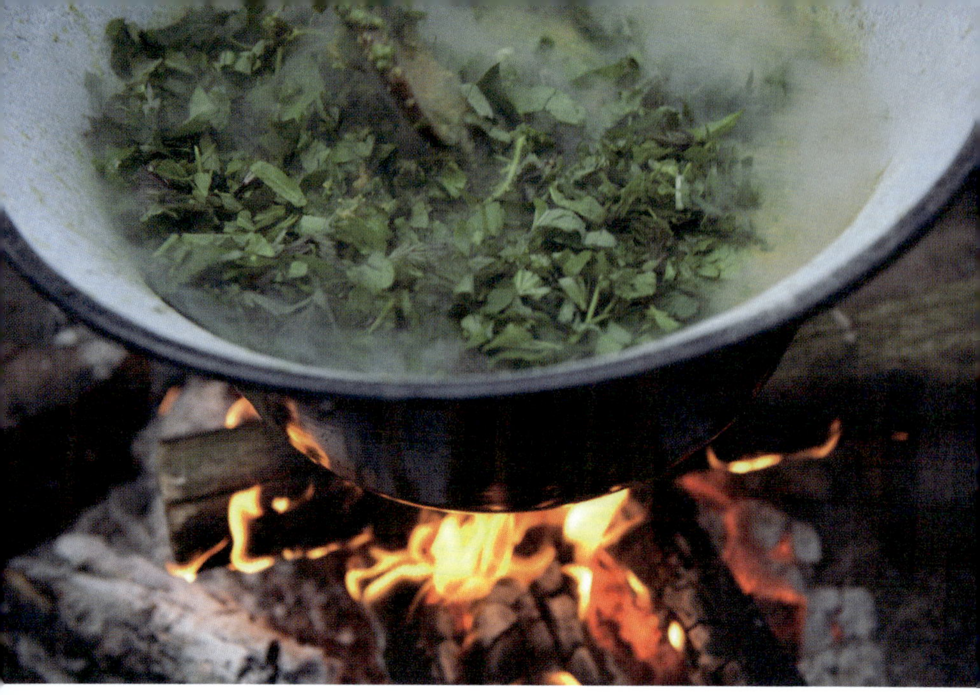

Auch im österlichen Palm-Buschen finden wir neun Pflanzen / Hölzer: Ein Kreuz aus geschältem Holunder-Holz auf einem Stecken aus Hasel, umkränzt von sieben verschiedenen, zumeist immergrünen Pflanzen. Heute wird dieser Buschen in der Kirche geweiht und danach oft um die Felder getragen und / oder zur Abwehr von Dämonen und zum Schutz des Hauses aufgestellt. Dieser Brauch stammt ebenfalls aus vorchristlicher Zeit.

Die Zahl Neun begegnet uns in zahlreichen Pflanzenbräuchen rund um den Jahreskreis.[25]

# Naturrituale

## Die Saat in die Erde bringen

Vielleicht hast du im vergangenen Jahr von deinen Pflanzen oder aus Wildsammlung Saatgut gewonnen. Wenn nicht, besorge dir Samen – am besten von Wildblumen, z.B. eine Bienen-Weide-Mischung. Suche dir nun einen Ort – in deinem Garten oder z.B. am Waldrand, an dem du dein kleines Ritual durchführen möchtest. Auch ein Blumenkasten auf dem Balkon ist geeignet.

Finde an diesem Platz nun eine bequeme Sitzhaltung und gib dir einen Moment, ganz bewusst hier anzukommen. Fühle deinen Körper … nimm deinen ganz natürlichen Atem wahr … Wenn du ganz angekommen bist in diesem Augenblick, gib ein wenig von deinem Saatgut in deine zu einer Schale geformten Hände. Betrachte diese Samen in all ihrer Unterschiedlichkeit (wenn du eine Mischung gewählt hast) und vergegenwärtige dir dieses Wunder da in deinen Händen: Ein jedes Samenkorn steckt voller Möglichkeiten, voller Potential, voller Werden.

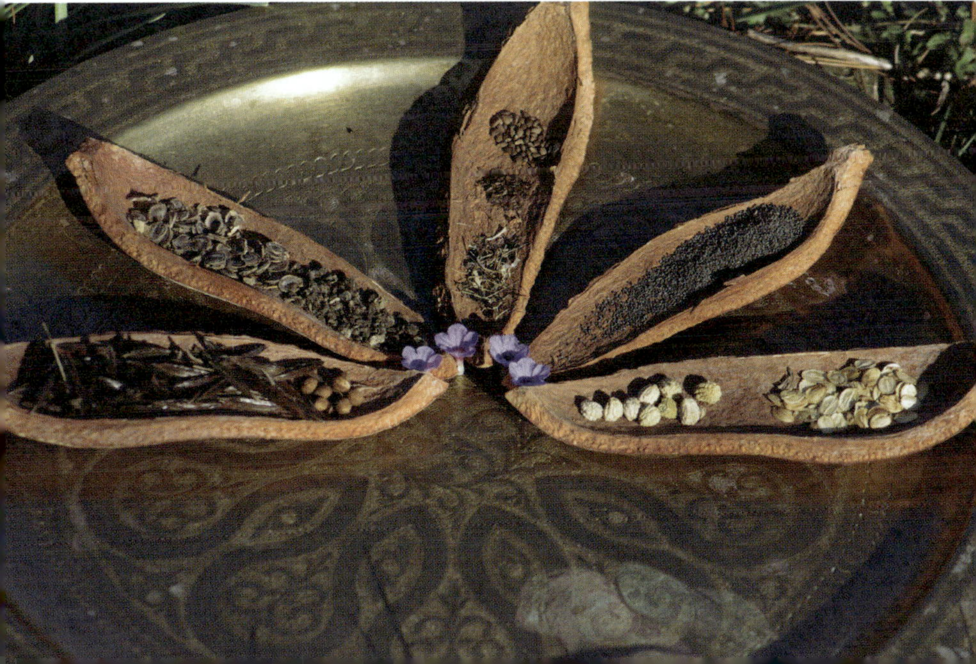

Ein jedes Samenkorn enthält die Essenz, die es braucht, zu einer Pflanze heran zu wachsen, es enthält den Impuls, Wurzeln zu bilden, einen Stängel, Blätter, Blüten und Frucht … Doch es braucht die Berührung durch die Elemente, um zum Leben erweckt zu werden, es braucht Erde, Wasser, später Licht und Luft (bzw. das Kohlendioxid daraus). Und es kann nicht zu etwas anderem werden, als es in seinem Wesen bereits ist – eine Margerite kann nicht zu einer Kornblume werden, eine Malve nicht zum Gänseblümchen …

Wenn du magst, schließe nun deine Augen und vergegenwärtige dir, welche Träume und Visionen dich im Winter begleitet haben … Manche wollen vielleicht weiter in deinem Inneren getragen, manche losgelassen werden … Und für andere ist genau jetzt die Zeit, sie ins Leben zu bringen! Vielleicht merkst du Widerstände, vielleicht ein Zögern und Zaudern, ein vermeintliches Unvermögen … vielleicht ist auch einfach nur Freude da: Ja! Jetzt ist die Zeit! Spüre, welche Samen du nun wirklich in die Erde legen möchtest. Hast du eine gute Erde gewählt, den Boden bereitet? Und bist du bereit, sie zu hegen und zu pflegen, dafür zu sorgen, dass die werdenden Pflänzlein genügend Luft und Licht, Wasser und Nährstoffe bekommen? Zu träumen ist eines … doch bist du wirklich bereit, deine Träume ins Leben zu bringen, voll und ganz dafür zu gehen? Du hast nicht weniger als das verdient. Es ist deine Verantwortung, dein Potential nicht ungenutzt liegen zu lassen, bis es seine Keimkraft verliert, sondern zum Wohle des Großen Ganzen ins Leben zu bringen!

Wenn du bereit bist, lege die Samen in die Erde, bedecke sie leicht (je nachdem, ob es sich um Lichtkeimer handelt) oder streue sie – deinem Empfinden entsprechend – weit aus.

Wenn du magst markiere dir die Stelle(n) und trage zukünftig Sorge, dass deine Pflanzen wachsen können … oder lasse hier und jetzt los und vertraue darauf, dass Mutter Natur für deren Wachstum sorgt. Mach dir ein paar Notizen und begib dich langsam auf den Rückweg …

Dieses Ritual kann natürlich auch in einer Gruppe durchgeführt werden, in der wir uns gegenseitig bestärken. Es eignet sich auch für den Beginn eines neuen Projektes.
*Als wir vor mehr als 10 Jahren mit unserer Heilpraktikerpraxis neue Räumlichkeiten bezogen, brachte zu einem Eröffnungsritual jedeR Besucher*in Samenkörnchen mit, die gemeinsam mit Segenswünschen in eine Saatschale gelegt wurden. Manche dieser Samen gingen auf, andere nicht. Manche der Pflanzen lebten für eine Zeit, andere wachsen bis heute in unserem Garten und haben zahlreiche Pflanzenkinder gezeugt …*

## Einen Osterbusch schmücken

Wenn du magst, blase ein paar Hühnereier aus, indem du sie an den beiden Polen mit Löchern versiehst und an einer Seite hinein bläst, um so den Inhalt des Eis zur weiteren Verwertung in eine Schüssel zu befördern. Solltest du vegan leben, kannst du natürlich auch Holzeier verwenden. Nun bemale die Eier – traditionell in Rottönen oder wie du magst (die Farben sollten für dich Fülle und Fruchtbarkeit darstellen)[26] und versehe sie mit Aufhängungen. Während des Malens kannst du darüber sinnieren, was du gerne „ausbrüten" möchtest in diesem Frühjahr, welche Pläne und Ideen du ins Leben bringen möchtest. Gern kannst du das Malen auch in einer Gruppe durchführen (Jede*r bemalt dann ein Ei).
Häufig wird nun ein Strauß aus Weidenzweigen mit Kätzchen als Symbol für den Frühling ins Haus geholt und geschmückt. Besonders schön finde ich, einen (Weiden)Busch draußen zu schmücken.
Während du die Eier in den Busch hängst, lade ganz bewusst die Visionen und Pläne, die dir beim Malen in den Sinn kamen, ein, ins Leben zu treten und Gestalt anzunehmen oder bekunde im Aufhängen, dass du ihnen Gestalt geben wirst. In der Gruppe ist es schön, dies laut auszusprechen und sich gegenseitig zu ermutigen.

## Ein Osterfeuer entzünden

Auch der Brauch des Osterfeuers geht auf vorchristliche Zeiten zurück, und das Feuer wurde aus neunerlei Hölzern entzündet. Es ist ein Feuer, welches weiht und segnet, ein Feuer der Begeisterung, ein Spiegel des Himmelslichtes. Wofür brennst du?

# Baum-Meditation

## Die Weide

Genau jetzt, zur Frühlings-Tag-und-Nacht-Gleiche öffnen die Weiden, vor allem die Silberweide an eher feuchten und die Salweide an trockeneren Standorten ihre samtweichen Kätzchen. Mit einer gelben Fülle an Pollen überzogen eröffnen sie nun das Buffet für die Bienen und damit das Imkerjahr.

Doch vielleicht fühlen sich nicht nur die Bienen, vielleicht fühlst auch du dich eingeladen, dich einer Weide in deiner Umgebung zu nähern. Betrachte schon von Weitem, wenn dies möglich ist, ihre Gestalt, den oft schräg gewachsenen Stamm, ihre durchlichtete Krone. Schon ihre Gestalt hat etwas Träumerisches und scheint nicht selten einem romantischen Gemälde entsprungen zu sein. Welch großartiger Künstler war hier am Werk – das ist wahrlich eine Augen-Weide! Vielleicht lädt sie auch dich zum Träumen ein, schenkt sie dir künstlerische Inspiration … Vielleicht tauchst du ein in ihre Magie, in das Geheimnis, welches sie umgibt. Vielleicht lädt sie dich ein auf eine kleine Reise in deine eigene Tiefe. Und ganz bestimmt lässt sie dich teilhaben an ihrer unbändigen Vitalität und Regenerationskraft.

Wird die Weide, z.B. durch Überschwemmungen entwurzelt – sie treibt selbst liegend wieder aus. Wird sie beschnitten – sie treibt wieder aus, verjüngt und erneuert.

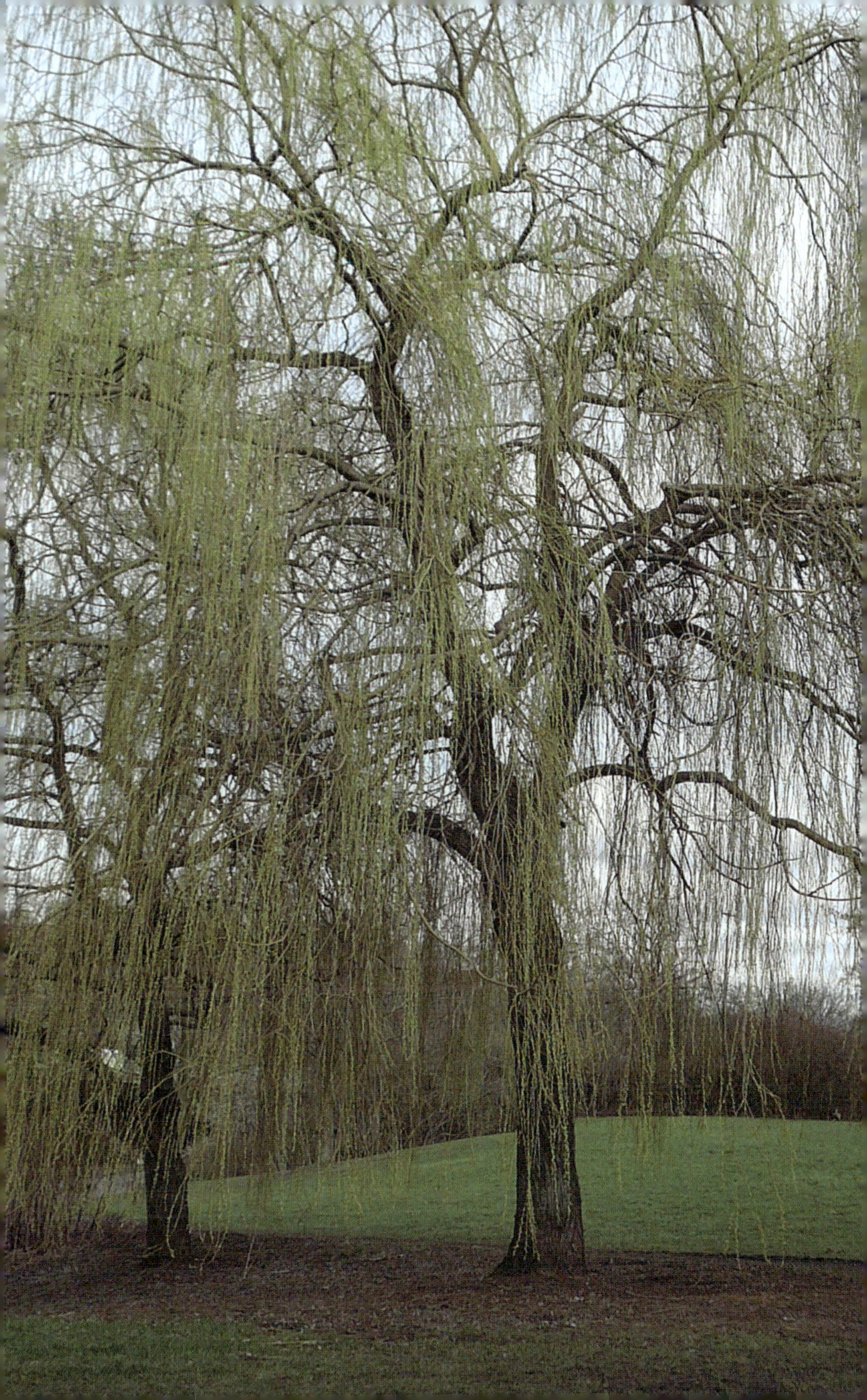

Mancherorts wird der Palmsonntag, der Sonntag vor Ostern, auch als Weidensonntag bezeichnet, und Weidenruten werden an diesem Tag, in dieser Zeit als Lebensruten verwendet. Deren Berührung ist uns ja schon zur Wintersonnenwende und zu Imbolc begegnet. Die Berührung mit der Lebensrute (aus Birke, Hasel oder Weide) erweckt die Lebenskräfte nach dem Winter, sie schenkt Vitalität und Fruchtbarkeit. „Vaselen" oder „Quicken" wird dieser Brauch genannt; jemanden zu „Quicken" bedeutet, ihm Leben, Kraft und Gesundheit zu schenken, noch heute haben wir das Wort „quicklebendig".
Wenn du in Fühlung mit „deiner" Weide bist, wirst du spüren, ob du einige Ruten von ihr schneiden kannst. Wenn du magst, quicke dich damit, quicke deine Lieben, deinen Garten und stelle die Zweige in dein Haus, die Lebendigkeit und die Fülle des Frühlings einzuladen.

Übrigens hat die Weide auch als Schmerzmittel schon eine lange Tradition, da ihre Rinde Salicin enthält. Eine Abkochung (die aufgrund der Gerbstoffe ebenso wie die synthetisch hergestellten Schmerzmittel nicht immer magenverträglich ist), kann bei Kopfschmerzen u.a. helfen und wirkt zudem Schweiß treibend.

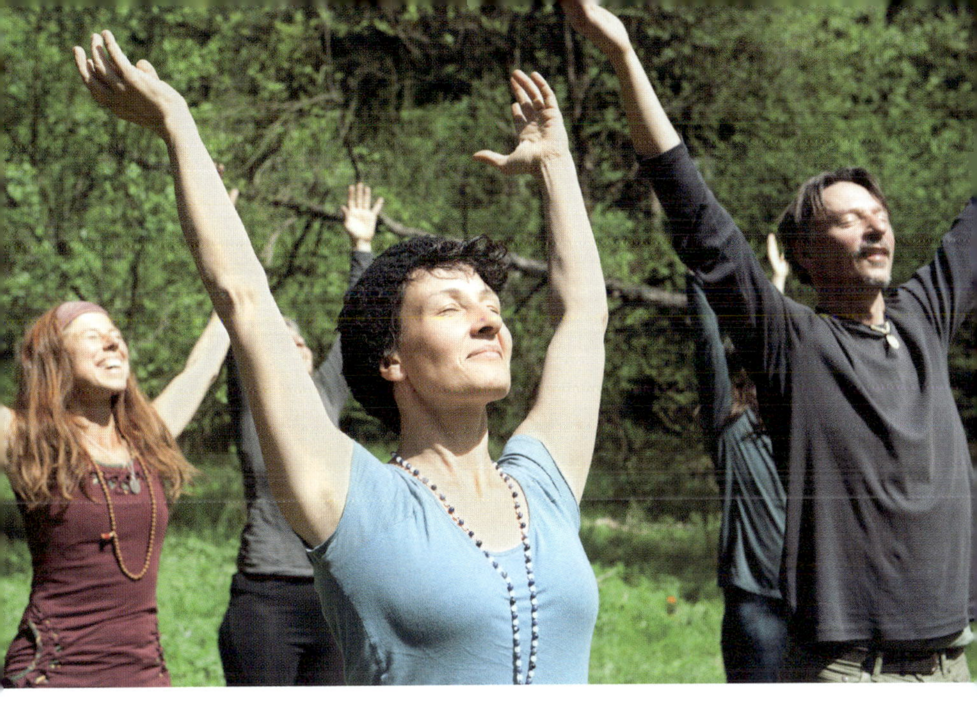

## Waldyoga-Praxis

Geeignet ist nun eine Yogapraxis, die uns sanft in Bewegung bringt und den Winterstaub nun endgültig und im wahrsten Sinne des Wortes abschüttelt. Diese Zeit ist geprägt vom Element Luft und der zunehmenden Kraft des Lichtes. Gehen wir also hinaus und lassen den Hauch des Frühlings hinein in unseren Körper. Ein gründliches Durchlüften ist jetzt sowohl für deine Wohnung als auch deinen Körper eine Wohltat. Nun ist es an der Zeit für ein tiefes Durchatmen und eine intensive Pranayama-Praxis.

Es ist ein Augenblick des perfekten Gleichgewichtes – Licht und Dunkelheit begegnen sich auf Augenhöhe, weibliche Energie und männliches Bewusstsein sind ausgewogen. Und so ist dein innerstes Sein. Doch wie sieht es in deinem Körper aus? Fühle einmal die Unterschiedlichkeit deiner beiden Körperseiten. Bist du im Gleichgewicht?

Viele Asanas unterstützen dich dabei, dieses zu finden und zu entdecken: Dieses Gleichgewicht ist nichts Statisches, das du ein für alle Mal finden kannst, es ist dynamisch, sehr lebendig, ein Tanz …
Und in diesem Tanz dürfen wir uns erlauben, die Leichtigkeit des Seins auch in unsere Yoga-Praxis einziehen zu lassen. Wir brauchen es nicht schwer nehmen, so (ge)wichtig sind wir gar nicht! Es ist Zeit zu spielen – auch mit diesem wundervollen Körper. Du hast gelesen, wie ein Asana korrekt auszuführen ist? Wunderbar – und nun vergiss dieses Wissen, achte auf deinen Körper, fühle und spiele!

## Waldyoga-Stunde zur Frühlings-Tag-und-Nacht-Gleiche

### 41. Den Winterstaub abschütteln

Finde einen schönen Ort im Wald und einen guten, aufrechten Stand, die Füße ungefähr hüftbreit auseinander.
Fühle den Kontakt deiner Fußsohlen mit der Erde und wie von dort eine sanfte, vibrierende Kraft in deine Fußsohlen einströmt. Greife diese natürliche Vibration nun auf und beginne, deinen Körper zu bewegen – es ist zunächst mehr ein Zulassen als ein Machen. Fühle die Vibration in deinen Beinen, intensiviere sie nun, lasse sie zu einem Schütteln werden. Fühle die Bewegung in deinem Becken, achte darauf, dass der Anus, dass die Pobacken ganz entspannt sind. Bewege deinen Rumpf, die Schultern, der Nacken ganz entspannt. Schüttele auch deine Arme, den Kopf … Achte darauf, dass der Kiefer gelöst ist, vielleicht möchtest du einen Ton mit dem Ausatmen kommen lassen – das hört sich durch die vibrierende Bewegung lustig an; erlaube dir damit zu spielen … Schüttele deinen ganzen Körper aus und erlaube dir, dich verrückt und wild zu bewegen. Schüttele Arme und Beine aus, in alle Richtungen

… und schau zu, wie du all das abschüttelst, was du gar nicht bist. Das ist nicht etwas, was schön wäre und vielleicht irgendwann einmal geschieht. Nein. JETZT ist die Gelegenheit. TU es einfach!
Nach ein paar Minuten, beende dein Schütteln und stehe absolut still. Fühle die Vibration, fühle das Fließen in deinem ganzen Körper.

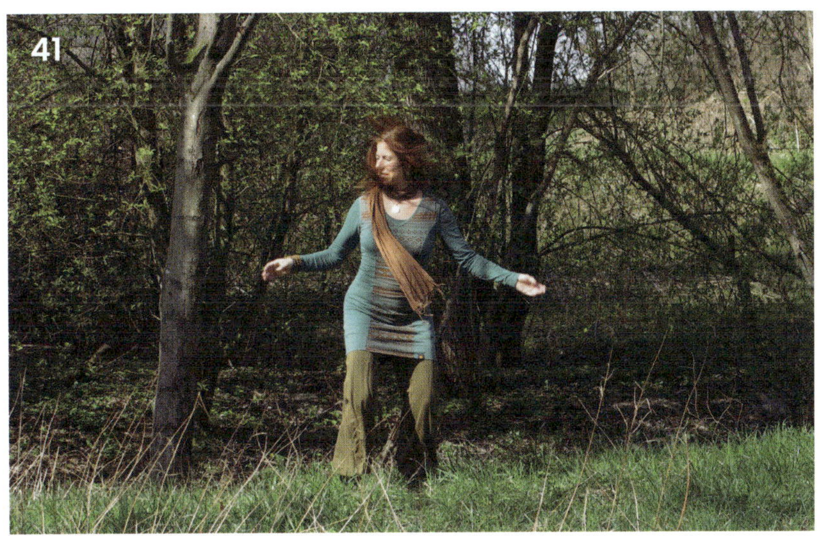


## 42. Den Atem beobachten

Nun lenke deine Aufmerksamkeit hin zu deinem Atem. Beobachte, wie sich der Atem allmählich wieder beruhigt und schaue dem ganz natürlichen Atem zu. Verändere den Atem nicht, er kommt und geht ganz von allein, kommt und geht … Du brauchst absolut gar nichts dafür zu tun. Einatmend strömt diese neue, frische Energie in deinen Körper ein, ergreift deinen Brustkorb, deine (Lungen)Flügel und ausatmend lässt du los … Einatmend empfängst du kühle, frische Luft, das Geschenk der Bäume, im Wesentlichen den Sauerstoff … und auch Duftmoleküle, über die die Bäume auch mit dir kommunizieren (ob du das nun merkst oder nicht) … und ausatmend schenkst du den Bäumen deine herzenswarme Atemluft, vornehmlich das Kohlendioxid, aus dem sie ihren Körper bauen. Der Atem ist zutiefst verbunden mit deinem innersten Sein, mit Atman, deiner Seele. Was schenkst du der Welt mit deinem Atem?

### 43. Die Luft fühlen

Der Atem, und mit ihm das einströmende Prana, berührt dich – nicht nur in deinem Inneren, sondern er umfließt und umströmt dich, deinen ganzen Körper. Komme mit deiner Aufmerksamkeit einmal hin zu deiner Hautoberfläche. Fühle die Oberfläche deiner Haut. Vielleicht merkst du, dass du deine Hautoberfläche am deutlichsten über Berührung mit dem vermeintlich anderen wahrnimmst. Die Haut ist die Grenze zwischen deinem Körper und der dich umgebenden Welt (es gibt noch weitere, feinstoffliche „Grenzen" außerhalb deines Körpers, die du ebenfalls wahrnehmen kannst). Zugleich ist sie das Organ des Kontaktes – zwischen dir und dem vermeintlich Anderen – und der Berührung. Vielleicht kannst du deine Haut da, wo es eine Berührung mit etwas Grobstofflichen gibt, am deutlichsten wahrnehmen … deine Fußsohlen auf der Erde … eine Hand an einem Baumstamm … die Kleidung auf deiner Haut – vor allem wahrnehmbar durch die sanfte Bewegung deines Körpers mit deinem Atem. Und nun fühle einmal deine Hautoberfläche da, wo es keine Berührung mit etwas Grobstofflichen gibt; fühle die Berührung durch die Luft. Auch diese Berührung kannst du wahrscheinlich deutlicher fühlen, wenn die Luft sich bewegt, und wenn ein Wind kommt. Doch noch viel subtiler, vielleicht auch spannender, ist die Berührung durch das Luftelement, wenn es windstill ist … Dafür richte dich einmal ganz still und fein auf deine Gefühlswahrnehmung aus.

Lass dir hierfür ausreichend Zeit. Wenn du das Gefühl hast, weiter gehen zu wollen, komme zur nächsten Übung.

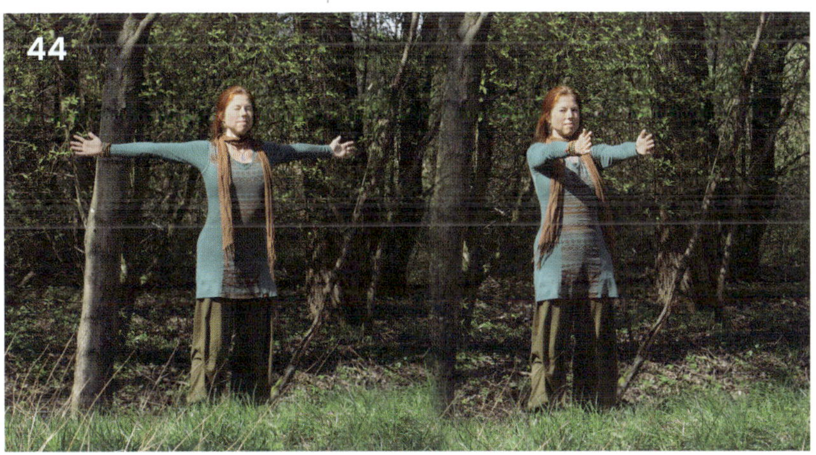


44. Den Frühling willkommen heißen

Nachdem nun der Winterstaub abgeschüttelt ist, ist nun höchste Zeit, die Türen weit auf zu reißen und den Frühling willkommen zu heißen. Für diese intensive Atemübung finde wieder einen guten Stand (wenn dir schnell schwindelig wird, darf es auch eine aufrechte Sitzhaltung sein).

Bringe die Arme nach vorne. Die Arme sind parallel zur Erde und parallel zueinander; die Handflächen zeigen zueinander. Wenn du nun einatmest, öffne deine Arme weit – dabei bleiben sie parallel zur Erde (das ist wichtig für die Schultergelenke). Wenn du ausatmest, bringe die Arme nach vorne (als wolltest du in die Hände klatschen; die Hände berühren sich jedoch nicht. Atme und bewege dich sehr dynamisch. Durch die Bewegung bedingt liegt hier (anders als bei den meisten dynamischen Atemübungen) die Betonung mehr auf der Einatmung. Dadurch kommt es zu einer intensiven Sättigung mit

Sauerstoff, wodurch der Blut-Ph-Wert sich vorübergehend etwas ins Alkalische verschieben kann. Nach Beendigung der Atemübung wird sich das schnell wieder regulieren.
Atme und bewege dich für ca. 1 Minute in dieser Weise, heiße den Frühling willkommen. Öffne und weite deine Brust. Empfange den Frühling mit offenen Armen, mit offenem Herzen. Stehe oder sitze dann für eine Weile still und spüre nach.

## 45. Den Wind freilassen – Eine Pawanmuktasana-Serie im Stehen

Nach der Wissenschaft des Ayurveda gehen Beschwerden in den Gelenken, stark vereinfacht ausgedrückt, zurück auf zu viel Wind (Vata; dieses Dosha setzt sich zusammen aus Luft und Äther) und Säure (Pitta; setzt sich zusammen aus Feuer und etwas Wasser), die sich dort ansammeln. Doch auch, wenn wir noch keine Beschwerden oder daraus erwachsenden Krankheiten haben, können wir einem Zuviel durch diese einfachen und effektiven Übungen vorbeugen, den angesammelten Wind aus unserem Körper dem Frühlingswind übergeben … „Pawan“ bedeutet „Wind“; „Mukta“ bedeutet „freilassen“.

Finde wieder einen bequemen Stand.

**a)** Lasse nun dein Kinn zur Brust sinken. Fühle den Zug im Nacken, wenn du den Kopf hängen lässt. Beginne nun, im Einklang mit deinem Atem deinen Kopf zu kreisen: Wenn du einatmest, rollt dein Kopf über den Nacken; wenn du ausatmest, rollt dein Kinn über das Brustbein. Sehr bewusste Bewegung mit einem sehr bewusstem Atem … Wechsel nach 10 Kreisen die Richtung und kreise deinen Kopf in die andere Richtung. Halte nun inne und spüre nach.

**b)** Lege deine Hände auf die Schulter; die Finger zeigen nach vorne, die Daumen nach hinten, die Ellenbogen zur Seite. Beginne nun, mit den Ellenbogen große Kreise in die Luft zu malen. Atme ein, wenn die Ellenbogen nach hinten oben kommen und atme aus, wenn sie vorne unten sind. Nach ungefähr 10 Runden wechsele die Richtung. Spüre nach.

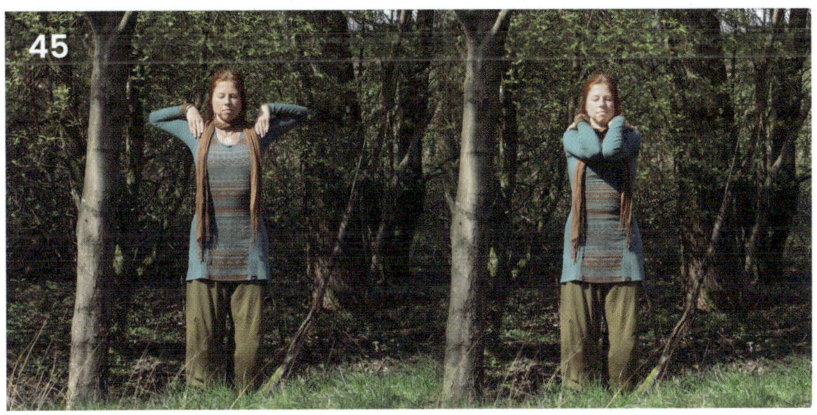
45

**c)** Strecke die Arme nach vorne aus und klappe deine Hände nach oben, so dass die Handinnenflächen von dir weg zeigen. Atme ein. Mit der Ausatmung klappe deine geöffneten Handflächen nach unten, so dass sie zu dir hin zeigen. Fahre so fort in deinem Atemrhythmus.

**d)** Die Arme nach wie vor nach vorne ausgestreckt, leg deine Daumen auf den Hügel unterhalb deines kleinen Fingers und schließe die anderen Finger darum zur Faust. Kreise nun mit den Fäusten 10mal in die eine und 10mal in die andere Richtung.

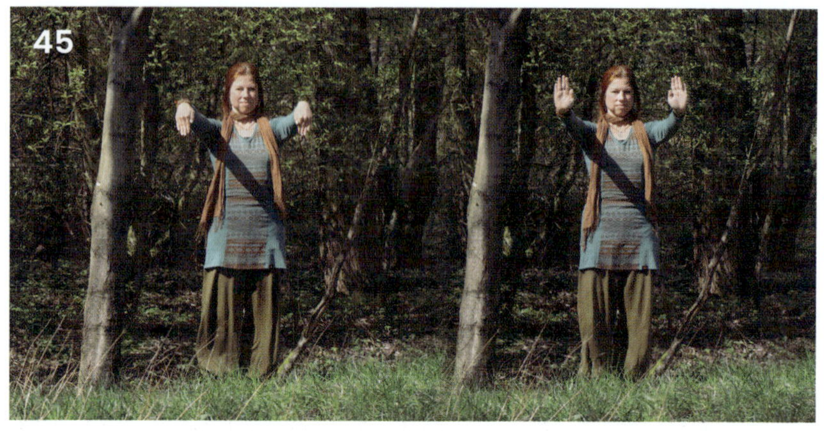


e) Die Arme ausgestreckt, öffne und schließe deine Hände dynamisch. Ein paar Male. Spüre dann nach.

f) Kreise deine Hüfte wie eine Bauchtänzerin. In beide Richtungen ca. 10mal. Spüre nach.

g) Versuche einmal, nur deinen Brustkorb zu kreisen; die Bewegung geht von der Mitte deiner Brust aus. Atme ein, wenn der Brustkorb nach vorne kommt und aus, wenn er nach hinten kommt.

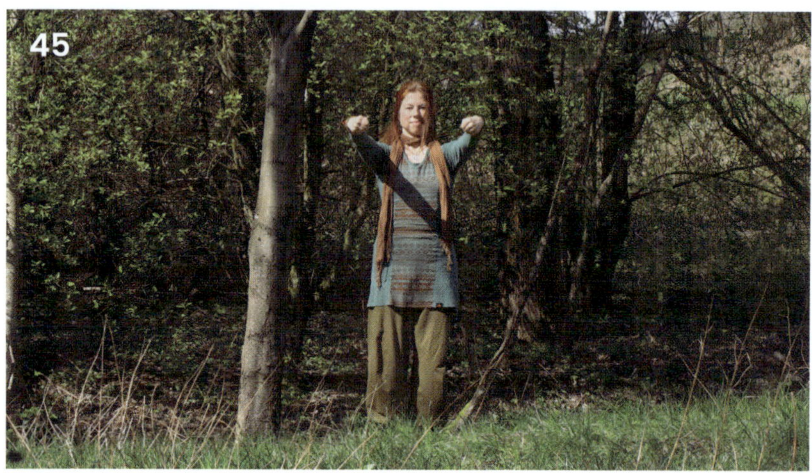

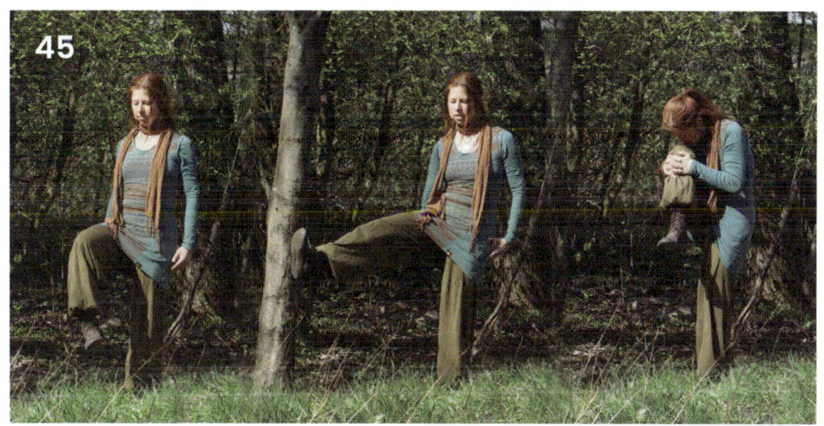


**h)** Fühle deine beiden Fußsohlen auf der Erde und verlagere jetzt das Gewicht auf deinen linken Fuß, so dass du den rechten von der Erde nehmen kannst, das rechte Knie etwas gebeugt. Spiele mit deinem Gleichgewicht und sei im Versuch, während der gesamten Übung deinen Fuß nicht wieder abzusetzen. Beginne nun, langsam und sehr bewusst deinen rechten Fuß zu kreisen … Kreise nur den Fuß; 5mal in jede Richtung. Danach kreise deinen Unterschenkel (das ist natürlich nur bedingt möglich, da das Kniegelenk ein Scharniergelenk ist); den Oberschenkel halte so ruhig wie möglich (jeweils 5mal in jede Richtung). Kreise dann aus der Hüfte heraus dein ganzes Bein (5mal in jede Richtung). Halte nun inne in der Bewegung und zieh dein rechtes Knie zur Brust und umfasse es mit den Armen. Wenn du einen guten Stand hast und noch ein kleines bisschen weiter gehen magst, danke deinem Bein dafür, dass es dich durchs Leben trägt, mit einem kleinen Kuss auf das Knie, bevor du den Fuß wieder auf der Erde absetzt. Schüttele nun deine Bein aus und mache die Übung mit dem linken Fuß. Merke, ob du anwesend bist in den Bewegungen oder ob du dich vom Sog der Gedanken wegtragen lässt. Merke auch, wie sich deine Präsenz auf dein körperliches Gleichgewicht auswirkt. Spüre nun nach. Beide Füße fest und sicher auf der Erde.

## 46. Windmühlen-Arme

Stehe aufrecht und bringe deine Arme gestreckt nach oben. Die Arme sind parallel, die Handflächen zeigen zueinander. Fühle die Aufrichtung, die Klarheit dieser Haltung.
Beginne nun, deine Arme in entgegen gesetzte Richtungen zu kreisen. Nach einer Weile wechsele die Richtung. Erlaube dir, zu spielen. Auch und gerade dann, wenn dir die Bewegungskoordination etwas schwer fällt, nimm die Übung, nimm dich nicht zu ernst …

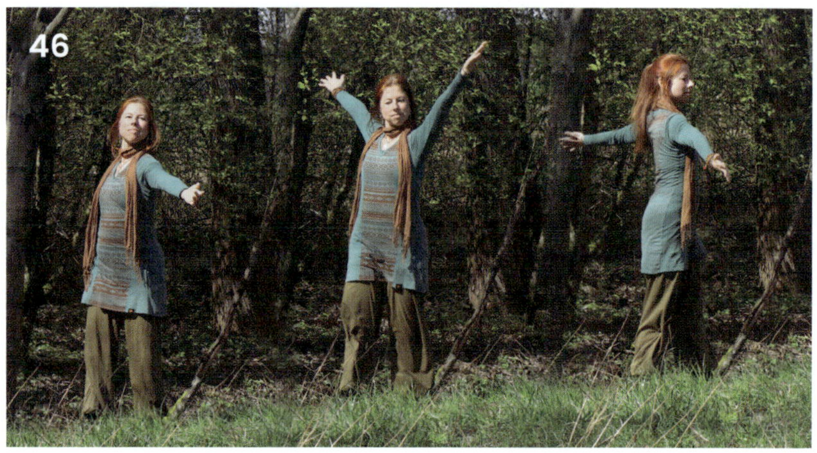


## 47. Die Elemente in Balance

Öffne nun deine Beine etwas mehr als schulterbreit; die Fußspitzen zeigen nach vorne. Achte darauf, dass die Knie nicht überstreckt sind. Bringe die gestreckten Arme nach oben und öffne sie zu einem Kelch etwas mehr als schulterbreit; die Handflächen zeigen nach oben, die Finger nach außen. Fühle deine beiden Fußsohlen, die fest mit der Erde verbunden sind, wenn du magst, stelle dir feine, energetische Wurzeln vor, die von den Fußsohlen in die Erde tasten. Stell dir vor, du atmest durch die Fußsohlen Energie aus den tiefsten Tiefen der

Erde ein, durch deine Beine hin zur Brustmitte. Von der Brustmitte ausgehend atmest du durch deine Handinnenflächen aus in die Weiten des Universums. Von dort, aus den höchsten Höhen, atme ein zu deiner Brustmitte und von dort aus durch die Füße in die Erde hinein. Praktiziere dies für eine Weile und bleibe auch dann fokussiert, wenn die Arme etwas schwer werden … Fühle deinen Körper in der Mitte, Mittler zwischen dem Oben und dem Unten, zwischen Himmel und Erde, die einander in deiner Brustmitte, deinem energetischen Herzen, begegnen.

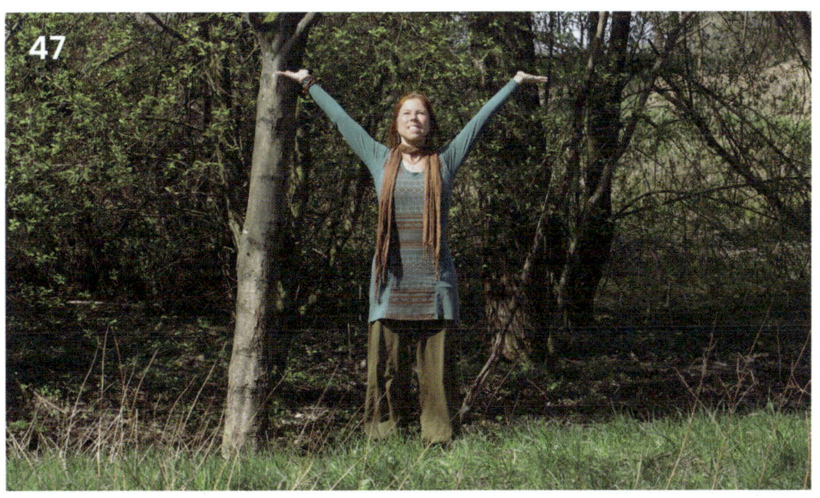


### 48. Der Lebensbaum

Unterstütze die Visualisierung aus der vorherigen Übung nun mit einer Bewegung. Beuge dich aus dem Becken heraus nach vorne und stell dir vor, du greifst mit deinen Händen in die Erde hinein. Von dort führst du einatmend die Energie an deinem Körper entlang nach oben. Auf Brusthöhe drehe die Fingerspitzen nach oben und atme aus, während du die Arme nach oben öffnest. Wiederhole diesen Bewegungsablauf

noch 2mal. Dann atme ein von oben und bewege deine Hände am Körper entlang zur Brustmitte. Drehe dort die Finger nach unten und fahre ausatmend an deinem Körper entlang zur Erde. Gib dort die Energie, die du aus den höchsten Höhen empfangen und durch deinen Körper geführt hast, ab an die Erde. Wiederhole dies noch 2mal. Wenn du dich nach dem dritten Mal aufrichtest und deine Arme seitlich am Körper öffnest, halte in dieser Bewegung inne, wenn die Arme parallel zur Erde sind. Drehe die rechte Handinnenfläche nach oben und die linke nach unten. Fühle die Verbindung nach oben und nach unten und das perfekte Gleichgewicht, verkörpert in deiner Haltung, in deinem Körper jetzt hier.
Wann immer du magst, lass deine Arme sinken und spür nach.

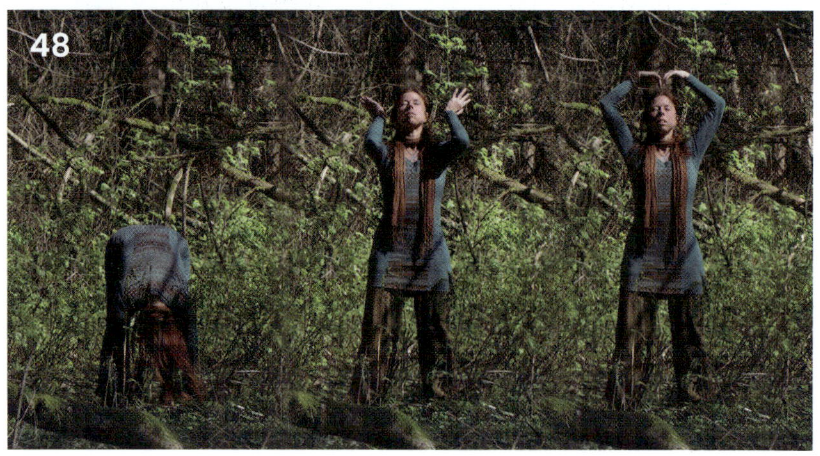

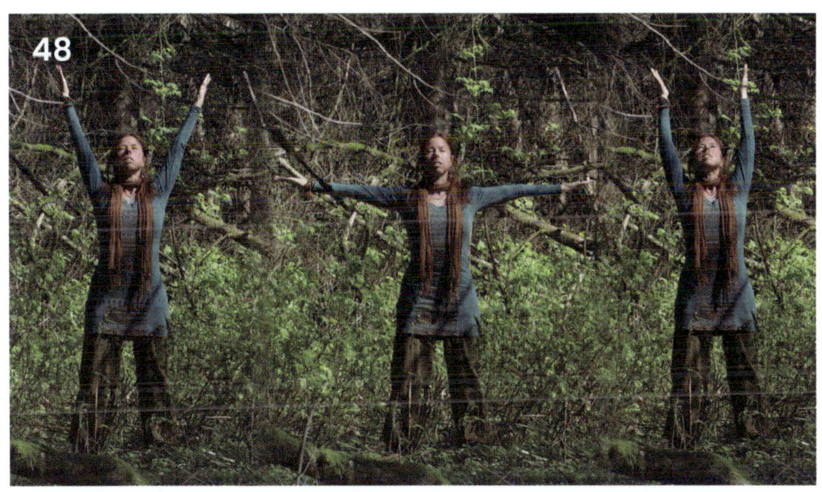


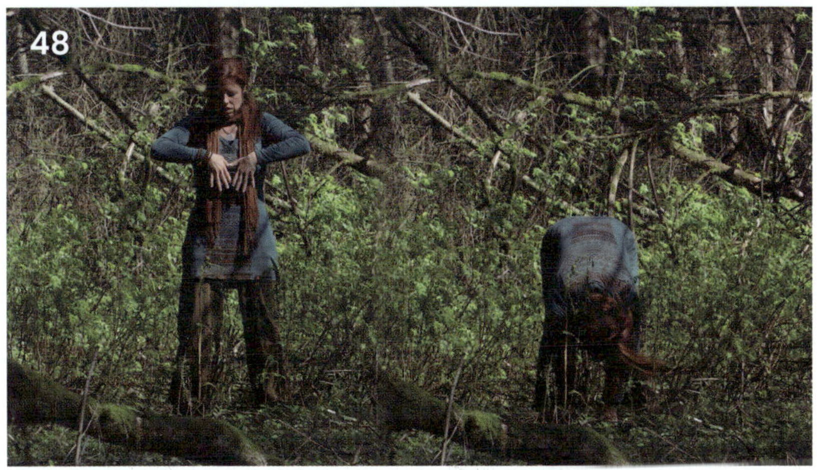


### 49. Tanzender Baum im Wind

Stehe aufrecht, die Füße ungefähr hüftbreit auseinander. Fühle deinen ganzen Körper, vom Kopf bis zu den Füßen. Achte darauf, dass deine Knie nicht durchgedrückt sind, sondern flexibel und beweglich. Das Becken ist leicht nach vorne gekippt; das Steißbein zieht etwas Richtung Erde; die Brust ist weit. Fühle die Luft, die deine Haut berührt.

Wann immer dir danach ist, lass dich vom Lufthauch bewegen. Doch bewege dich in Zeitlupe. Das Becken, die Arme, der Kopf. Auch die Beine und die Füße … Der ganze Körper ist in Bewegung … Es ist mehr ein Geschehenlassen als ein Tun; vielleicht auch ein Wechsel aus beidem. Bemühe dich nicht, lasse dich bewegen. Verabschiede dich von der Idee, dich besonders anmutig und schön bewegen zu wollen und fühle deine natürliche Schönheit und Anmut. Sei frei wie der Wind. Heiße das Leben willkommen und dich in diesem Leben. Du bist eins mit der dich umgebenden mehr-als-menschlichen Welt, mit der Natur, die du bist.
Wann immer du deinen Tanz beenden magst, nach Minuten oder auch Stunden … lasse die Bewegungen langsam versiegen und finde hinein in eine bewegungslose Position – je nach Temperatur und deiner Ausstattung am besten im Liegen – und spüre nach.

Beende deine Yogastunde, wenn du magst, mit einer kleinen Verneigung, die Hände in Anjali-Mudra.

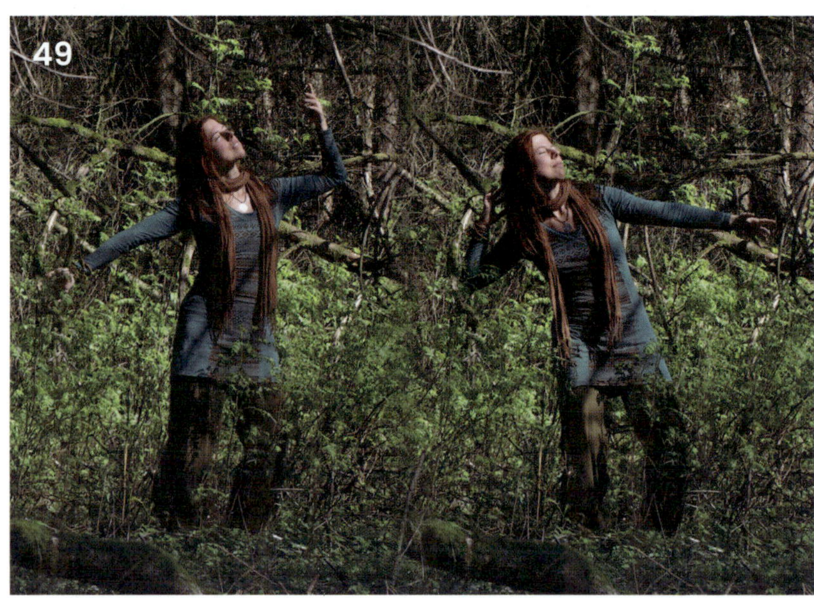

# Beltane

*Heute empfängt mich der Wald mit Freude und Überschwang. Berstende Knospen, üppige Blütenpracht. Auf der Bühne des Waldes laden die Vögel, die nicht damit beschäftigt sind, die bereits geschlüpften Jungen mit Insekten zu versorgen, zu einem imposanten musikalischen Meisterstück. In der Wiese liegt ein Reh mit seinem neu geborenen Kitz. Es summt, brummt, duftet, schmeckt. Die Welt ist satt und saftig, doch kann ich mich gar nicht sattsehen, sattriechen, sattschmecken, satthören oder -fühlen. Mein Herz pocht fast so laut, wie der Specht, der für seinen Nachwuchs das Haus ausbaut, in der Ferne ruft ein Kuckuck. Ja! Ich bin lebendig! Mein Herz schlägt in allen Herzen und alle Herzen schlagen in meinem.*

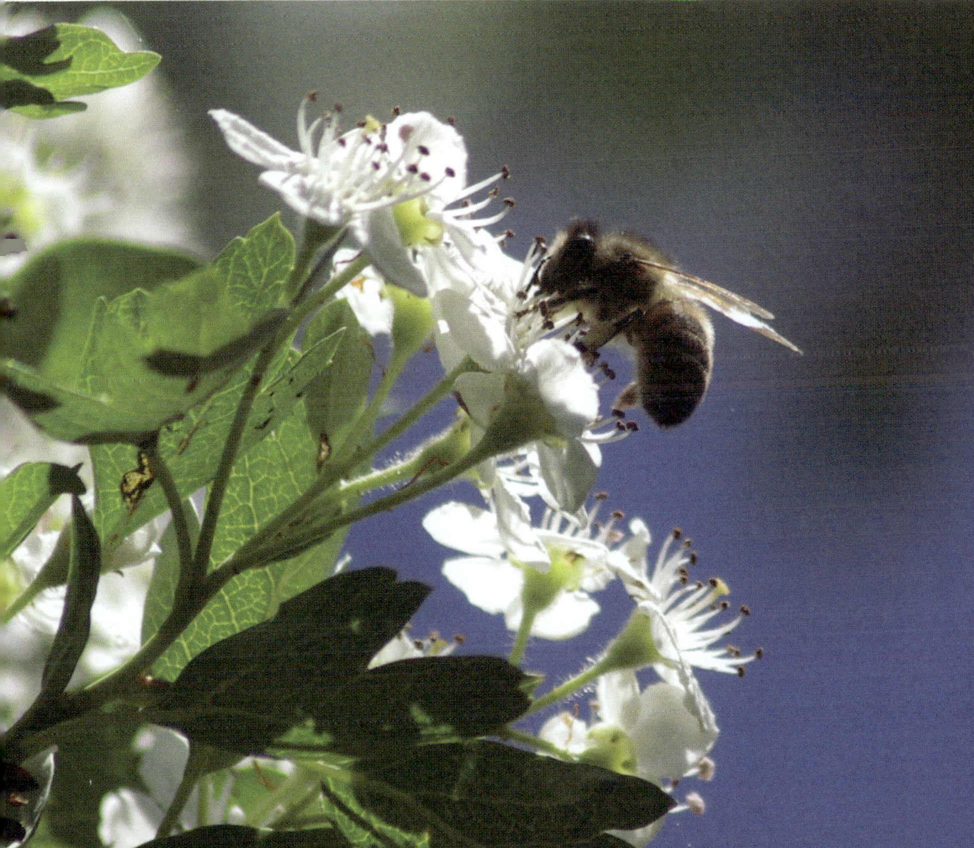

Es ist der fünfte Vollmond nach der Wintersonnenwende. Deutlich spürbar ist, dass das Licht nun die Dunkelheit besiegt hat und die Tage länger sind als die Nächte. Nun beginnt die lichte Jahreszeit – und es beginnt die Hohe Zeit.

Beltane liegt im Jahreskreis genau gegenüber Samhain, dem Beginn des Jahres, Beginn der Dunkelzeit. Viele Schätze haben wir durch diese Dunkle Zeit getragen, vielleicht auch neu erschaffen, gehütet und genährt – so wie das Reh nach der Brunftzeit im Herbst, seinen Nachwuchs durch den Winter getragen hat, um ihn nun ins Licht der Welt zu setzen. 1-4 Kitze werden nun geboren und bevorzugt ins hohe Gras gelegt. Mit ihnen wachsen nun all die Heilkräuter, deren Geheimnisse die Hirsche, so heißt es, kennen. Und eng verbunden sind die Rehe und Hirsche, zu deren Familie sie gehören, mit dem Lauf der Sonne durch das Jahr. Der Hirsch trägt die Sonnenscheibe in seinem Geweih und hat das Firmament erklommen, wo sich der Sonnengott nun in all seiner Pracht zeigt. Die Blütengöttin, Tochter der Erde, ist nun ebenfalls herangewachsen; sie zeigt sich in all ihrer Schönheit und hat sich das Hochzeitskleid angelegt. Sie ist bereit, sich von den Sonnenstrahlen ihres Geliebten durchdringen zu lassen und Fülle und Fruchtbarkeit auf die Erde zu bringen. Es ist die Heilige Hochzeit, die sich hier vor unseren Augen vollzieht – wenn wir Augen haben, dies zu sehen. Beltane ist sozusagen „der „Polterabend“ der göttlichen Hochzeit“ (Storl 2003, 157). Und all dies geschieht nicht nur in der uns umgebenden Natur, sondern auch tief in uns. Unsere Sehnsucht weist uns den Weg. Dieses Glühen in der Brust, dieses Feuer dort entflammt unsere Herzen nun vielleicht einmal mehr und weist uns den Weg. Und natürlich lässt das auch unser Hormonsystem nicht kalt und unser ganzer Körper mag uns nun signalisieren, dass eine Zeit des Liebens angebrochen ist, eine Zeit der Verschmelzung und der sinnlichen Freuden. Unsere Ahn*innen gingen noch hinaus auf die Felder, dort Liebe zu machen, um die

Fruchtbarkeit auf das Pflanzenwachstum zu übertragen; Mädchen bauten „Minneburgen" in den Wäldern, die von ihren Liebsten erobert wurden. In den Dörfern werden bis heute Maibäume aufgestellt, umgeben von einem geschmückten Kranz, und wie der Lingam, der in indischen Tempeln in der Yoni ruht bzw. aus ihr hervorgeht, stehen der Kranz und der Baum für den kosmischen Liebesakt, die unio mystica, aus der alles und alle hervorgehen, sie stehen bis heute für den Weltenbaum, der das ganze Universum trägt.

Und all dies geschieht auch in unserem Körper, in den Tiefen unseres Seins. Unsere Sehnsucht mag uns nun antreiben, im Außen nach der Erfüllung unserer Liebe zu suchen, doch können wir diese Erfüllung auch in uns finden? Können wir die Shaktikraft fühlen, die aus der Erde, aus der Tiefe unseres Beckens lebendig aufsteigt, unser Herz ergreift und sich mit dem Höchsten Bewusstsein vermählen möchte? Wenn wir dies in uns fühlend erahnen, dann können wir dies auch im anderen wahrnehmen und dabei zutiefst erkennen, dass es „den anderen" gar nicht gibt.

Doch nun ist nicht die Zeit zum Philosophieren, es ist Zeit, hinauszugehen und die Liebe und das Leben zu feiern. Es ist Zeit, in die Fülle einzutauchen, und Zeit, unseren Platz in der Welt zu finden und einzunehmen.

Wenig verwunderlich ist, dass Beltane das einzige Fest im Jahreskreis ist, für das sich keine Entsprechung im christlichen Brauchtum hat finden lassen – zu orgiastisch und sündhaft mag es den Kirchenmännern erschienen sein – ob sie wohl vergessen hatten, dass auch sie einst durch die Vagina einer Frau das Licht der Welt erblickt hatten? Seltsamerweise sind es überwiegend Frauen, die das Fest bis heute feiern, als „Hexensabbat" oder „Walpurgis" hat es in abgewandelter Form überdauert und wird zumeist in der Nacht auf den ersten Mai gefeiert. Der „Tanz in den Mai" ist ebenfalls ein Relikt aus alter Zeit. Und als Wonnemonat gilt der Mai bis heute. Vielerorts wird auch

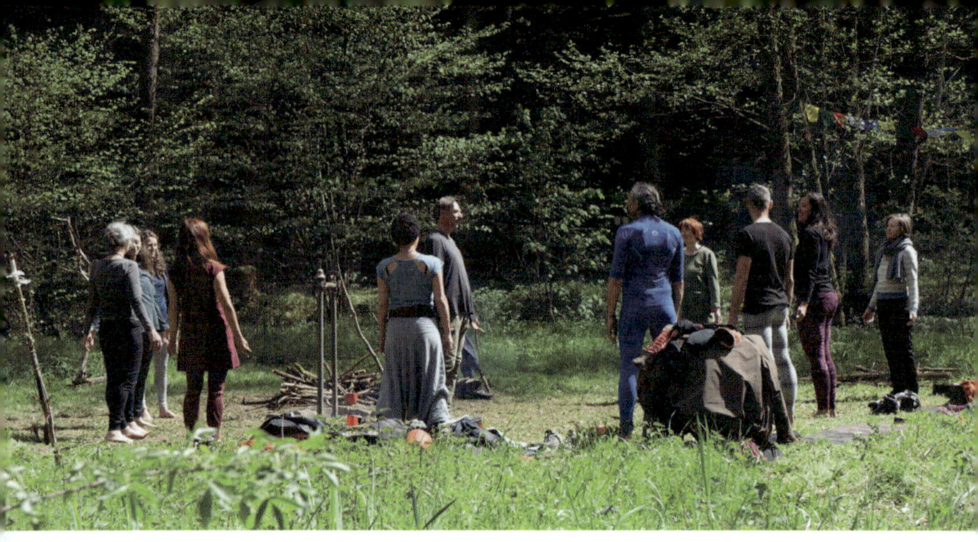

noch ein Maifeuer entzündet. Einst gab man sich das Ja-Wort für ein Jahr, indem man gemeinsam mit seinem Liebsten über dieses, aus neunerlei Hölzern entzündete Feuer sprang. Manchmal waren es auch gleich zwei Feuer, zwischen denen Mensch und Tier hindurch getrieben wurden, um Krankheitsdämonen zu vertreiben, zu reinigen und zu transformieren, so dass Fülle und Fruchtbarkeit Einzug halten können.

## Thema

Adoleszenz und sexuelle Reife, sich in Liebe der Welt zuwenden und seinen Platz dort finden, Selbstliebe, Verantwortung. Seine Werte kennen und ihnen folgen. Eintauchen in die Fülle

## Fragen

- Was sind meine Werte?
- Folge ich ihnen?
- Welche Träume trage ich in die Welt?
- Fühle ich mich ganz, erfüllt, wert?
- Sind meine Samen gekeimt?
- Suche ich Liebe oder lebe ich Liebe?

**Element**

Luft und Feuer 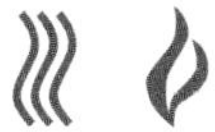

**Richtung**

Süd-Osten

**Polarität**

lunar, Yin im Yang

## Pflanzenbräuche

### Aufstellen des Maibaumes

Vielerorts gibt es bis heute den Brauch, einen Maibaum auf dem Dorfplatz aufzustellen, oft ist dies eine Fichte, die uns ja bereits als Weltenbaum begegnet ist, oder die Birke, Baum des Neuanfangs, auch der neuen Liebe. Der lange Stamm wird von Ästen befreit und von einem bunt geschmückten Kranz aus frischem Grün gesäumt. Auch die Baumkrone wird manchmal (v.a. wenn es sich um eine Birke handelt) mit bunten Bändern geschmückt. Der Maibaum ist Sinnbild für den göttlichen Liebesakt, für das perfekte Gleichgewicht von Yin und Yang. Mancherorts ziehen in der Nacht auf den ersten Mai auch die jungen Männer – oft in Gruppen – durch die Dörfer und bekunden ihre Liebe, indem sie einen Birkenzweig oder eine junge, mit Bändern geschmückte Birke am Haus ihrer Angebeteten anbringen – auch hier steht die Birke für die junge, aufkeimende Liebe.

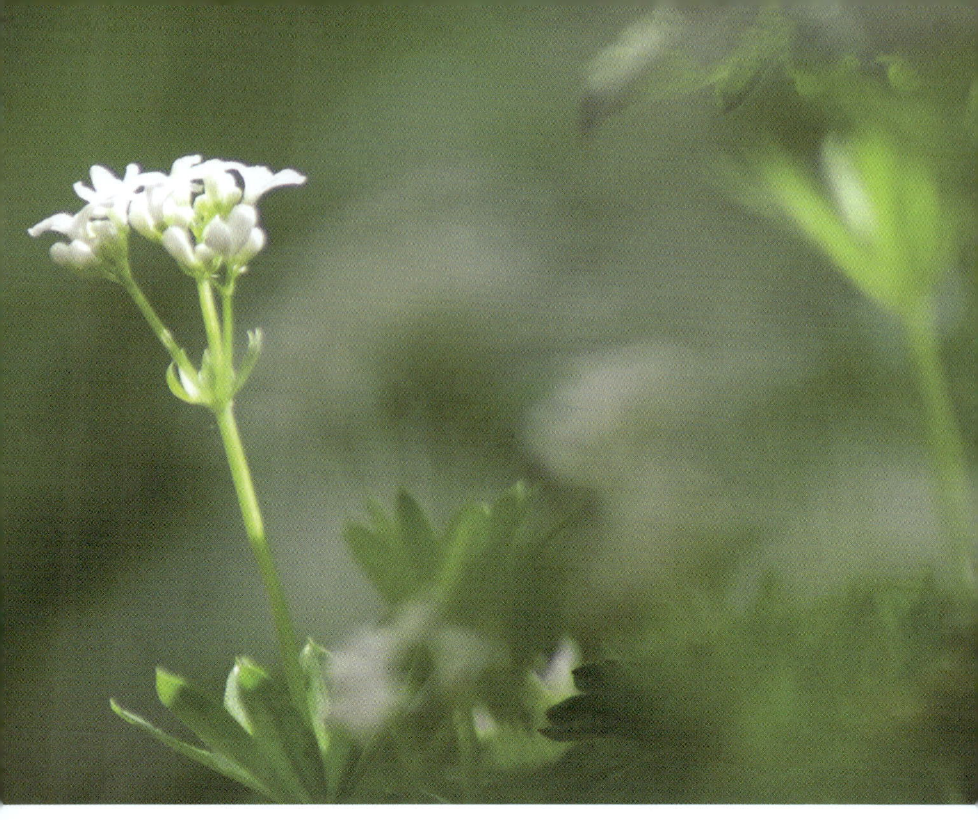

## Maibowle

Eine Heilpflanze, die nun besonders präsent ist und sicherlich seit uralter Zeit im Zusammenhang mit Beltanebräuchen verwendet wird, ist der Waldmeister, manchmal auch als „Mutter des Waldes" bezeichnet. Auf den ersten Blick ein etwas unscheinbares Kraut, lässt ein solcher Name auf große Kraft schließen, und es besticht mit einer filigranen Schönheit und Leichtigkeit. Wie ein Bote, den die Wesen des Waldes geschickt haben, kommt diese Pflanze zu uns und lädt uns ein, an ihrem Frühlingsfest der Natur teilzunehmen, uns zu berauschen und zu begeistern, wahr zu nehmen: Die ganze Natur feiert, und es ist an uns, uns einzuschwingen und zu fühlen, dass auch wir Natur sind. Es wäre zu schade, wenn die Party ohne uns stattfindet!

All das vermeintlich Wichtige hinter dir zu lassen und einzutauchen in die Wirklichkeit des Seins, dem Lachen der Naturgeister in dir zu lauschen und ein Fest der Fülle zu feiern – im Waldmeister findest du einen wundervollen Pflanzenverbündeten …

## Naturrituale

### Beltane-Feuer

Wenn du magst, sammle neunerlei Hölzer für dein rituelles Feuer. Traditionell wird dieses Feuer mit dem Drillbogen „gequirlt". Auch hier findet sich die Symbolik des Liebesaktes, in dem das Feuerkind gezeugt wird. Du kannst das Feuer natürlich auch auf die dir gewohnte Weise entzünden, doch wenn du magst, verbinde dich mit der Vorstellung, dass hier ein neues Licht, ein neues Leben entsteht. Nimm wahr, was geschieht, wenn du das Feuer entzündest, beobachte die dich umgebende Natur. Ich habe oft erlebt, dass die Wesen des Waldes sich angezogen fühlen

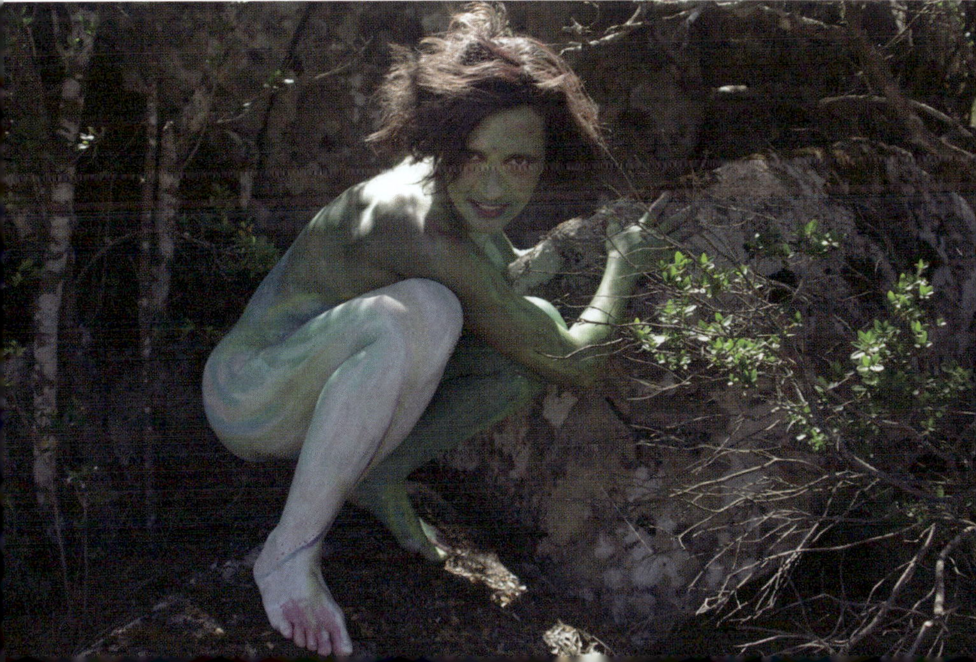

von Ritualen, ja sogar mitwirken. Manchmal tauchen Tiere auf, bei mir sind es oft Rehe, die plötzlich vor dem Entzünden eines Feuers am Platz oder um den Platz herum stehen. Häufig habe ich auch erlebt, dass an einem an sich recht windstillen Tag mit dem Entzünden des Feuers ein Wind aufkommt und mithilft. Manches Mal kam es aber auch vor, dass ein Feuer gar nicht so recht angehen wollte … Das Feuer ist ein Spiegel für dein eigenes inneres Feuer. Wagst du es, hineinzuschauen? Sei im Versuch, nichts zu erwarten und doch deine Sinne weit zu öffnen für die mehr-als-menschliche Welt. Wie leicht oder schwer lässt sich das Feuer entzünden? In welche Himmelsrichtung zieht der erste Rauch? Wie brennt dein Feuer? Ist es ein Strohfeuer, welches hell und intensiv lodert oder brennt es langsam und kontinuierlich? Fliegen die Funken? Dieses Feuer ist ein Feuer der Reinigung, der Transformation. Ich habe weiter oben davon erzählt, dass Menschen sich das Ja-Wort gaben mit dem gemeinsamen Sprung über das Feuer – das machen mein Partner und ich tatsächlich Jahr für Jahr – es ist ein Ja zu diesem Menschen, ein Ja zur Liebe und, vor allem, ein Ja zu diesem Augenblick und in diesem Augenblick. Es ist kein Ja á la „… bis das der Tod euch scheidet" – zum einen glaube ich nicht, dass der Tod das tut, und zum anderen kann ich ja gar nicht wissen, was in einem oder auch in zwei Jahren, was im nächsten Augenblick ist. Und doch ist es ein Ja für die Ewigkeit. Denn dieser Augenblick ist ewig. Ich mag es auch, sich nicht auf scheinbaren Selbstverständlichkeiten auszuruhen, sondern das Ja zueinander immer wieder aufs Neue auszusprechen, zu erneuern. Und noch wichtiger finde ich, Ja zu sich selbst zu sagen (auf einer anderen Ebene ist das eh dasselbe). Deshalb möchte ich dich hier und jetzt dazu einladen, den Sprung über dein Feuer ganz diesem Ja zu dir selbst zu widmen. Stelle dich auf eine Seite deines Feuers – vielleicht in den Norden, um aus der Dunkelheit ins Licht zu springen – sei dir deines Körpers bewusst und gib dir einen Moment, ganz anzukommen, dich zu fühlen. In deinem innersten Sein stellt sich die Frage gar nicht, doch vermutlich befindest

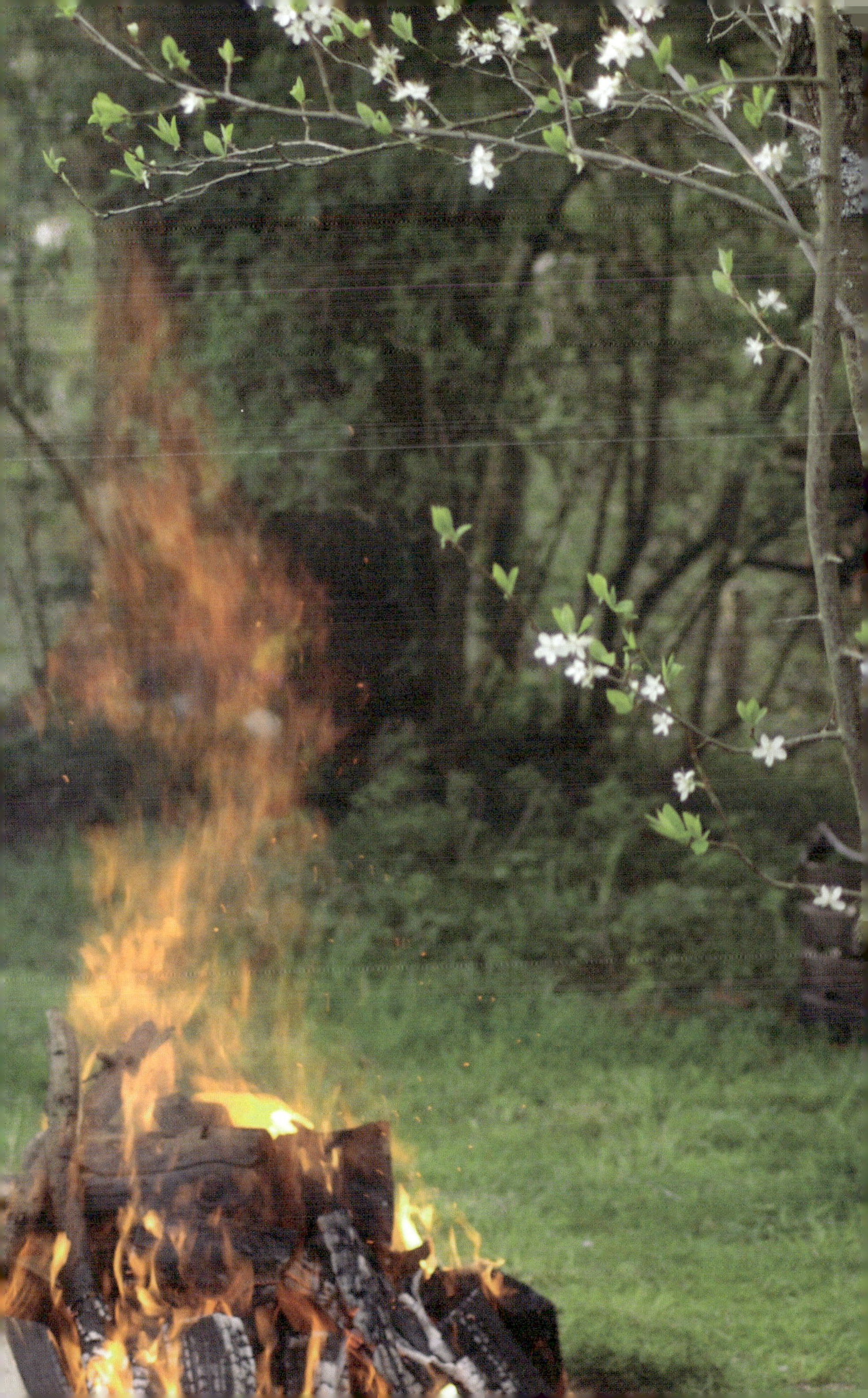

du dich jetzt gerade irgendwo an der Peripherie. Und dort auf dieser Ebene frage dich nun, ob du voll und ganz, ehrlich und aus dem Herzen Ja sagen kannst zu dem / der, die / der du bist; zu all dem, was du zu sein glaubst. Vergegenwärtige dir all die wundervollen Gaben, die du in die Welt bringst alleine dadurch, dass du du bist. Kannst du sie sehen und, vor allem auch wertschätzen? Und voll und ganz die Verantwortung übernehmen für dein So-Sein? Oder fühlst du dich irgendwie „nicht wert", lebst du mehr nach den Werten anderer als nach deinen eigenen? Und wenn es so ist, kannst du das jetzt einfach einmal wahrnehmen ohne dich dafür gleich wieder schuldig zu fühlen? Genau da kann Heilung beginnen. Genau da kannst du in das Licht deines Bewusstseins treten. Und selbst dann, wenn du jetzt so gar nicht aus dem Herzen Ja zu dir sagen kannst, nimm das alles nicht so ernst und nicht so schwer. Dann tue jetzt einfach einmal so, als ob. Wenn du so weit bist, dann nimm ggf. Anlauf und gib dir selbst das Ja-Wort mit einem kraftvollen Sprung über dein Feuer. Ja!
Natürlich ist es sehr kraftvoll, dieses Feuerritual gemeinsam mit anderen Menschen durchzuführen.

## Baum-Meditation

### Weißdorn

Wenn es eine Pflanzenfamilie gibt, die die Liebe selbst in ihrer Gestalt ver-körpert, dann ist es wohl die Familie der Rosengewächse. Und wenn wir uns die Rose und ihre Verwandtschaft genauer anschauen, dann können wir erkennen, dass ihr (Liebes-) Zauber vor allem darin besteht, dass sie Yin und Yang in einem perfekten Gleichgewicht zum Ausdruck bringt – männliche und weibliche Qualitäten begegnen sich hier wirklich auf Augenhöhe! Die vollendete, venusische Harmonie

und sinnliche Sanftheit ihrer Blüten könnte allerdings darüber hinwegtäuschen, dass wir es hier zugleich mit einem äußerst wehrhaften Gewächs zu tun haben, in dem sich – an der Seite seiner Geliebten Venus – mit intensiven Stacheln niemand anderes als der kriegerische Gott Mars verkörpert.
In den vergangenen Wochen hat der Schwarzdorn als erster die rosigen Zeiten eingeleitet, gefolgt von der Wildkirsche. Doch pünktlich zu Beltane öffnet nun der Weißdorn seine Blütenfülle und steht wie kein anderer Baum in Verbindung mit zahlreichen Bräuchen rund um dieses Fest. Sein schwerer Blütenduft weckt die Liebeslust, und mit Weißdornblüten geschmückt kam einst die Maikönigin daher, ihrem Geliebten, dem Grünen Mann zu begegnen.

Mach dich jetzt auf den Weg zu einem Weißdorn in deiner Nähe. Wenn du magst, nimm eine Decke / Matte zum Liegen (und deineN LiebsteN ☺) mit. Zumeist findest du den Weißdorn nicht in den Tiefen des Waldes, sondern eher an dessen Rand. Er umfriedet zudem Weiden und Felder und bildet zusammen mit Schwarzdorn und anderen Sträuchern einen schützenden Hag – eine Welt, ja ein ganzes Universum für sich, eine wirkliche Schwelle zwischen den Welten. Leider eine Welt, die im Zuge der heute betriebenen Landwirtschaft immer rarer wird, steht diese Zauberwelt doch den schweren Maschinen im Weg, mit denen die Felder heute beackert werden. Dagegen können selbst die wehrhaften Stacheln nicht schützen, wohl aber bieten sie zahlreichen Vogelarten einen sicheren Schutzraum, in dem sie brüten können und schenkt ihnen obendrein im Herbst Nahrung im Überfluss. Die Blütenpracht hingegen mag sich wie die Liebe selbst verströmen und lockt eine große Vielzahl von Insekten an. Auch die haben es ja unglaublich schwer in unserer an Anthropozentrik erkrankten Welt. Als wahrhaftiger Herzbaum kann der Weißdorn vielleicht auch diese Krankheit heilen … Zumindest lädt er mich ein, davon zu träumen.

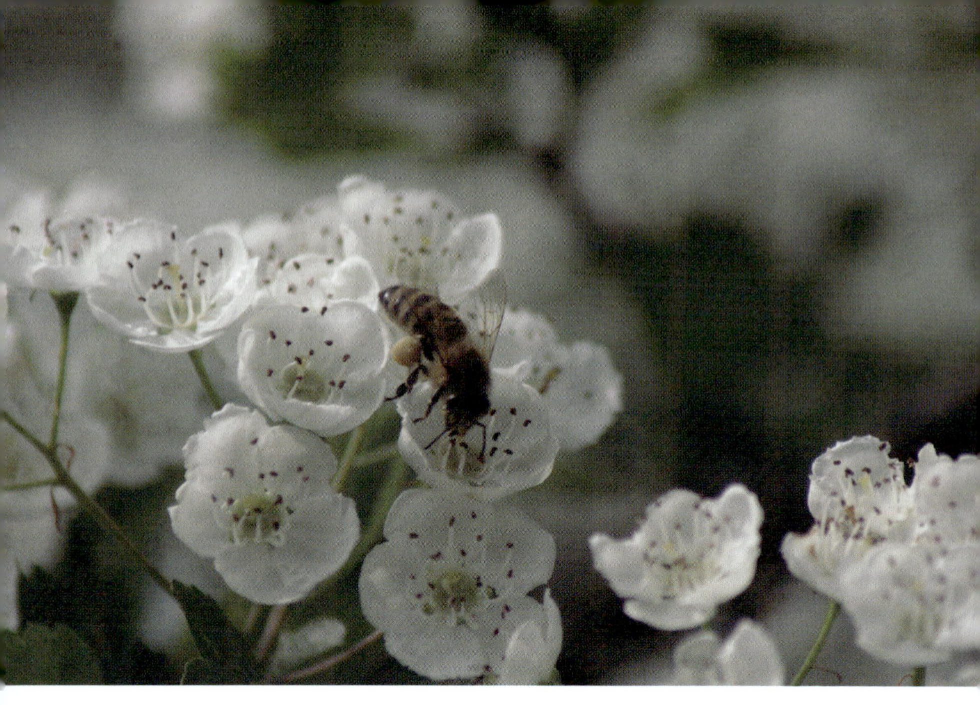

Nimm einmal wahr, ab wo du die Weißdornblüten riechen kannst. Mitunter kannst du ihren Geruch schon lange wahrnehmen, bevor du den Weißdorn siehst. Vielleicht magst du auch die Augen verbinden und dich von einem Freund führen lassen, um dich ganz auf die Geruchswahrnehmung zu konzentrieren. Merke, wie du dich fühlst mit diesem Duft, welche Gedanken und Bilder auftauchen … Empfindest du diesen Duft als angenehm oder eher als unangenehm? Interpretiere dies nicht, nimm es einfach wahr … Wenn du vor deinem Weißdorn stehst, betrachte ihn, berühre vielleicht einmal vorsichtig seine Dornen, beschnuppere seine Blüten … Bist du willkommen an diesem geweihten Ort? Lässt er dich an sich heran und heißt dich eintreten oder hat er – durch Verbiss oder auch Schnitt ein undurchdringliches Dickicht gebildet? Fühlst du dich hier wohl(ig) oder ist dir die Welt, in die der Weißdorn dich hier einladen mag, eher fremd?

Wenn du magst, finde einen Platz unter dem Weißdorn und breite deine Decke aus. Mach es dir bequem; leg dich vielleicht auf den Rücken, so dass du in die Blütenfülle über dir schauen kannst. Wann immer du magst, schließe deine Augen. Vielleicht lädt dich der Weißdorn ja zum Träumen ein … Solltest du unter dem Weißdorn einschlafen, so wärst du nicht die bzw. der erste und befändest dich in berühmter Gesellschaft – Dornröschen tat dies bereits und der berühmte Zauberer Merlin tut dies wohl bis heute. Doch keine Sorge, während dieses Schlafes unter dem Weißdorn wirst du nicht altern und obendrein möglicherweise Abenteuer im Feenreich erleben. Und vielleicht erfüllt der Weißdorn (oder die gute Fee) dir sogar deine geheimen Wünsche … dafür ist er in Irland bis heute bekannt.

Wann immer du genügend unter dem Weißdorn geträumt hast, kehre zurück in die Wirklichkeit – und vielleicht, ganz vielleicht, wirst du feststellen, dass diese ja gar nicht verschieden ist von all dem, was du je erträumt hast.

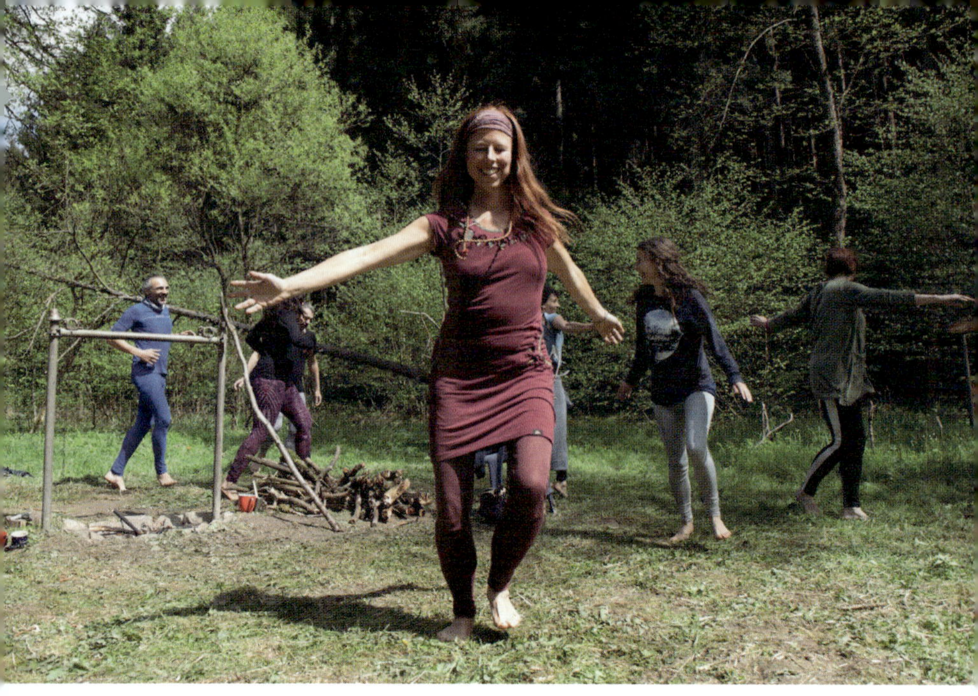

## Waldyoga-Praxis

In dieser Zeit der Fülle sollten wir gar nichts schwer nehmen, uns selber nicht und auch nicht unsere Yogapraxis. Wir dürfen uns die Erlaubnis geben zu spielen! Und nichts ist wohl auf eine gute Weise ernsthafter als wahrhaftiges Spielen. Dein Spiel führt dich geradewegs in die Präsenz. Und genau diese Präsenz ist es ja, die uns den Raum erschließt, in dem Yoga geschehen kann. Und das genau jetzt.

Und zu dem eher luftigen und spontanen Spiel gesellt sich nun eine Praxis, die unser Herzensfeuer stärkt, unsere Sehnsucht weist uns dabei den Weg. Suchst du die Liebe immer noch im Außen oder magst du sie noch ein bisschen tiefer in dir erfahren und fühlen, dass du Liebe bist?

Die warme Witterung erlaubt es uns nun vielleicht auch, es auf der körperlichen Ebene etwas ruhiger angehen zu lassen und in einer meditativen Praxis etwas tiefer einzutauchen in dieses Empfinden der Verbundenheit allen Seins.

In dieser Anbindung können wir unser Feuer weise lenken, statt im wilden Funkenflug unseren Geist durcheinanderwirbeln zu lassen. Wohin wir auch schauen – jetzt ist eine Zeit der Fülle angebrochen. Können wir uns davon berühren lassen? Wonach du auch suchen magst, öffne nun deine Augen und sieh hin! Die Schönheit der Natur ruft nach dir!

## Waldyoga-Stunde zu Beltane

Trage für diese Yogareihe Kleidung, die auch ein bisschen Walderde abbekommen darf oder nimm (auch, wenn du kälteempfindlich bist) eine Yoga- oder Isomatte mit.

### 50. Meditationssitz (Aranja-Siddhasana)

Lass dich rufen von einem Platz im Wald, der sich anfühlt wie „dein Platz“ – für jetzt, für deine kleine Yoga-Einheit. Finde hier eine bequeme, aufrechte Sitzhaltung, am besten mit gekreuzten Beinen (die rechte Fußsohle an der Innenseite des linken Oberschenkels, die Ferse an Schamlippen oder Damm; der linke Fuß auf dem rechten Unterschenkel, die Zehen zwischen Ober- und Unterschenkel). Falls es dir schwerfällt, auf der Erde zu sitzen, kannst du dir auch einen Baumstumpf, Felsen, Baumstamm oder Ähnliches zum Sitzen suchen. Wenn du deine Position gefunden hast, kippe dein Becken leicht vor und zurück, bis du dich wirklich aufrecht fühlst und in eine Haltung gefunden hast, in der sich dein Körper wie von selbst hält. – Es geht nicht um die äußerlich perfekte Haltung, sondern um eine Haltung, in der du bequem und ohne körperlichen Widerstand sein kannst. Achte deinen Körper in seiner Einzigartigkeit! Wenn du ganz in deine Haltung hineingefunden hast, schließe deine Augen und erlaube dir, ganz bewusst anzukommen, hier an diesem Platz im Wald. Kannst du deinen Platz hier voll und ganz einnehmen, fühlen, dass du willkommen bist?

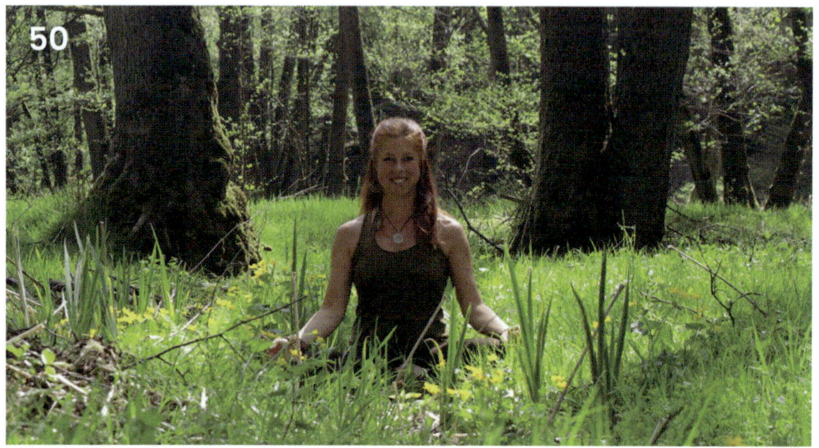


Fühle nun deine beiden Sitzbeinhöcker auf der Unterlage, die Verbindung zur Erde. Fühle die ganze rechte Seite deines Körpers … und die ganze linke Seite … beide Körperseiten gleichzeitig, die in ihrer Unterschiedlichkeit doch eine Einheit bilden … und den Bereich, in dem sich rechte und linke Körperseite berühren, die Mittelachse deines Körpers und wie du ganz in dieser Mitte sitzt. Fühle nun zugleich deinen Atem, der ganz natürlich fließt, kommt und geht ganz von allein … Und vielleicht hast du Zugang zu dem Empfinden, tief aus der Erde durch deinen Beckenboden ein- und auszuatmen. Fühle, wie mit der Einatmung diese Kraft aus der Erde kommt und deinen Körper aufrichtet, und wie du ganz sanft – ohne zusammen zu sinken – loslässt mit der Ausatmung, loslässt an die Erde …
Einatmend kommt die Kraft aus der Erde und richtet dich auf. Fühle, wie die Kraft deinen Brustkorb ergreift, ihn öffnet und ganz weit macht.

Während du deinen Körper und deinen Atem in dieser Weise wahrnimmst, richte zugleich deine Aufmerksamkeit auf die dich umgebenden Geräusche ... den Geruch dieses Ortes ... den Lufthauch auf deiner Haut ... Und komme mit deiner Aufmerksamkeit hin zu deinen Augen. Nimm den rechten Augapfel wahr und den linken ... den Punkt zwischen den Augenbrauen ... und sei im Versuch, deine Augen ganz weich, deinen inneren Blick ganz weit und entspannt sein zu lassen. Mit diesem weiten weichen Blick, öffne nun ganz sanft deine Augen – fokussiere nichts, der Blick bleibt ganz weit, ganz weich, ganz rezeptiv. Kannst du zulassen, dass das Licht der Welt dich berührt über deine Augen? Kannst du all diese Farben, all dieses Licht hineinlassen, ganz unmittelbar und direkt ... ohne eine Interpretation, einen Gedanken dazwischen zu schieben ... oder das, was du siehst, mit bereits bekannten Bildern abzugleichen? Der Körper, Einatmen, Ausatmen, das Licht und die Farben ... Jetzt hier in diesem Wald.

## 51. Dank und Segen dem Waldwesen

Bringe nun die Hände vor der Brust zusammen in Anjali-Mudra, der Gebetshaltung. Die Handinnenflächen liegen ganz aneinander, die Daumenballen am Brustbein, die Unterarme sind parallel zur Erde, Schultern ziehen weg von den Ohren, der Nacken ist lang. Übe einen gleichmäßigen moderaten Druck deiner Handflächen gegeneinander aus. Nachdem du ca. 10 Atemzüge lang so gesessen hast, beginne, von den Handaußenkanten her deine Hände zu öffnen, so dass die Handinnenflächen sich langsam nach vorne (von dir weg) ausrichten. Zuletzt löse die Daumen voneinander und bringe die Hände langsam links und rechts neben deinen Oberkörper, so dass die Handflächen noch immer nach vorne zeigen, in eine Geste des Segnens. Halte diese Position ebenfalls ca. 10 Atemzüge. Wenn du einen inneren Zugang dazu hast, segne mit dieser Geste das bzw. die Waldwesen. Bringe dann die Handflächen langsam wieder vor der Brust zusammen. Wenn du magst, wiederhole die Geste oder lege nun die Hände entspannt in den Schoß und spüre nach.

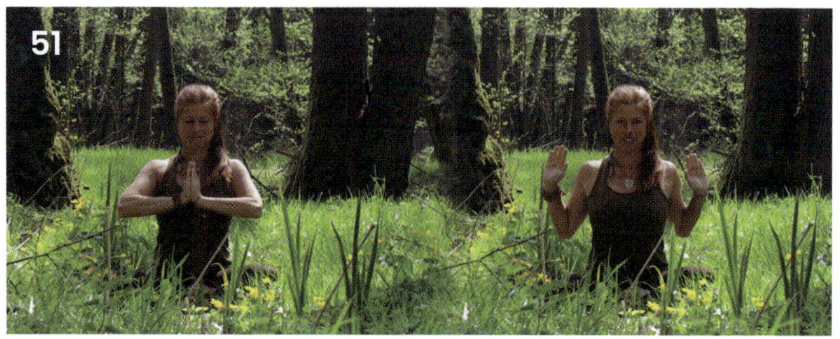


### 52. Sich räkelnde Wildkatze (Marjariasana)

Löse nun deine Sitzhaltung auf und komme in einen Vierfüßlerstand; die Knie sind unter den Hüften, die Hände unter den Schultern, die Handflächen auf der Erde, die Finger geöffnet. Dehne nun abwechselnd deine Beine, indem du jeweils ein Bein nach hinten ausstreckst, den Fußballen auf der Erde aufsetzt und die Ferse nach hinten von dir wegziehst.

Beginne nun mit der Katzenbewegung: Wenn du einatmest, strecke deinen Po raus, mach ein Hohlkreuz, das sich vom Becken kommend Richtung Brustwirbelsäule in einer Welle fortpflanzt. Dein Brustbein hebt sich, der Kopf geht in den Nacken. Ausatmend mache nun einen Buckel, als wolltest du dein Brustbein und dein Schambein zusammen bringen. Den Nabel ziehe Richtung Wirbelsäule. Das Kinn geht zum Brustbein. Fahre so fort in deinem Atemrhythmus. Fühle die Beweglichkeit deiner Wirbelsäule, das feine Strömen in deinem Körper … schenke der Bewegung mit deinem Atem deine ganze Aufmerksamkeit. Wiederhole dies, so lange du magst, mindestens zehn Male.

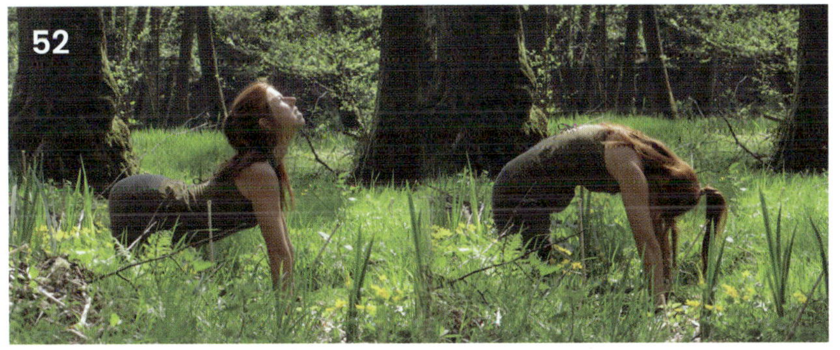


### 53. Die Katze lauscht der Erde (Parsva Balasana)

Im Vierfüßlerstand fädele nun den rechten Arm unter dem linken Arm hindurch, so dass deine rechte Schulter und rechte Gesichtsseite zur Erde kommen. Wenn du dich hier gut positioniert hast, öffne, wenn du magst, den noch aufgestützten linken Arm Richtung Himmel, während du der Erde lauschst. Der linke Arm Richtung Himmel ist lang und aktiv, die rechte Schulter an der Erde ganz entspannt. Halte die Position, so lange du magst, mindestens zehn entspannte Atemzüge. Komme dann langsam und behutsam wieder zurück in den Vierfüßlerstand, gib einen Moment, wieder ganz hier anzukommen und lausche der Erde dann mit deinem anderen Ohr, mach also die Übung zur anderen Seite.

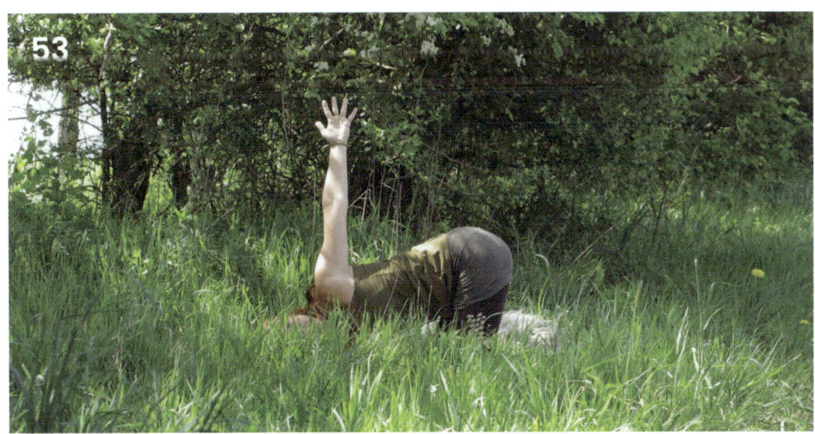

## 54. Spielende Katze

Mache nun all die Bewegungen im Vierfüßlerstand, die dir spontan in den Sinn kommen und gut tun: Du kannst zum Beispiel die Arme beugen und strecken, die Wirbelsäule heben und senken, mal nur das Becken, dann nur die Brustwirbelsäule kreisen und so fort … Nach einer Weile halte im bewegen inne und spüre nach.

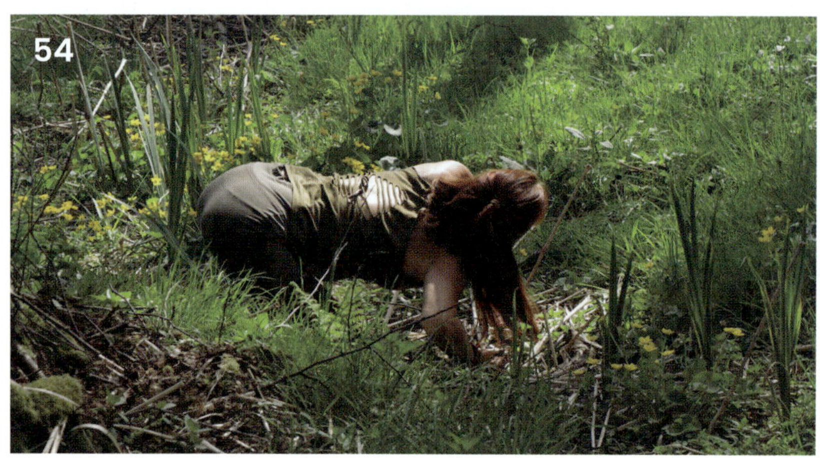


## 55. Pantherdehnung (Anahatasana)

Aus dem Vierfüßlerstand wandere mit den Händen nach vorne, während dein Becken über deinen Knien bleibt. Auf diese Weise kommt nur dein Brustkorb Richtung Erde. Vielleicht berührst du mit deinem Brustbein die Erde. Dein Kinn ist auf der Erde aufgestellt; der Blick geht nach vorne oder du hältst den Kopf gesenkt mit Blick zur Erde. Fühle dein energetisches Herz, verbunden mit der Erde. Halte diese Position für fünf ruhige Atemzüge oder länger und komme dann wieder zurück in den Vierfüßlerstand.

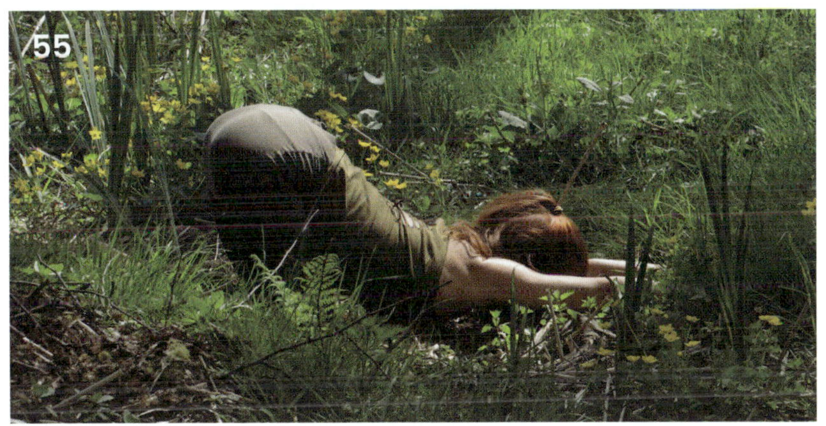


## 56. Schlafendes Katzenbaby (Balasana)

Bringe nun aus dem Vierfüßlerstand deinen Po auf die Fersen und die Stirn zur Erde. Die Arme lege nun links und rechts neben den Oberkörper, der Rücken ist rund. Entspanne dich ganz in diese Haltung hinein. Es gibt jetzt nichts zu tun. Vielleicht kannst du die Erde riechen. Lausche den Klängen und fühle, wie du ganz eingebettet bist in diesen Klangteppich des Waldes. Fühle, wie du ganz getragen und gehalten bist von der Erde. Es gibt nichts zu tun. Alles ist da.

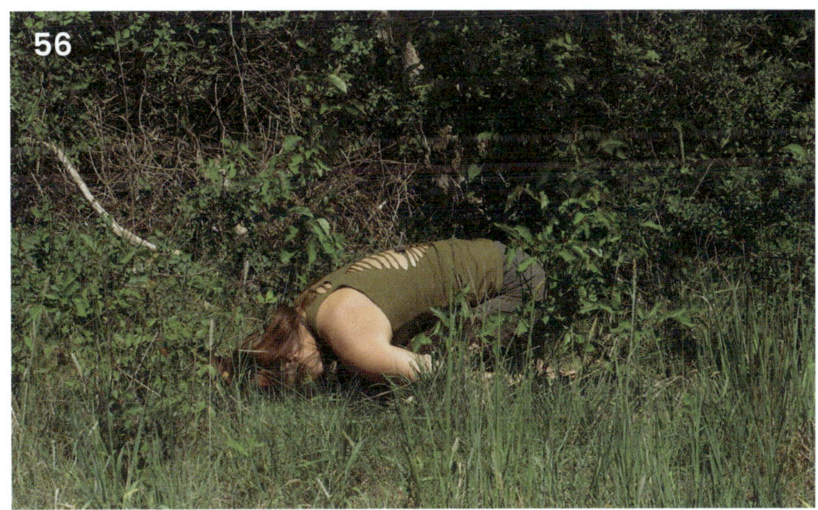

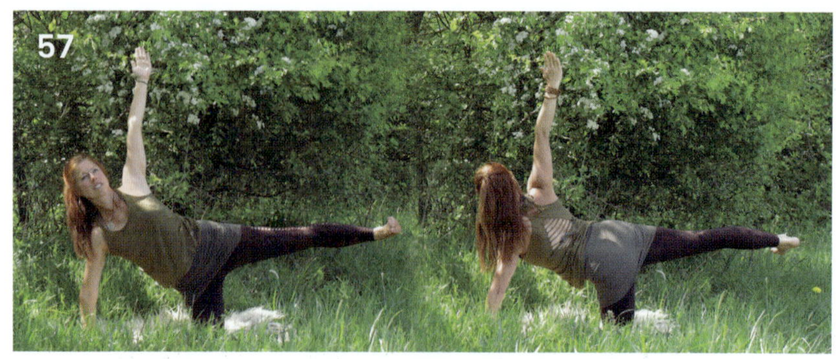


57. Die Katze öffnet sich dem Wald

Komme wieder zurück in den Vierfüßlerstand. Strecke nun den rechtes Bein nach hinten aus, die Fußspitze ist angezogen, das Bein ungefähr parallel zur Erde. Drehe nun dein Becken auf, so dass die rechte Hüfte über die linke kommt. Öffne nun auch deinen Brustkorb, bringe die rechte Schulter über deine linke und strecke deinen rechten Arm Richtung Himmel. Wenn dein Gleichgewicht das nicht zulässt, kannst du auch deinen rechten Fuß hinter dem linken auf der Erde aufsetzen. Fühle diese Öffnung, diese Weite in deiner Brust, die linke Hand mit der Erde verbunden, die rechte reicht in den Himmel. Himmel und Erde treffen sich in deinem Herzen. Öffne nun dein Herz dem dich umgebenden Wald und spüre diese Verbundenheit.
Nach ein paar tiefen Atemzügen in dieser Haltung kehre wieder zurück in den Vierfüßlerstand, gib dir ein paar Momente, dort wirklich wieder anzukommen, und mache die Übung dann zur anderen Seite.

### 58. Herabschauender Wolf (Adho Mukha Svanasana)

Im Vierfüßlerstand fächere deine Finger auf und stelle deine Zehen auf. Atme tief ein; ausatmend strecke deine Beine und schiebe dein Becken nach oben Richtung Himmel. Versuche deinen Rücken möglichst gerade zu machen, indem du Nachdruck in deine gestreckten Arme und die Achseln gibst. Der Kopf ist in einer Linie mit dem Oberkörper. Das Brustbein strebt Richtung Knie, während du allmählich die Fersen weiter zum Boden sinken lässt. Die Hände sind fest in der Erde verwurzelt. Gib deiner ganzen Körperrückseite eine intensive, genussvolle Dehnung. Atme im Fluss weiter ein und aus. Spüre die Kraft und die Anmut des Wolfes in dir. Halte die Position, so lange du magst.

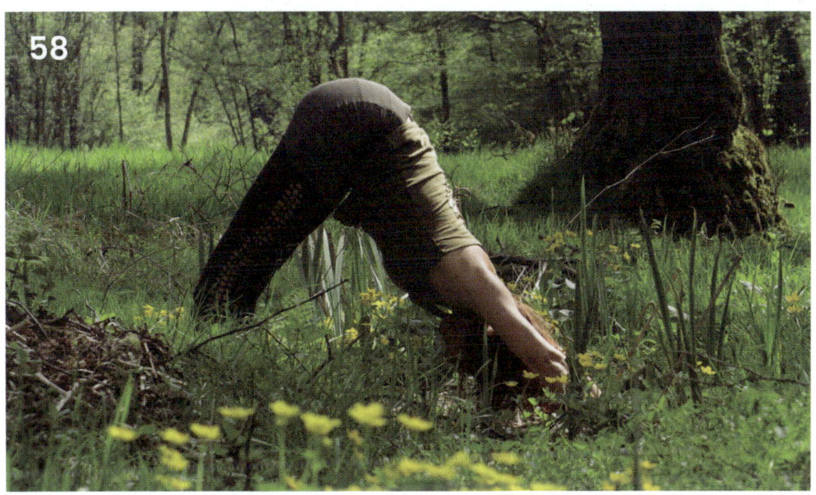

### 59. Erdfeuer fühlen (Utthita Chaturanga Dandasana)

Bring nun aus dem herabschauenden Wolf deine Schultern über deine Hände und senke dein Becken so ab, dass Beine und Oberkörper ungefähr eine Linie bilden (dein Becken hängt also nicht durch, und der Po steht auch nicht nach oben). Fühle deine Kraft und atme intensiv. Aktiviere deinen Bauch, die Region um deinen Nabel. Nach fünf bis zehn Atemzügen komme wieder zurück in den herabschauenden Wolf.

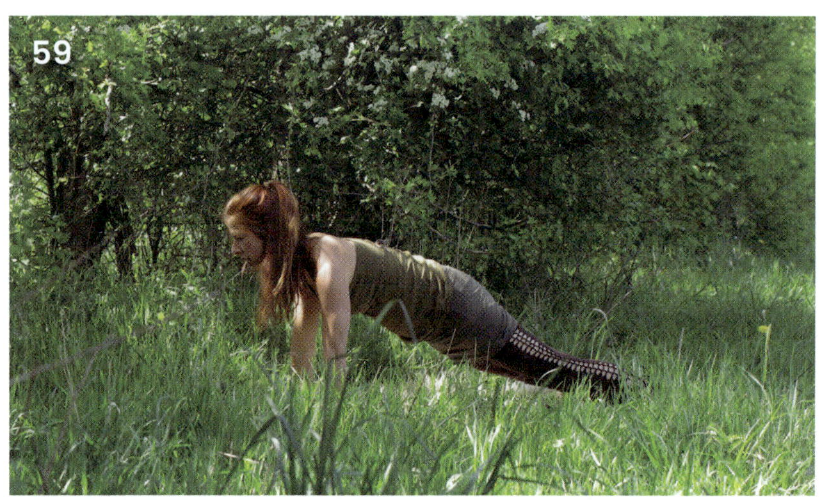


### 60. Verneigung vor dem Wunder des Lebens (Uttanasana)

Aus dem herabschauenden Wolf heraus laufe nun mit den Füßen nach vorne zwischen deine Hände. Versuche zumindest mit den Fingerbeeren den Kontakt mit dem Waldboden aufrecht zu erhalten. Strecke nun die Beine und komme so in die Vorwärtsbeuge im Stehen. Auch hier strebt dein Becken wieder nach oben in Richtung Himmel. Lass dich ruhig einfach einmal hängen und pendele mit deinem Oberkörper etwas hin und her. Bewege sanft deinen Kopf und Nacken. Komme dann in die aktive Vorwärtsbeuge: greife deine Fußgelenke oder Waden von hinten und ziehe dich ausatmend noch ein wenig näher zu deinen Beinen heran; einatmend bringe Länge in deinen Oberkörper. Verneige dich vor dem Wunder des Lebens, das du bist. Nach einer Weile richte dich ganz achtsam Wirbel für Wirbel auf und komme in die Berghaltung. Spüre nach.

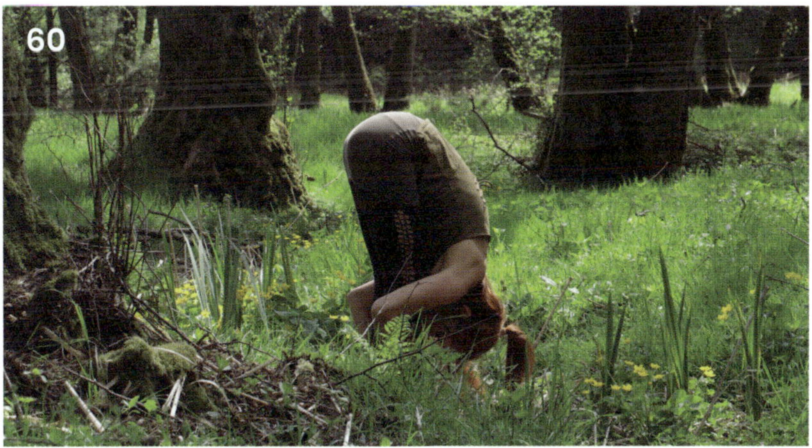


### 61. Der Fluss der Elemente

Für diese Atem- und Bewegungsmeditation öffne deine Füße etwas mehr als hüftbreit. Achte darauf, dass der untere Rücken lang ist und das Steißbein etwas Richtung Erde zieht; die Knie sind flexibel. Die Arme sind neben dem Körper; die Handflächen zeigen zum Körper hin. Mit der Einatmung hebe nun die Arme nach rechts und links neben dem Körper an, bis sie parallel zur Erde sind; die Beine sind gestreckt. Atme aus. Drehe nun die Handflächen nach oben und bringe mit der Einatmung die Handflächen über dem Kopf zusammen, die Oberarme nah an den Ohren. Drehe dann die Handflächen nach außen und öffne die Arme nun im Kreisbogen, bis die Fingerspitzen vor deinem Becken zusammen kommen, die Hände hier wie Schalen geformt. Gehe während dieser Bewegung leicht in die Knie. Einatmend bringe die so geformten Hände vor deinem Körper nach oben bis auf die Höhe des Herzens und strecke mit dieser Bewegung deine Knie wieder. Auf der Höhe deines Herzens drehe die Hände, so dass die Handflächen nach unten zeigen und bewege sie mit der Ausatmung wieder nach unten, gib dabei erneut in den Knien etwas nach. Mit diesem Bewegungs- und Atemfluss fahre nun fort in deinem Tempo. Ertaste dabei mit deinen Händen den Raum; du kannst fast stofflich fühlen, wie du ihn mit deinen Händen bewegst. Wiederhole diesen Bewegungsablauf so lange du magst, mindestens zehn Male. Kannst du fühlen, dass alles fließt und du mit allem? Wenn du deinen letzten Zyklus beendest, stehe still und fühle das Fließen und Strömen in deinem Körper und wie dieser Körper lebendig eingewoben ist in das große Netz des Lebens.

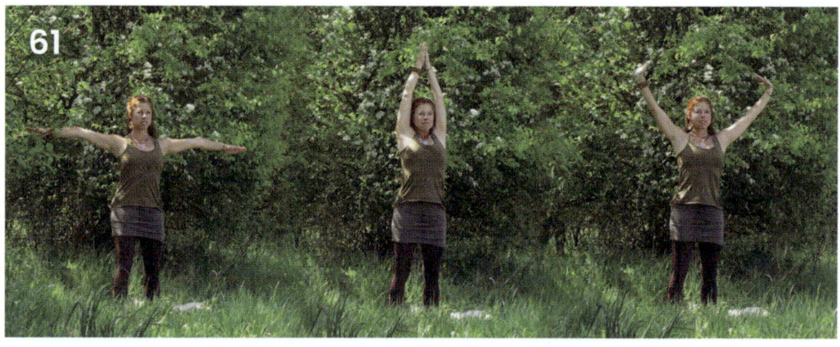


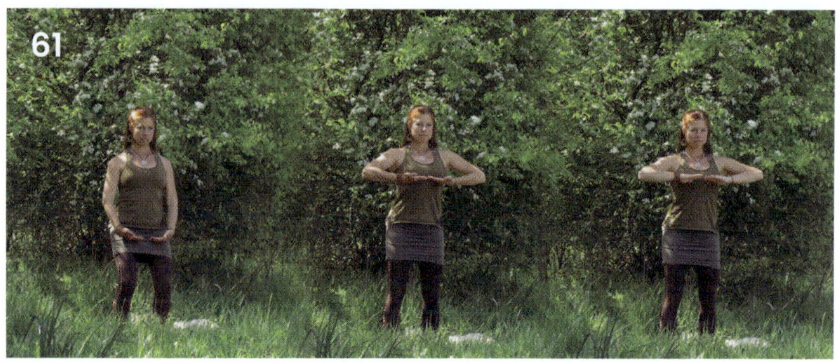

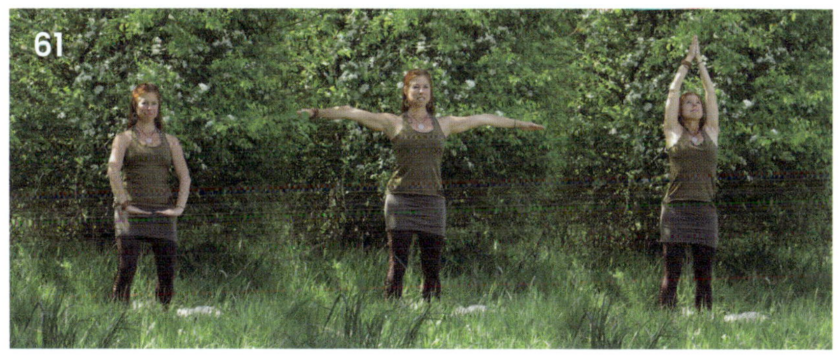


## 62. Entspannung

Finde nun eine bequeme Haltung – welche, das richtet sich natürlich nach der Witterung und deinem mitgebrachten Equipment. Wenn es warm genug ist, lege dich gerne hin, am besten auf den Rücken, ansonsten setze dich bequem an einen Baum angelehnt hin oder stehe in der Berghaltung. Schenke dir eine intensive Zeit des Nachspürens und der Entspannung. Achte darauf, dass du nicht mit deinen Gedanken spazieren gehst, sondern hier und jetzt anwesend bleibst. Lass deinen Körper dir ein Tor sein in diesen Augenblick – jetzt und immer wieder jetzt. Nimm deinen Atem wahr und fühle das pulsierende Leben der dich umgebenden Waldnatur. Es gibt nichts zu tun, doch viel zu (er)leben.

# Sommersonnenwende

*Das frühe Licht und der Gesang der Gefiederten ruft mich hinaus, ein Bad in der Fülle zu nehmen, ein Bad im Tau des Morgens, der in der Sommersonne glitzert wie funkelnde Edelsteine. Die Welt ist voller Schätze, die doch so gar nicht weltlich sind! Und die ganze Welt ist Gesang und singt mir von der Sonne, vom Sein selbst. Ich fühle, wie mein Herz vibrierend in diesen Gesang einstimmt und sich verströmen möchte. Je mehr es sich verströmt, desto voller wird es – zum Bersten voll. Mein Gang in den Wald ist ein Müßiggang – es gibt nichts zu tun. Meine Augen baden sich in der Blütenfülle, der Duft von Heu erfüllt die Luft und das himmlische Licht hat keine Eile, Vater Sonne bleibt heute lange bei seiner Geliebten und streichelt all ihre Kinder sowie die Erde selbst mit seinen goldenen Strahlen.*

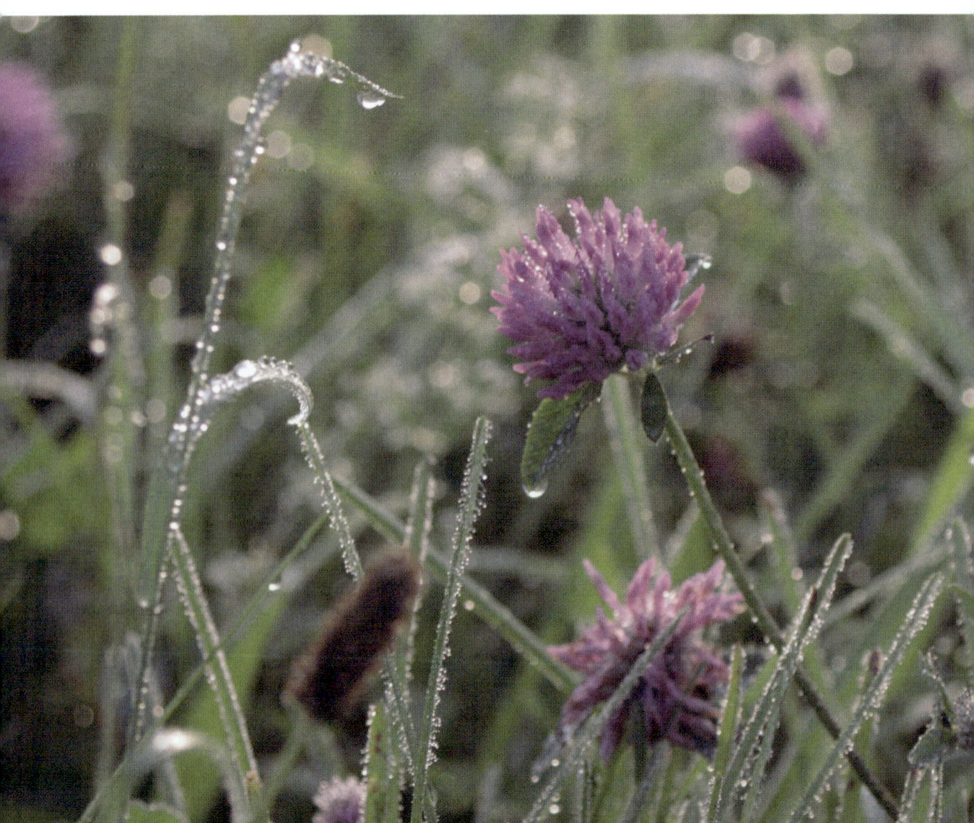

Heute ist der längste Tag und die kürzeste Nacht. Dieser fällt in unserer Zeit auf den 21. oder 22. Juni. Es ist der Yangpol im Jahreskreis. Und es ist der Höhepunkt der göttlichen Hochzeit, der Hohen Zeit, in der Vater Sonne unsere Mutter Erde mit seinen Strahlen durchdringt und all die Pflanzenkinder wachsen lässt. Und sie schmückt sich – mit jedem Tag schöner und kraftvoller und gibt sich ihrem Geliebten und diesem Augenblick vollkommen hin. Eine Blüte denkt nicht darüber nach, dass sie sterben wird; sie öffnet sich dem Leben ohne Wenn und Aber. Doch genau in dieser Öffnung liegt auch ihr Vergehen. Die Blüte muss sterben, um zur Frucht werden zu können. Das hat nichts Schweres, es ist einfach eine Tatsache. Und so beginnt auch mit dem längsten Tag bereits wieder das Dahinschwinden, denn von nun an werden die Tage wieder kürzer. Uns Menschen mag dieses Bad in der Fülle damit vielleicht zugleich etwas wehmütig stimmen – je nachdem, wie weit wir uns scheinbar von der Natur entfernt haben.

In unserer von der Natur getrennten Menschenwelt sind wir darauf ausgerichtet, unbegrenzt immer weiter zu wachsen, an der vorhandenen Fülle anzuhaften und festzuhalten, ja wir unterliegen sogar dem Irrglauben, es könnte immer noch mehr geben. Voller als voll geht nicht. Wenn wir Augen haben, um zu sehen, können wir erkennen, dass alles, wirklich alles, was wir je ersehnt und erträumt haben, da ist – und das genau jetzt in diesem Augenblick. Wahres Sehen ist Erkennen und mündet in Weisheit. Und was könnte es Größeres geben, als aus dieser Fülle zu schöpfen und zu schenken? Statt zu fragen, wie wir immer noch mehr bekommen oder das Erhaltene festhalten können, lädt uns dieses Fest der Fülle dazu ein, zu fragen, was wir geben können, zu teilen und unsere Herzen zu öffnen, zu hüten statt zu horten. Wenn wir im Außen das Sonnenwendfeuer entzünden, entzünden wir damit auch unsere Herzensfeuer aufs Neue und feiern dort die Vermählung von Himmel und Erde. Und wenn wir den Sprung über das Feuer wagen, dann lassen wir endgültig zurück, was dem Leben nicht zuträglich ist. Es ist ein Feuer der Läuterung und Reinigung, der Transformation, doch zugleich auch ein Freudenfeuer. Denn es gibt kaum eine größere Freude als die, all das zurückzulassen, was wir gar nicht sind. All die falschen Identifikationen und Glaubenssätze, all die kollektiven Muster, all das, was uns die Illusion von Kontrolle, Halt und Sicherheit gibt … all das übergeben wir den Flammen der Liebe. Das Selbst kann nun zum Vorschein treten – vorausgesetzt, wir wagen es, ganz ins Leben, ganz ins Licht der Sonne zu treten und auch entsprechend zu Handeln. Die Sonnenwende fragt uns nicht nur nach unseren Träumen, sondern auch danach, unsere Träume handelnd in die Welt zu bringen und schöpferisch zu gestalten. Der Schöpfer, der Erlöser ist nicht irgendwo außerhalb von uns. Wenn wir auf den Prinzen warten, der uns wach küsst – er wird nicht kommen. Hier und jetzt sind wir als Handelnde gefragt, als Kinder und Gestalter der Natur, im Einklang mit dem Leben die Verantwortung für unser Menschsein voll und ganz zu leben und alles, wirklich alles zu teilen mit dem Sein. Das Sonnenwendfeuer ermächtigt uns, unser Licht leuchten zu lassen – ohne Wenn und Aber. Wagst du den Sprung?

Heute sind aus den Sonnenwendfeuern zumeist Johannisfeuer geworden – die drei Tage später, am 24.6. entzündet werden, und in den Riten um Johannes, der die Erscheinung des Messias verkündet haben soll. In Jesu Geburt, die ja genau auf den gegenüberliegenden Punkt im Jahreskreis datiert wurde, finden wir durchaus Ähnlichkeiten zu den vorchristlichen Bräuchen um den Sonnengott. Geblieben ist auf jeden Fall der alte Brauch, einen Sonnenwendbuschen aus neunerlei Kräutern zu sammeln und zu binden und diesen abends am Feuer zu weihen. Auch heute wird der Strauss noch über dem Hausaltar aufgehängt. Im Winter versorgen uns die Kräuter mit den Sonnenkräften des Sommers – etwa wenn wir uns er-kälten. Bei

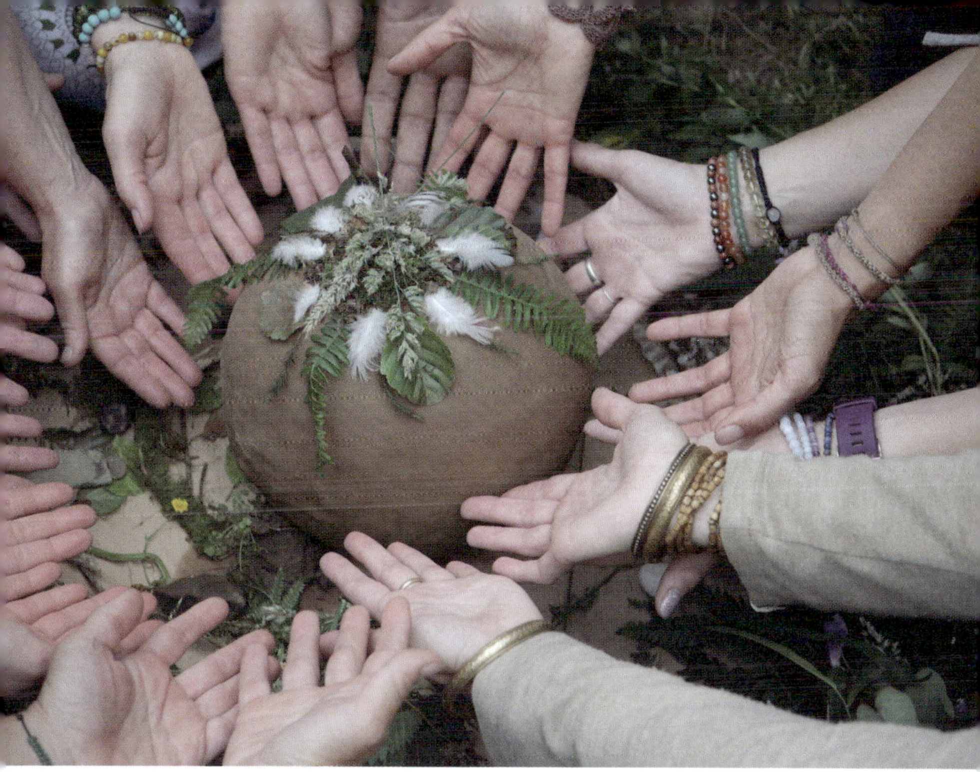

Unwetter oder Gefahr wird etwas davon geräuchert oder dem Herdfeuer geopfert. Sollte vom Buschen des Vorjahres noch etwas übrig geblieben sein, so wird dieser jetzt dem Feuer übergeben.

Ein ganz neuer Brauch, der dennoch an ein sehr altes Band anknüpft, ist es, zur Sonnenwende ein „Erdfest" zu feiern. Dieser Brauch wurde 2018 von Hildegard Kurt und Andreas Weber ins Leben gerufen, um „dem Lebendigen seine Lebendigkeit zurückzugeben".

### Thema

Vereinigung, Hoch-Zeit, Erwachsen Sein, die Herzensgaben teilen, handelnd und erkennend in die Welt treten, Kommunikation und Verantwortung, in der Fülle baden, Selbst-Bewusstheit

## Fragen

- Gibt es noch etwas loszulassen, damit meine Träume Welt werden können?
- Was tue ich dafür?
- Kann das, was ich gesät habe, jetzt voll und ganz erblühen?
- Hüte ich das Feuer in meinem Herzen?
- Lasse ich mein Licht leuchten?
- Erscheint mir mein Handeln hohl und bedeutungslos oder erfüllt es mich mit Sinn?

## Element

Feuer 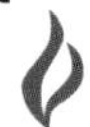

Das Feuer hat wie kein anderes Element der Entstehung von menschlicher Zivilisation im wahrsten Sinne des Wortes eingeheizt. In dem Moment, in dem wir lernten, ein Feuer zu entzünden[27], veränderte sich unser Leben grundlegend auf allen Ebenen des Seins. Fortan wurde das Feuer zum Herz menschlicher Gemeinschaft, trennte uns aber auch von unserer lebendigen Mitwelt. Wir begannen, unsere Nahrung zu kochen, die Waldwildnis mittels Brandrodung urbar und schließlich urban zu machen und unabhängiger von der Witterung zu sein. Wir konnten nun mit Hilfe des Feuers wilde Tiere (und andersweltliche Unholde) fernhalten, später auch Waffen schmieden, noch viel später Elektrizität erfinden, Motoren bauen, durch die Luft fliegen, Kriege führen und mittlerweile ganz smart unter dem Verbrennen unglaublicher Mengen an Rohstoffen riesige Daten(müll)mengen durch virtuelle Welten senden. Das entfesselte Feuer erwärmt das Klima und wird uns und unsere Mitgeschöpfe auf der Erde in absehbarer Zeit auslöschen, wenn wir nicht, besser heute als morgen, eine radikale Kehrtwende einleiten. Wir haben völlig die Kontrolle über das Feuer verloren und halten immer noch fest an der Illusion, es zu beherrschen. Auf der individuellen Ebene führt das Feuer zu einer regelrechten Ent-Zündung unseres Geistes, zu einem sich immer schneller drehenden Gedankenkarussell, zu (All)Machtfantasien, schließlich zum Burn-Out und einer immer größer werdenden Trennung von unserem Körper. Je mehr wir uns von unserem physischen Körper abgetrennt haben, desto mehr haben wir uns auch von unserem erweiterten Körper, dem Körper der mehr-als-menschlichen Welt, unserer Mutter Erde abgespalten. Ist Feuer also böse? Und sollten wir dann nicht besser die Finger davon lassen? Nein, Feuer ist einfach nur mächtig und unser Umgang damit braucht eine Menge Heilung – das Feuer selber braucht sie nicht, es brennt einfach. Feuer hat viele Facetten – ohne das (Himmels-) Feuer, Vater Sonne, gäbe es kein Leben.

Von dem Moment an, von dem Menschen in der Lage waren, Feuer zu machen, wurde es ja auch zum Herz von Gemeinschaft, zum Mittelpunkt, um den man sich versammelte. Es wurde uns zum Fokus.[28] Bis heute sind diese Urbilder in uns lebendig, weswegen es so ungemein heilsam sein kann, einfach gemeinsam mit anderen um ein Lagerfeuer

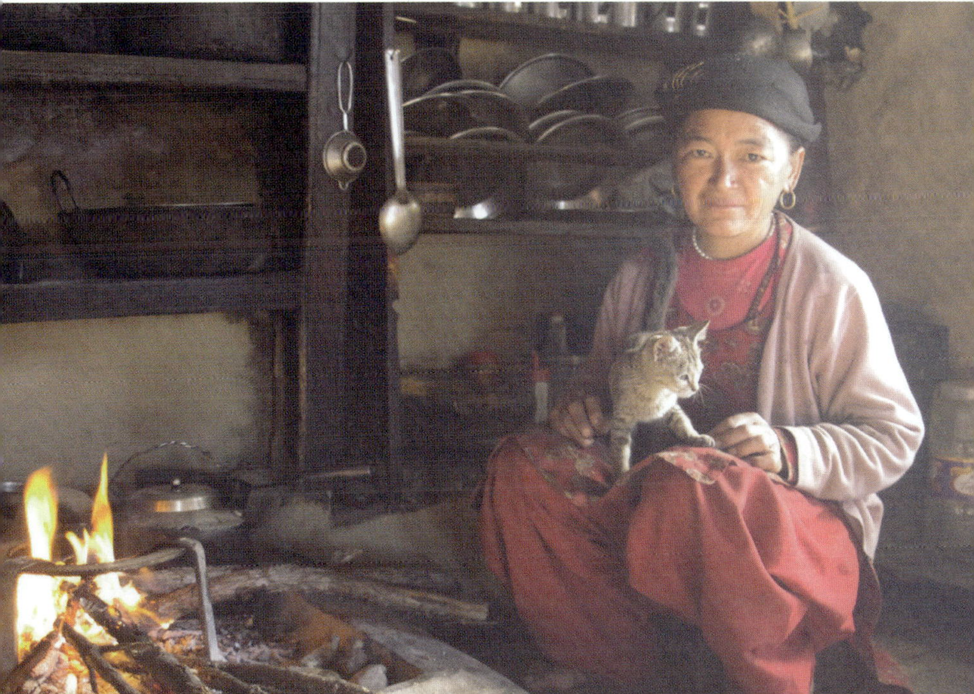

herum zu sitzen. Ein Feuer bringt uns zusammen, es lässt uns näher rücken. Es schenkt uns Wärme und Geborgenheit. Bis heute ist in vielen Ländern der Erde das Feuer das Herz des Hauses und die Frau des Hauses seine Hüterin. Ich stelle hier mutig die Hypothese auf, dass das Feuer, global gesehen, niemals aus dem Ruder gelaufen wäre, hätten auch auf dieser Ebene die Frauen das Feuer gehütet. Natürlich nicht Frauen wie wir, die wir in einer patriarchalen Welt voll und ganz unseren Mann stehen, sondern Frauen, die voll und ganz ihre ausgewogene Weiblichkeit leben. Feuer ist Yang pur, mehr Yang geht gar nicht. Und natürlicherweise braucht es einen Ausgleich durch das Yin.
Das Herz unseres Körpers wird ebenfalls in Analogie zum (Sonnen-) Feuer gesehen, und das können wir ja auch fühlen: Als das Glühen in der Mitte unserer Brust. Es ist die Grundlage für eine gefühlvolle und leidenschaftliche Yogapraxis. Das Glühen (Tapas) ist die Sehnsucht, die uns antreibt. Und dieses Glühen will wohl gehütet und genährt sein. Feuer braucht Nahrung. Doch statt dieses Feuer in der Mitte unserer Brust zu nähren, betäuben wir es häufig, manchmal mit „Feuer-Wasser" oder indem wir mit anderen Feuern spielen, die scheinbar interessanter, weil bunter, lauter und virtueller sind. Mit diesem Spiel mit dem Feuer gefährden wir nicht nur unsere gesamte Existenz, sondern verhindern auch, wirklich erwachsen zu werden, wirklich zu erwachen in dieses Sein. Die kleinen rechteckigen Bildschirme, in die wir fast den ganzen Tag hinein starren, haben längst den Schnuller ersetzt, sind aber vom Prinzip nichts anderes – nur schlimmer. Zum Glück bietet uns das Feuer eine machtvolle Möglichkeit der Transformation an, und wir können ihm all das anvertrauen, was dem Leben und der Liebe nicht dient. Viele Feuer- und Schwitzrituale haben genau diesen Zweck, und auch das rot glühende Herz unserer Mutter Erde vermag so einiges aufzunehmen und in Liebe zu transformieren. Haben wir den Mut zuzulassen, dass die Transformation genau jetzt geschieht? Dafür brauchen wir sehr viel Liebesfeuer, sehr viel Feuer der Be-Geist-erung und einen sanften

Ausgleich durch das Yin, der uns liebevolle Geduld schenkt, unseren fiebrigen Blick vom Kopfkino abwendet und auf die Schönheit des Seins richtet – wie eine liebende Mutter, die mehr als das Kind selbst genau weiß, wann es genug ferngesehen hat, eine Mutter, die jede Ent-Zündung zu lindern und zu heilen und das Herzens-Feuer zu hüten weiß.

### Richtung

Süden

### Polarität

solar, yang

## Pflanzenbräuche

### Das Sammeln eines Kräuterbuschen

Dieser Brauch hat bis heute die Christianisierung überdauert. Während emsige Mönche und später Nonnen hinter hohen Klostermauern nicht nur eine Religion pflegten, die aus einer völlig anderen Gegend bzw. Klimazone importiert worden war, sondern ebenso weit gereiste Kräuter dort anbauten, lebten draußen in Wald und Feld das Wissen um und die Liebe zu den heimischen Heilpflanzen fort. Die sommerliche Blütenfülle lädt uns ein, ja sie ruft danach, sich zu verströmen und uns mit Gerüchen und Geschmäckern, mit heilenden Kräften und Seelennahrung zu verwöhnen. Da kommt keine Inquisition gegen an – wohl aber die aggressive Land- und Forstwirtschaft unserer Tage. Die macht nicht nur den zahlreichen Heilpflanzen und Wildblumen, sondern ebenso ihren geflügelten Besuchern, zahlreichen Wildbienen und anderen Insekten das Leben unendlich schwer – und damit letztlich auch uns Menschen. Nun, das Drama ist uns Menschen wohl zu eigen, und hier sollten wir auch nicht wegschauen, doch wenden wir uns jetzt und hier der Fülle

zu, die wir noch immer finden können – denn, wo immer sie können: Die Sommerblumen jammern nicht; sie blühen. Tun wir lieber noch etwas für die Fülle – viel braucht es nicht dafür, den Wildblumen Orte zu geben, in denen sie wachsen und sich verströmen können.
Und jetzt gehen wir hinaus, unseren Kräuterbuschen sammeln!

Welche Kräuter du für deinen Buschen sammelst, hängt natürlich von der Region und Witterung und vor allem davon ab, welche Kräuter dich rufen– nur 9 sollten es sein! Hier nenne ich dir neun mögliche Heilkräuter für den Sonnenwendbuschen, die ich gerne sammle:

### Johanniskraut

Dieses Kraut, welches mancherorts genau jetzt seine Blüten öffnet (bei uns leider manchmal erst etwas später), verkörpert die höchste Sonnenkraft auf Erden. Es ist ein Lichtbringer auf vielen, vielen Ebenen, und manch Kräuterkundiger singt Lobeshymnen auf seine großen Heilkräfte. Als Mittel wider die (Winter-) Depression ist es gemeinhin bekannt; es vertreibt aber auch andere Dämonen, die uns im Winter schon einmal befallen, heute Bakterien, Viren oder Pilze genannt.

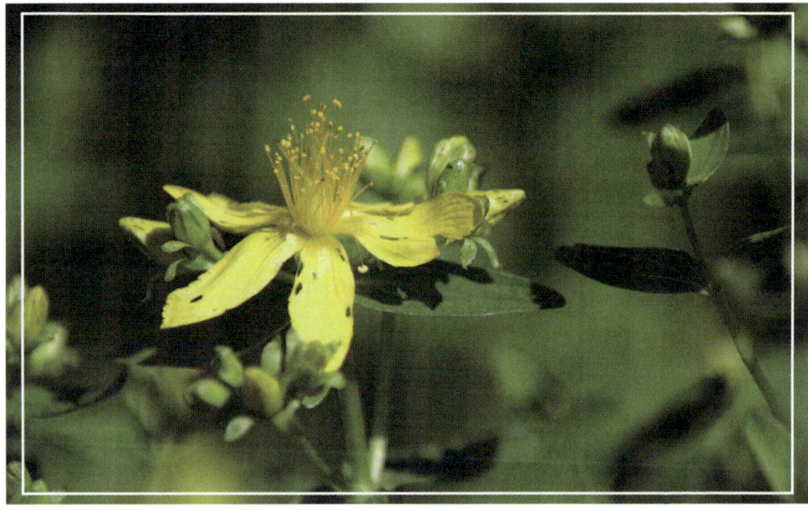

Verräuchert löst es Spannungen in der Luft und wurde oft eingesetzt vor, bei oder nach Gewittern – das kann auch bei emotionalen Gewittern, wie Konflikten hilfreich sein.

### Beifuß

Ein frauenheilkundliches Universalmittel, das die gesamte hormonelle Achse und Entgiftung ankurbelt (nicht in der Schwangerschaft und wenn, nur zur Einleitung der Geburt verwenden!). Als Räucherkraut werden verschiedene Beifußarten weltweit verwendet, die Tore zu den feinstofflichen Ebenen des Seins zu öffnen und Übergänge zu begleiten. Als Gürtel beim Sprung über das Feuer soll es uns und unseren Projekten Fruchtbarkeit verleihen. Artemis selbst stand hier namentlich Pate und trug einen ebensolchen Gürtel.

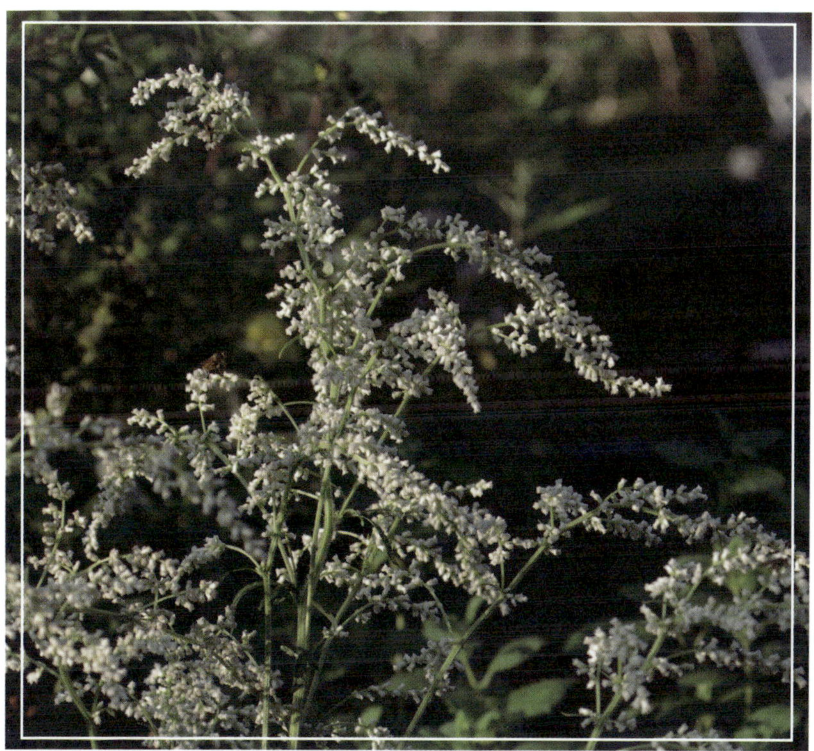

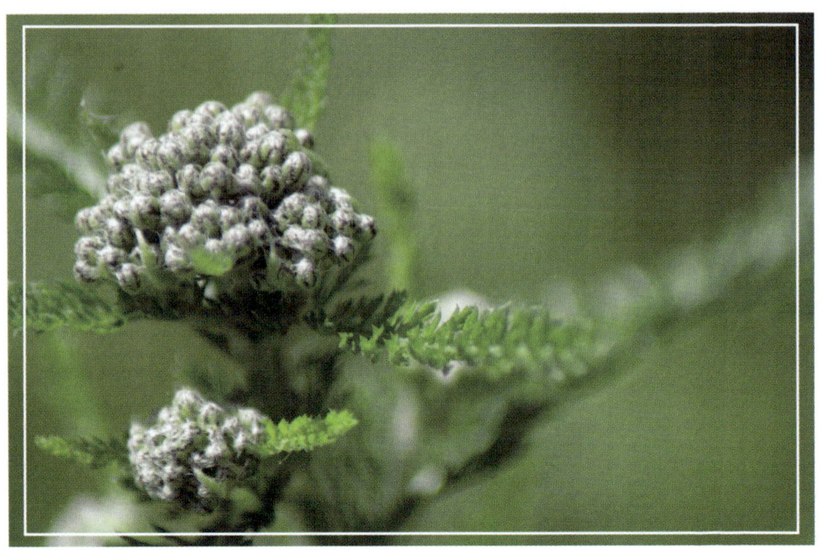

### Schafgarbe

Ebenfalls ein Kraut der Frauen, da es regulierend auf den Menstruationszyklus einwirkt. Doch diese Pflanze ist ebenso eine Pflanze der Krieger und wurde ausgiebig von Kräuterkundigen verwendet, um Hieb- und Stichverletzungen zu versorgen. Seine blutstillenden, wundheilungsfördernden und entzündungshemmenden Eigenschaften bewähren sich hier, so dass es auch einen wirksamen Schutz rund um anstehende Operationen darstellt.

### Dost

Nicht nur eine Augen-, sondern vor allem auch eine Bienen- und Insektenweide ist der Dost, der bei uns leider auch erst nach der Sonnenwende blüht. Auch die im Dost enthaltenen ätherischen Öle wirken antibiotisch – sein Einsatzgebiet liegt eher bei Infekten der Atemwege. Nicht nur Bakterien, sondern auch Dämonen und Teufel mag er fernhalten, wie viele Märchen belegen, in denen er der Protagonistin zur Seite steht – sicherlich auch die Dämonen der Trübsal.

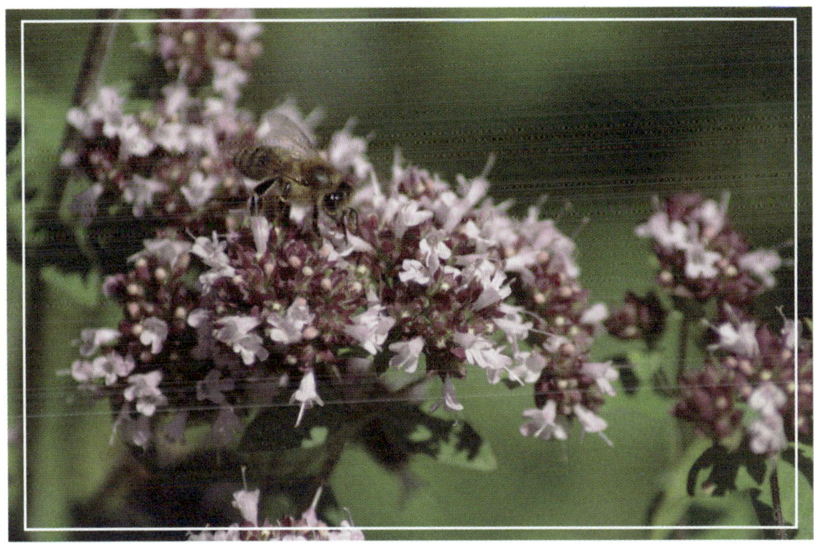

### Kamille

Eine Heilpflanze, die wir sicherlich alle aus Kindertagen kennen und die wir – je nachdem, wie unsere Erinnerungsverknüpfung ist – hassen oder auch lieben. Mütterlich umhüllt uns die Kamille mit sanftem Wesen und kann bestimmt Alles heilen – vor allem aber Bauchweh und Entzündungen.

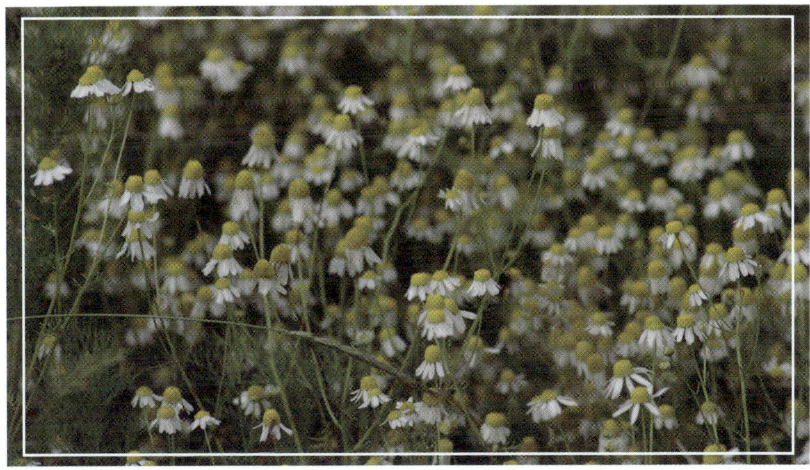

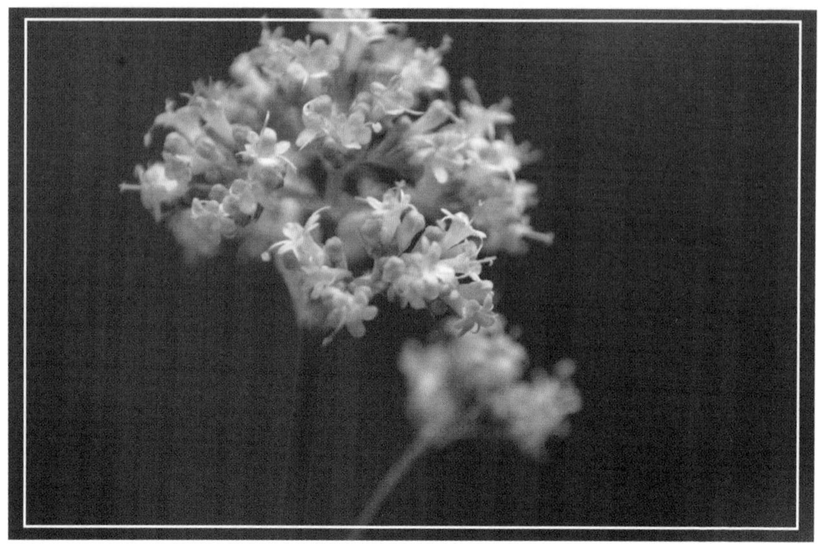

### Baldrian

Als Schlafmittel gemeinhin bekannt, wird der Baldrian in manchen Gegenden gar als Allesheiler beschrieben. Ob er den Schlaf fördert (hier werden die Wurzeln als Kaltauszug zubereitet) oder einen gegenteiligen Effekt auf uns hat, hängt wohl nicht nur von unserer Katzennatur, sondern von einer sehr individuell zu ermittelnden Dosis ab.

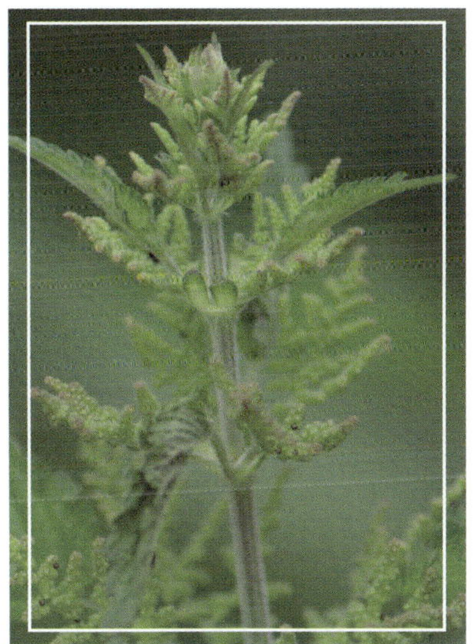
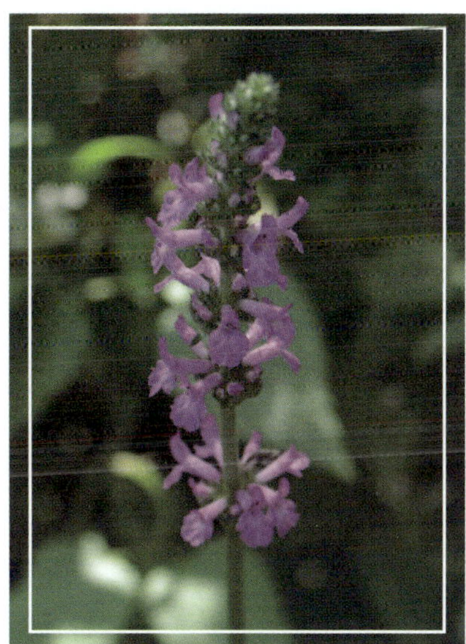

### Brennnessel

Nicht traditionell üblich, doch in meinem persönlichen Kräuterbuschen immer enthalten – zum einen, weil es sich um eine echte Pflanzenverbündete handelt, zum anderen, weil sie einfach eine großartige Heilpflanze ist, vor Nährstoffen strotzt und uns Menschen liebt. Immer wieder aufs Neue erweckt sie in uns das Lebensfeuer, erdet und hilft uns, loszulassen, was wir nicht mehr brauchen.

### Ziest

Heute kaum mehr als Heilpflanze bekannt, galt er früher ebenfalls als Allheilmittel und Inbegriff der Tugend (in Spanien gibt es ein Sprichwort, das besagt, ein Mensch habe so viele Tugenden wie die Betonie / der Ziest). Laut Hildegard von Bingen lässt er uns gut träumen. Zudem wirkt er entzündungshemmend, und wird unter anderem zur Behandlung von Atemwegsinfekten eingesetzt.

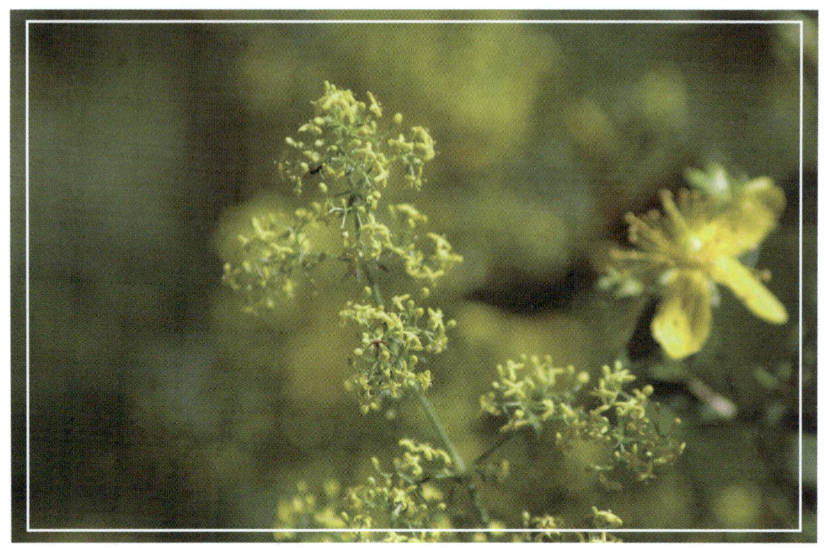

### Labkraut

Lieblich in Antlitz und Duft verwöhnen uns die Labkräuter mit sommerlicher Leichtigkeit und erhellen das Gemüt. Zudem wirken sie leicht blutverdünnend und fördern den Lymphfluss.

Vielleicht sind es diese, vielleicht sind es andere Kräuter, die du gesammelt hast. Schön ist, wenn du der Natur etwas zum Dank zurücklässt – das können ausgestreute Wildblumensamen sein, ein Lied, etwas Wasser – was auch immer dir stimmig erscheint. Binde die Kräuter nun zu einem Buschen, zu einem Strauß zusammen. Vielleicht magst du sie mit einem roten Band binden, das symbolisch für das Band der Liebe und auch für die Nabelschnur zur Mutter Erde steht. Wenn du magst, weihe diesen Buschen am Sonnenwendfeuer, indem du ihn kurz über dem Feuer schwenkst, um ihn bewusst aufzuladen (die Kräuter brauchen dies nicht, sie sind ja sommerliche Fülle pur – das ist mehr für deine eigene Ausrichtung). Wenn du magst, sprich einen Dank und Segen und wofür du dieses Geschenk der Natur verwenden möchtest.

Falls du einen Altar in deinem Haus hast, hänge ihn nun darüber auf und lasse die Kräuter dort trocknen. Ansonsten finde einen anderen Ort, der dir passend erscheint. Verwende Teile deines Buschens bei Bedarf durch das Jahr hindurch.

## Naturrituale

### Ein Sonnenwendfeuer entzünden

Im fühlenden Gang durch den Jahreskreis und der Gestaltung jahreszeitlicher Rituale begegnet uns zu jeder Jahreszeit das Feuer. Wie wir gesehen haben, verfügt das Element Feuer über große Heilkräfte, wenn wir damit umzugehen wissen: Es reinigt, heilt und transformiert. Es wärmt und zentriert, bringt uns gemeinschaftlich zusammen. Es inspiriert und begeistert, es entflammt unsere Liebe zum Leben, den Funkenflug unserer Ideen und überdauert in der Glut. In dieser vom Element Feuer bestimmten Jahreszeit, in der die Sonne hell und warm von Himmel strahlt, darf natürlich ein rituelles Feuer nicht fehlen. Doch es erfordert auch eine besondere Achtsamkeit. Wenn die Witterung sehr trocken ist, reicht in diesen ohnehin hellen Nächten manchmal auch eine große Kerze, ein Windlicht oder eine Laterne. Wie auch immer dein Feuer im Außen aussehen mag, betrachte es als Sinnbild für dein inneres Feuer, für den Lebensfunken in allem und jedem. Es ist ein Feuer der Liebe und der Fülle, der Begeisterung und des Überschwangs. Heute Nacht darf gefeiert und getanzt, das Leben und die Liebe in vollen Zügen genossen werden und dein Sprung über das Feuer – vielleicht nackt und mit Beifuß gegürtet – dient dazu, all das loszulassen, was dich davon abhält, das Leben zu feiern und dich ihm zu schenken, zu sein, wer du immer schon bist.

Wenn du magst, kannst du auch aufschreiben, was es nun endgültig loszulassen und zu transformieren gilt, womit du dich davon abhältst, einfach zu sein und auch, womit du dich davon abhältst, handelnd in die Welt zu treten. Deinen Zettel kannst du dann rituell im Feuer verbrennen.

Und darauf darfst du ruhig anstoßen – z.B. mit Honigmet – eine vergorene Gabe der Bienen. Die Tiere der Sonne schenken uns hier die Essenz sommerlicher Blütenfülle in Form von sonnengoldener Nahrung.

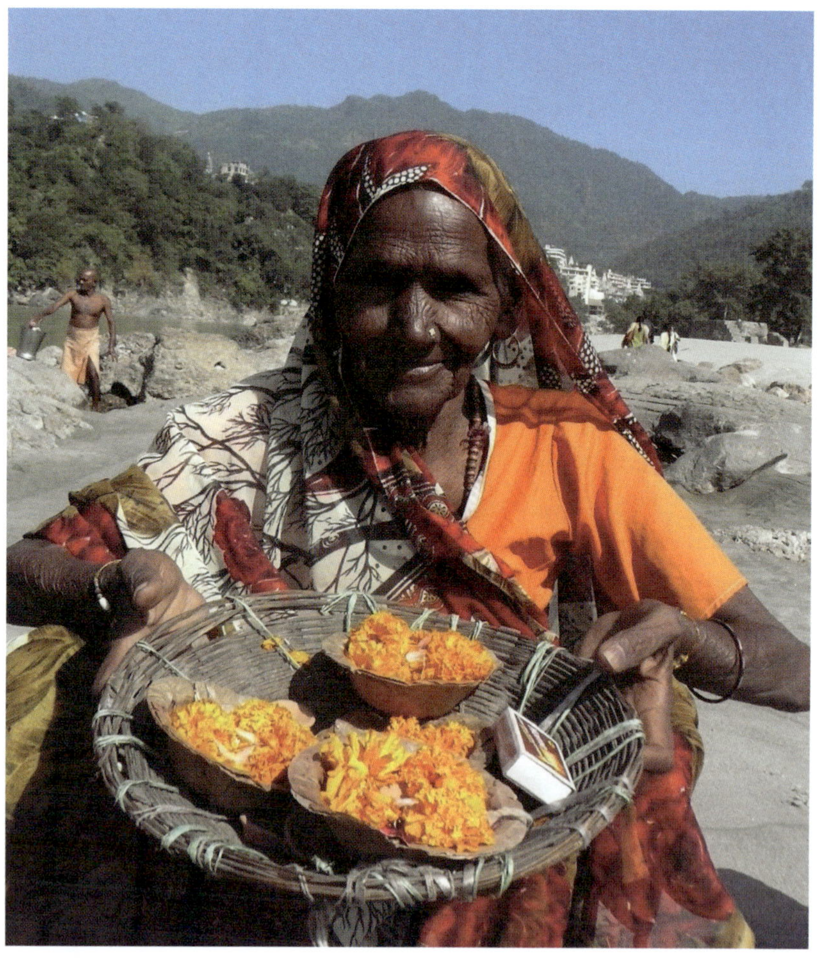

## Lichtschiffchen schwimmen lassen

Dies ist ein Brauch, den ich in Indien kennen und schätzen gelernt habe. Im Kapitel über das Feuer habe ich ja darauf hingewiesen, dass das extreme Yang, verkörpert im Feuer, zur Sonnenwende einen Ausgleich braucht. Hier wird das Feuer sogar getragen vom Wasser, dem Yin-Element schlechthin. Allabendlich schwimmen in Indien unzählige Lichtschiffchen den Ganges (in Indien liebevoll Mutter Ganga genannt) und andere heilige Flüsse hinunter. Beladen sind die kleinen Schiffchen, die aus Palmblättern (und anderen Blättern) hergestellt werden, mit einem Lichtchen, Räucherwerk und anderen kleinen Opfergaben, sowie zahlreichen Wünschen und Gebeten. Oft wird das Opfern überall in unserer kapitalistischen Welt etwas missverstanden und wir versuchen, einen Handel zu treiben mit dem Göttlichen: Hier gebe ich dir meine Gaben und dafür möchte ich Dieses oder Jenes haben, beziehungsweise Dieses oder Jenes loswerden … Ich lade dich in diesem Ritual zu einer anderen Art des Opferns ein. Zunächst bastele dir ein Schiffchen oder ein kleines Floß aus Hölzern oder größeren Blättern. Relativ kentersicher ist ein kleines Floß aus Hölzern, mit einer Naturschnur oder auch einfach Gras zusammen gebunden. Darauf kannst du ein kleines (alu- und plastikfreies!) Teelicht aus Bienenwachs setzen (z.B. in einem Ring aus Pappe). Finde nun in der Natur etwas Kleines, das sinnbildlich für die Gaben steht, die dir mit in diese Welt gegeben wurden und die du dem Leben schenken möchtest. Platziere dies ebenfalls auf deinem Schiffchen. Vielleicht magst du auch noch ein Räucherstäbchen entzünden und zwischen die Hölzer stecken. Und nun finde einen Platz an einem Bach oder Fluss. Gib dir ein bisschen Zeit, bewusst anzukommen, deinen Körper und die Energie dieses Ortes wahrzunehmen. Lausche dem Klang des Wassers … Nach einer Weile fühle deine Brustmitte, dieses Fließen und Strömen dort. Kannst du deine Liebe zum Leben wahrnehmen, fühlen, was dort erblühen, was du dem Leben schenken möchtest? Das kann in diesem Augenblick einfach ein Empfinden oder auch etwas sehr Konkretes sein. Entzünde nun dein Räucherwerk und schenke deine Gaben dem Luftelement. Entzünde nun das Teelicht und übergib dein Schiffchen dem Wasser. Sende dein Licht aus in die Welt! Lässt du dein Licht strahlen und kannst du dich mit allem, was du bist, dem Fluss des Lebens hingeben? Du weißt nicht, ob dein Floss strauchelt oder kentert, ob ein Wind oder eine Welle kommt – doch Eines kannst du fühlen: Mit diesem Fluss zu fließen fühlt sich so viel lebendiger an, als dich am Ufergebüsch festzuhalten und zuerst alle Eventualitäten ausschließen zu wollen. Dieses Fließen – das ist dein natürlicher Seinszustand, du bist dieses Fließen.

## Baum-Meditation

### Holunder

Jetzt zur Sommersonnenwende steht der Holunder in voller Blüte und lockt mit einem intensiven Blütenduft. Und meist brauchen wir gar nicht weit zu gehen, um ihm – oder eher ihr – in unserer Baummeditation zu begegnen. Denn er liebt die Menschen und steht gerne als Schutzbaum nah am Haus. Ansonsten findest du ihn hauptsächlich an Waldrändern und auch in Hecken. Früher bedankten sich die Menschen für den Schutz und die Kraft der Baum-Deva[29], indem sie ihr Opfergaben wie Bier, Milch oder anderes darbrachten und nicht selten auch die Plazenta ihrer Kinder zu ihren Wurzeln begruben. Vor dem Holunder zog man den Hut – heute tragen wir meist keine Hüte mehr, doch achten sollten wir das Baumwesen noch immer. In diesem Baum verkörpert sich die Göttin selbst, von der er wohl auch seinen Namen bekam (wissenschaftlich ist das zwar umstritten, doch wir können ja

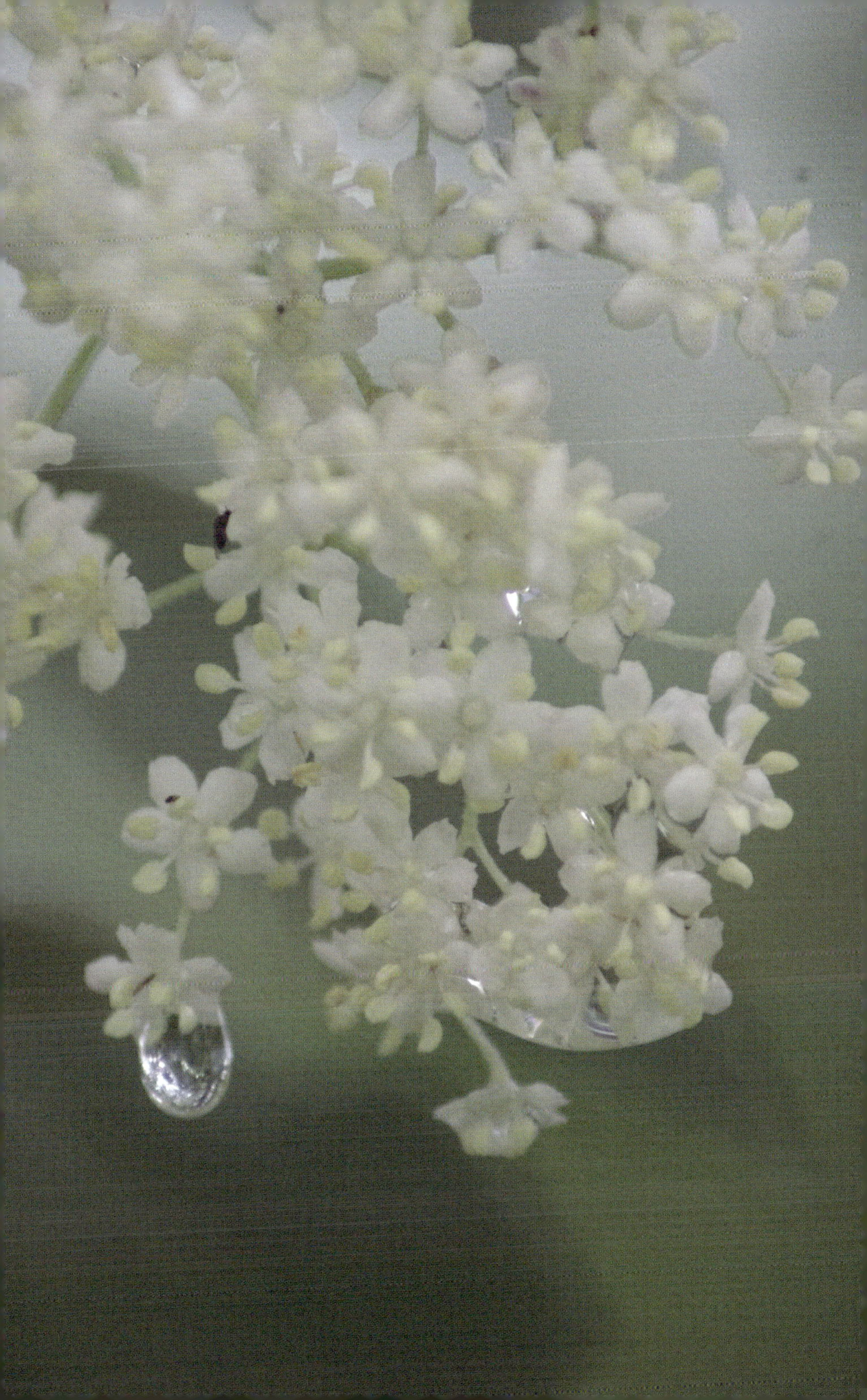

fühlen): Es ist die Frau Holle selbst, die hier Pate stand. Die meiste Zeit des Jahres zeigt sie sich im Holunder als die schrullige Alte – nicht so jedoch zur Sommersonnenwende! Jung und verführerisch reicht sie uns als weiße Göttin ihre Blüten dar, die, aufgrund ihrer leichten Östrogen artigen Wirkung unsere Liebeslust wecken. Und lecker sind sie obendrein. Und als wäre das nicht der Fülle schon genug, so verwöhnen sie uns überdies mit ihren Heilkräften – gerade im Winter, wenn wir das Sonnenlicht missen, durchwärmen sie uns, z.B. als Tee zubereitet, wirken Schweiß treibend und sanft Fieber senkend. Während die Hollermutter mit ihren Blüten den Mittsommer anzeigt, markiert die Reife ihrer Beeren das Ende des Sommers. Schwarze Beeren an geröteten Stielen, hier begegnen uns die drei Farben der Göttin: Weiße Blüten für die jungfräuliche Göttin (in Indien Saraswati), rot für die Fruchtbare (in Indien Laksmi) und schwarz für die weise Alte (in Indien Durga). Die Beeren sind sehr vitaminhaltig und wirken ebenfalls Schweiß treibend sowie immunstimulierend (sie sollten allerdings nicht roh gegessen werden). Auch Blätter, Rinde und Wurzeln verfügen über (vor allem ausleitende) Heilkräfte, die Anwendung gehört aber aufgrund ihrer leichten Toxizität in fachlich versierte Hände.
Und selbst im Winter können wir vom Holunder ernten – nun allerdings von älteren, abgestorbenen Stämmen, auf denen nun ein Pilz wächst, der in China als immunstimulierender und mineralienreicher Vitalpilz unter dem Namen Waldohr (= Mu Err) bekannt ist.

In einer sehr dunklen Zeit unserer Geschichte wurde der Holunder mit seinen Heil- und Zauberkräften mit dem personifizierten Bösen in Verbindung gebracht. Bis heute heißt der oben genannte Pilz hierzulande Judasohr, denn an keinem anderen als diesem satanischen Baum konnte sich aus der Sicht der Christen der verräterische Judas erhängt haben, wobei sein Ohr am Baum hängen blieb.

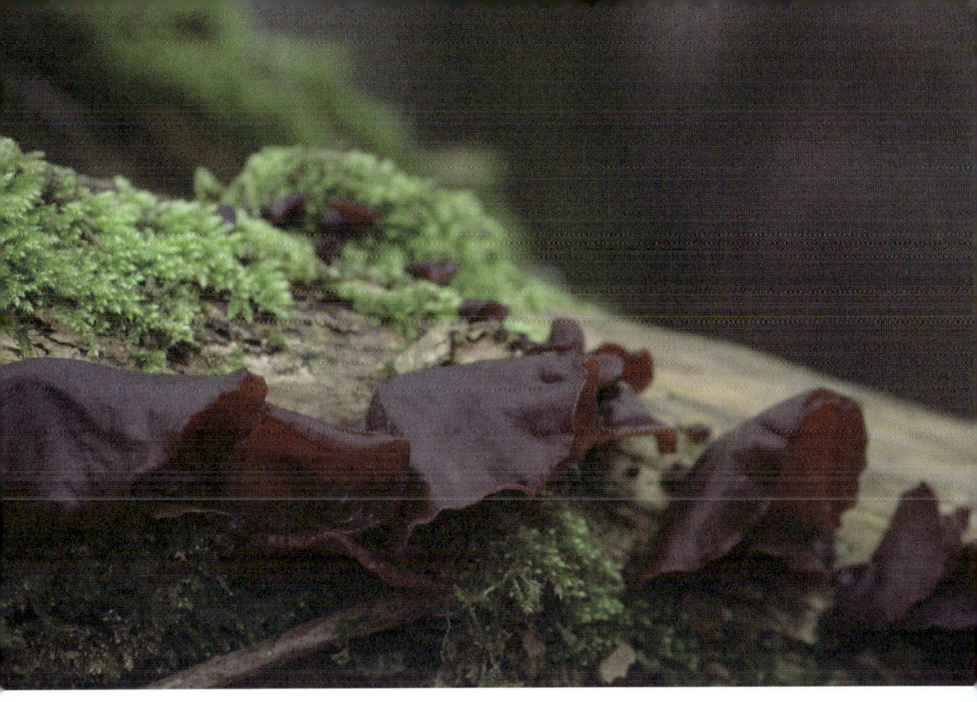

Wenn du nun „deinen“ Holunder gefunden hast und dich in der Nacht der Sommersonnenwende zu deiner Meditation zu seinen Wurzeln nieder lässt, wundere dich nicht, wenn du dort nicht allein bist, sondern der Feenkönig samt seines Gefolges an dir vorbeizieht. Den sollst du nämlich, so heißt es mancherorts, in dieser Nacht – und nur in dieser Nacht – hier sehen können (und du wärst dann wohl nicht die oder der erste …).
Eine ruhige Meditation oder Nacht wird es so oder so nicht werden, lass dich überraschen … Ganz unvoreingenommen bist du nun wohl eh nicht, also sei im Versuch, alles Gelesene, all das vermeintliche Wissen hinter dir zu lassen und deine eigenen Erfahrungen zu machen. Wenn du von meinen nicht beeinflusst sein magst, lies hier nicht weiter …

Wann immer ich mich unter einem Holunder zur Meditation niederlasse, fühle ich mich, als würde ich in einem Fahrstuhl sitzen und in die Tiefe der Erde sinken. Es ist eine lebendige, eine bewegte Tiefe, dunkel und nährend, der Holunder wie eine Schwelle zu dieser Tiefe. Und diese bewegte Erdentiefe löst leicht ambivalente Gefühle in mir aus. Zum einen hat sie etwas wohlig Nährendes, zum anderen auch etwas erschreckend Durchschauendes. Als stünde tief in der Erde unter dem Holunder der große Kessel der Transformation. Ich falle da hinein und lachend rührt die furchtbare Alte kräftig um. Ich tauche unter … und wieder auf – völlig nackt, nicht nur meiner Kleider, sondern all der Lügen und Masken beraubt, mit denen ich mich, wenn ich ehrlich bin ☺ - immer noch viel zu oft zu behaupten suche. Ich verliere mich in diesem Kessel … und finde mich wieder unter dem Holunder sitzend, einatmend, ausatmend, den Hintern fest auf der sonnengewärmten Erde, die sich nun nicht mehr bewegt, die Blütenfülle, die Weite des sommerleichten Himmels über mir …

### Rezept: Holunderküchlein

Der Klassiker, die Sommerfülle zur Sonnenwende auf den Tisch zu bringen …

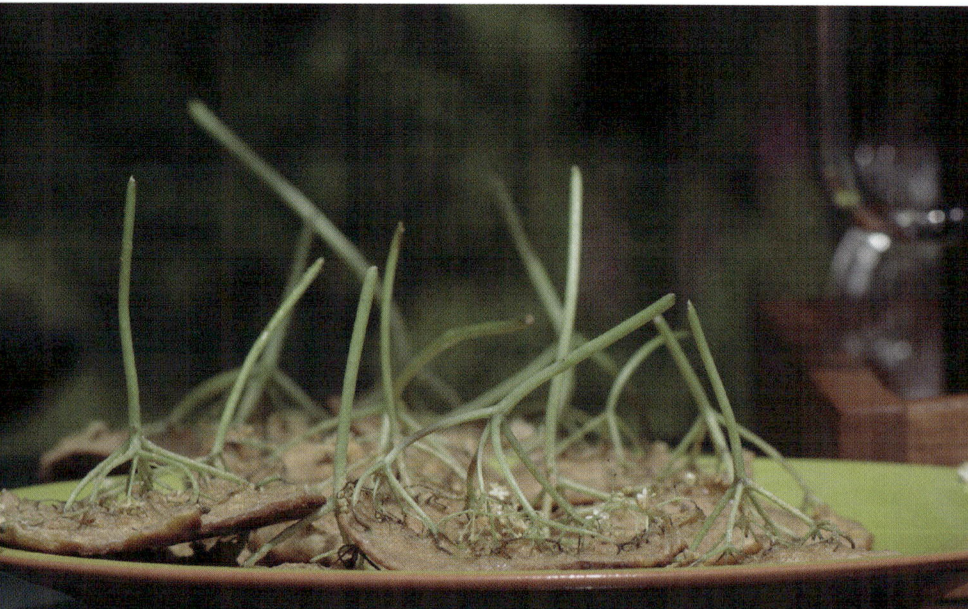

Ca. 100g gemahlenen Dinkel, 100ml Hafermilch und 150ml Mineralwasser mit einer Prise Salz und etwas Vollrohrzucker zu einem Pfannkuchenteig verrühren, Ghee oder Kokosfett in einer Pfanne erhitzen, Holunderblütendolden (vorher nicht waschen, nur sanft ausschütteln) in den Pfannkuchenteig eintauchen und dann in der Pfanne ausbacken; am besten noch warm genießen.

## Waldyoga-Praxis

Nun ist eine Zeit, das Leben und die Fülle zu feiern, und das darfst du auch in deiner Yogapraxis tun – oder eher geschehen lassen, denn es ist mehr ein Lassen als ein Tun … Es ist Zeit, einfach einzutauchen in die Lebendigkeit des Waldes, in deine Lebendigkeit.

Ein Fest mit der Natur zu feiern, muss nicht immer laut und orgiastisch sein. Es kann sehr still, sehr fein sein. Alles, was es braucht, ist deine Anwesenheit. Genau dann, genau jetzt, wenn du anwesend bist, beginnt Yoga. Und für diese Präsenz braucht es deine Lust und sehr viel Herzenswärme. Wenn du da bist, wirklich anwesend, dann kannst du wahrnehmen, dass die himmlische Hochzeit auch in dir geschieht. Anwesenheit ist sehr heilsam, für dich und für den Wald.

Aber wie mache ich das? Ja, das ist vielleicht die kleine Schwierigkeit und auch wieder nicht … Diese Präsenz kannst du nämlich nicht machen. Zugleich ist sie so einfach, weil sie ein vollkommen natürlicher Seinszustand ist. So natürlich, so still und einfach, dass du vielleicht manchmal gar nicht merkst, dass du da bist.

Angenommen, es ist ein schöner warmer Sommertag. Es duftet wunderbar nach Heu, Sommerblumen und den ätherischen Ölen aus den Nadelbäumen. Die Vögel singen und alles scheint so leicht. Du schnappst dir deine Yogamatte und gehst in den Wald, findest eine wunderschöne kleine Lichtung und lässt dich dort nieder, um einfach einzutauchen.

Klingt erst einmal wunderschön. Nun setzt du dich bequem hin, doch sobald du sitzt, ist da dieser Gedanke an die vielen Zecken. Du versuchst, ihn wegzuschieben, schließlich willst du mit allem anwesend sein. Da kommen dir Bilder in den Sinn von einer Freundin, die Borreliose hat – oh je, der geht es gar nicht gut, das willst du nicht! Du versuchst, auch dies wegzuschieben, schließlich willst du Waldyoga praktizieren, da sollte man doch auch mit den Zecken Freund sein, oder? Nein, das geht nun wirklich zu weit, und nun kribbelt es dich schon … usw. Vielleicht sind deine Gedanken andere, doch sicherlich verstehst du, was ich zu beschreiben versuche … Dieses „Einfach Sein", nach dem wir uns alle so sehr sehnen, dieses tiefe Empfinden dieser Verbundenheit, diese tiefe Liebe … ist völlig natürlich, doch nichts, was du machen kannst und damit scheint es manchmal alles andere als einfach. Die Praxis von Yoga hat mit Fantasie rein gar nichts zu tun, es folgt nicht der Vorstellung, wie es sein sollte, sondern beginnt immer in der Wirklichkeit. Du musst nichts gegen die Gedanken tun, sie kommen und gehen. Doch es liegt an dir, ob du mit den Gedanken deine Bewusstheit verlierst, ob du diesem Sog folgst und dich fortziehen lässt oder nicht. Und wie bleibst du nun in der „Wirklichkeit"? Indem du deinen Körper als dein Tor nutzt. Sobald du fühlend anwesend bist in deinem Körper, treten die Gedanken viel weiter in den Hintergrund, sie laufen dort, irgendwie blass, weiter … Sollen sie nur. Doch wenn – auch bedingt durch die Jahreszeit – gerade sehr viel Feuer da ist und dein Geist (= manomaya kosha[33]) sehr aktiv ist, ist es gar nicht so einfach, in deinem Körper anwesend zu sein und vor allem anwesend zu bleiben. Die Yogapraxis, die ich dir für diese Jahreszeit empfehle, ist eine Praxis, die sanft das Feuerelement anspricht und dies mit Wasser balanciert. Es ist Übungsabfolge, die mit einem sanften Yang beginnt und immer tiefer in ein Herz öffnendes Yin führt.

## Waldyoga-Stunde zur Sommersonnenwende

Wenn du nicht auf der Walderde sitzen und liegen magst oder dies zu kühl ist, nimm dir eine Isomatte und Decke mit.

Heute ist es vielleicht auch ganz schön, gar nicht so viel zu gehen, sondern an einem Ort zu praktizieren. Vielleicht hast du schon einen schönen Platz vor Augen, vielleicht magst du dich einfach führen lassen. Es muss nicht der perfekte Ort sein, den gibt es nämlich gar nicht …

### 63. Meditationssitz (Aranja Siddhasana)

Finde eine bequeme Sitzhaltung, am besten mit gekreuzten Beinen und richte deine Wirbelsäule bewusst auf (vielleicht ist es hilfreich, dir einen Ast oder so unter die Sitzbeinhöcker zu legen, um dein Becken leicht nach vorne zu kippen und so die Aufrichtung deiner Wirbelsäule zu unterstützen, oder / und dich an einem Baumstamm anzulehnen). Wenn du gut sitzt, erlaube dir, anzukommen an diesem Ort … in deinem Körper. Lenke deine Aufmerksamkeit in den Körper; fühle wo dein Körper (bzw. deine Kleidung) die Erde berührt und besonders intensiv mit der Erde verbunden ist. Fühle auch die Kleidung auf deiner Haut. Deine beiden Körperseiten, die rechte und die linke Körperseite, die Mitte …
Gibt es Bereiche deines Körper, die du weniger deutlich fühlen kannst? Andere Bereiche, in denen sich deine Aufmerksamkeit konzentriert? Lass deine innere Wahrnehmung ganz weit, ganz weich sein. Richte deine Aufmerksamkeit zugleich auf deinen Atem, dieses sanfte Kommen und Gehen, ganz natürlich, ganz von allein. Sei dir der Klänge und Geräusche bewusst. Sei im Versuch, die Resonanz zu fühlen ohne die Geräusche zu interpretieren … Vielleicht kannst du fühlen, wie

du über die Luft, die du atmest, über die Klänge, die du vernimmst, über all das, das du wahrnimmst, verbunden bist mit allem, Teil bist, ein kleines Organ in diesem Organismus Wald und zugleich auch der Wald selber bist. Was dir hier begegnet, das bist du.

### 64. Das Yin und Yang im Atem: Die Reinigung der Nadis (Nadi Shodana)

Lege nun die mittleren drei Finger deiner rechten Hand an den Daumenballen; der kleine Finger und der Daumen sind ausgestreckt. Bringe die Hand in diesem Mudra vor deine Nase, so dass du mit dem kleinen Finger dein linkes Nasenloch verschließen kannst und mit dem Daumen dein rechtes. Atme nun links ein und rechts wieder aus, rechts ein und links aus … Fahre so fort in deinem Rhythmus und verlängere und vertiefe allmählich die Atmung. Sei dir jedes einzelnen Atemzuges voll bewusst. Wann immer der Sog der Gedanken dich fortziehen will, hohle dich wieder zurück zu deinem Atem. Atme für ein paar Minuten in dieser Weise, lasse dann deine Hand wieder sinken und spüre nach.

### 65. Herzlotus-Mudra

Bringe nun deine Hände vor der Brust zusammen, die Finger zeigen nach oben. Öffne nun die Finger nach oben wie eine Blüte; die Handballen, Außenseite der Daumen und der kleinen Finger bleiben dabei zusammen. Hebe die Hände nun ein wenig an und bringe die Unterarme ebenfalls zusammen, als wolltest du dem Universum diese schöne Blüte darbringen. Es ist eine Lotusblüte, die sich aus dem tiefsten Schlamm erhebt, sich dem Licht öffnet und in ihrer vollen Schönheit zeigt. Sei fühlend anwesend, öffne dich dem Leben und empfange im Blütenkelch die Schönheit des Seins. Nach ein paar Minuten entspanne deine Hände und Arme und spüre nach.

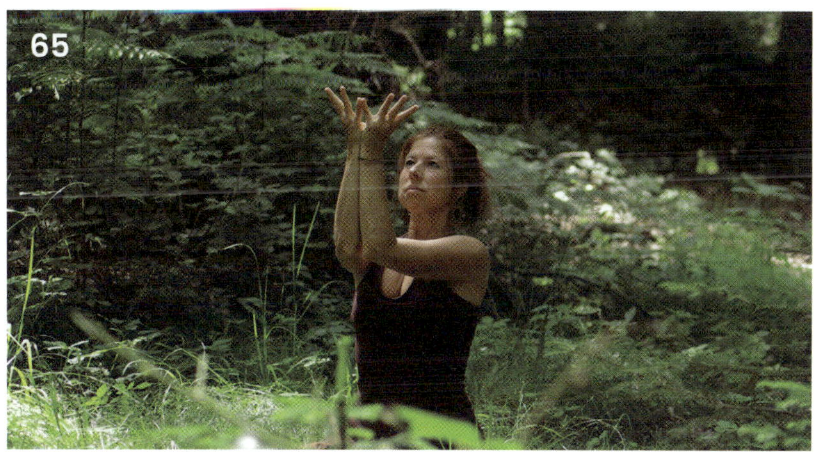


### 66. Ein Ritt durch den Wald

Wenn du mit gekreuzten Beinen sitzt, greife nun das Fußgelenk des vorderen Beines (wenn du an einem Baum gesessen hast, rücke nun ein bisschen ab von ihm). Wenn du einatmest bewege dein Brustbein nach vorne, die Schultern gehen zurück; wenn du ausatmest, mach deinen Rücken rund; die Schultern kommen etwas nach vorne. Fahre so fort in deinem Atemrhythmus, bewege dich dynamisch; der Kopf bleibt während der Bewegung aufrecht. Sei dir deiner Wirbelsäule bewusst. Die ganze Wirbelsäule ist nun in Bewegung. Es ist die natürliche Bewegung mit deinem Atem, die du aufgreifst und verstärkst: Einatmend wird die Wirbelsäule lang, die Brust weit, ausatmend löst sich die Haltung. Fühle, wie auch dein Becken sich mit dieser Bewegung mitbewegt: Einatmend kippt es sich leicht nach vorne, ausatmend zurück. Vielleicht kannst du auch das warme Strömen in deinem Wirbelkanal wahrnehmen. Nachdem du für ein paar Minuten so geatmet und bewegt hast, sitze still und spüre nach.

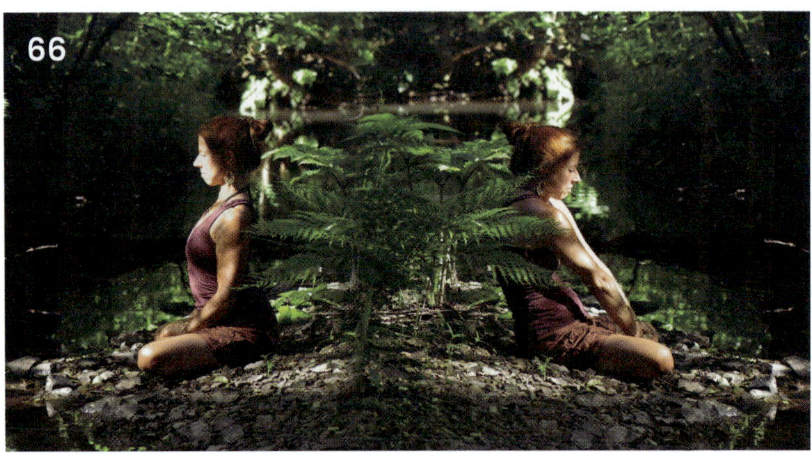


### 67. Drehung der Wirbelsäule

Strecke nun deine Beine aus und schüttele sie ein wenig aus, wenn du magst.
Öffne die Beine weit; zieh die Sitzbeinhöcker vielleicht noch ein bisschen nach hinten raus; die Beine sind aktiv; die Fußspitzen angezogen. Bringe nun einatmend die Handflächen über dem Kopf zusammen; mach deine Wirbelsäule lang. Drehe nun den Oberkörper zur rechten Seite; öffne deine Arme und platziere die linke Hand auf der Erde zwischen deinen Beinen, die rechte auf der Erde hinter deinem Rücken. Einatmend drehe dich wieder nach vorne, bringe die Handflächen über dem Kopf zusammen. Ausatmend drehe dich nach links usw. Fühle, wie du mit deiner Bewegung Himmel und Erde, Raum und Richtungen verbindest und zentrierst. Nachdem du ein paar Minuten dynamisch bewegt und geatmet hast, komme zu einer Seite und halte dort inne (ca. für zehn

Atemzüge), komme dann zur anderen Seite und halte dort ebenfalls inne. Bringe danach die Handflächen wieder über dem Kopf zusammen und halte auch diese Position für ein paar Atemzüge. Öffne dann die Arme ausatmend, entspanne deine Beine und spüre nach.

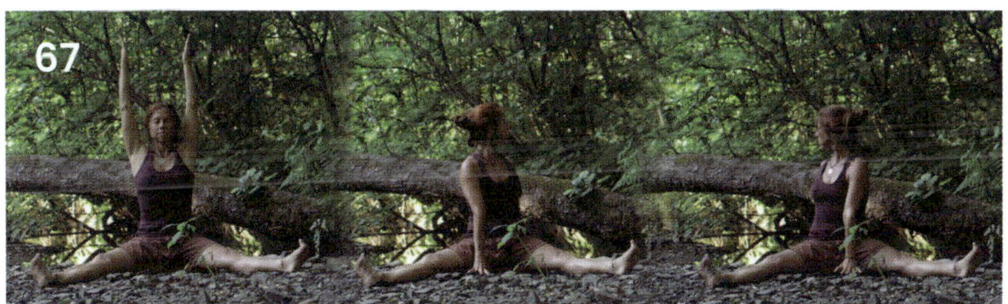


### 68. Kraftvoller Gruß an den Wald

Aktiviere wieder deine gegrätschten Beine, ziehe die Fußspitzen an. Der Oberkörper ist aufrecht, die Brust weit. Bringe nun deine Handflächen vor der Brust zusammen in Anjali-Mudra. Die Daumenballen liegen am Brustbein; die Unterarme sind parallel zur Erde; der Nacken ist lang. Presse nun kräftig deine Handflächen mit gleichmäßigem Druck gegeneinander. Halte diese Position für zehn lange tiefe Atemzüge, entspanne dann die Haltung und spüre nach.

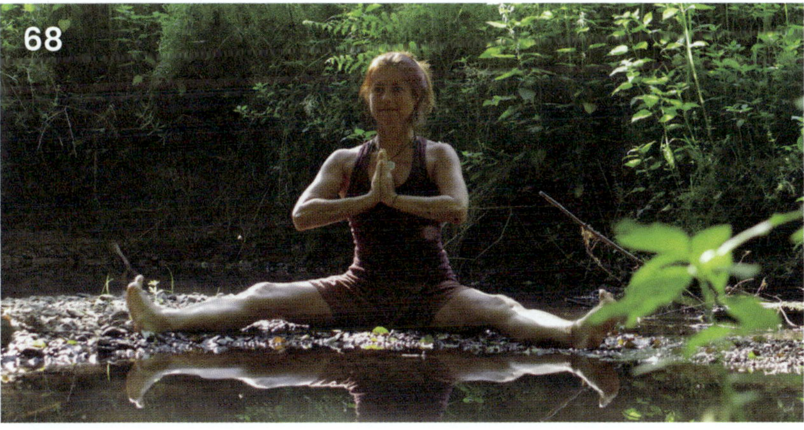

## 69. Das Herz will Weite

Bringe nun deine ausgestreckten Beine zusammen; die Fußspitzen zeigen zu dir hin; die Beine sind aktiv. Setze nun die Hände hinter deinem Po auf der Erde auf; die Finger zeigen zu dir hin. Hebe nun dein Brustbein nach vorne oben und richte den Blick Richtung Himmel mit einer ganz sanften Rückwärtsneigung. Fühle die Kraft und die Weite in deinem Brustkorb. Wenn du magst, stell dir vor, du würdest durch deine Brustmitte ein und ausatmen, und mit jeder Einatmung wird dein Brustkorb noch weiter. Nach zehn tiefen Atemzügen löse die Haltung wieder auf und spüre nach.

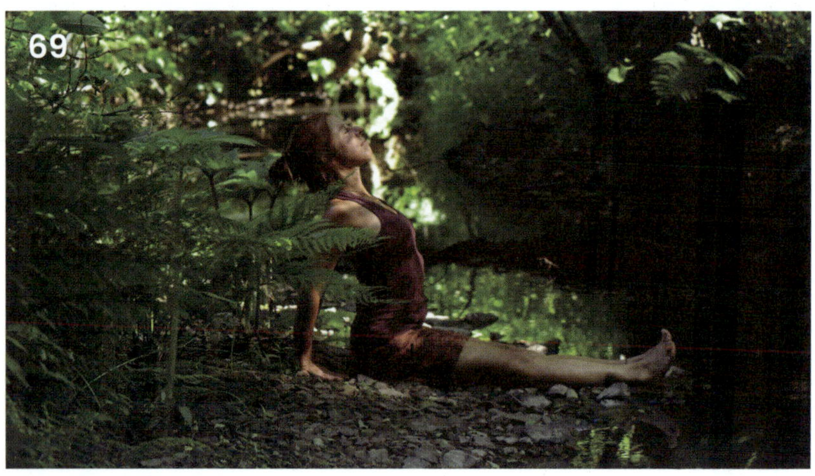

## 70. Erdfeuer (Dandasana)

Die Beine zusammen und aktiv strecke nun deine Arme Richtung Himmel; die Arme sind parallel und die Handflächen zeigen zueinander. Mit jeder Einatmung bringe Länge in deinen Oberkörper, als wolltest du mit den Fingerspitzen den Himmel berühren. Halte die Spannung und fühle das Feuer in deinem Solarplexus- und Nabelbereich. Nach zehn tiefen Atemzügen löse die Haltung wieder auf und spüre nach.

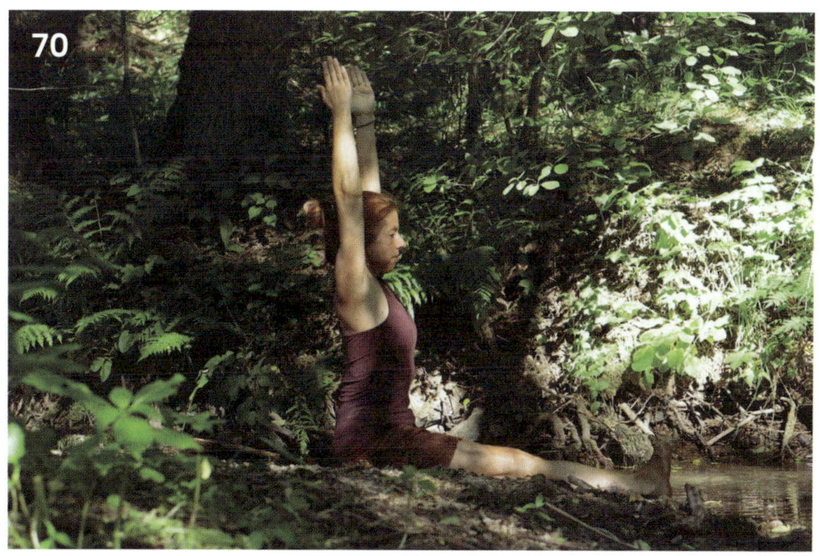

### 71. Rudere das Boot auf dem See deiner Seele (Nauka Sanchalana)

Aus der vorherigen Haltung heraus, beuge deine Arme, mache die Hände zu Fäusten (den Daumen innen) und halte sie auf Brusthöhe. Beginne nun, mit den Fäusten große Kreise nach vorne zu beschreiben, bewege deinen Oberkörper aus dem Becken heraus mit. Ausatmend streckst du die Arme nach vorne aus und beugst den Oberkörper nach vorne; einatmend richtest du den Oberkörper wieder auf und bringst die Fäuste zurück Richtung Brust. Lass die Bewegung immer fließender, immer organischer werden. Du ruderst nicht, um irgendwo anzukommen oder irgendetwas zu erreichen, sondern für diesen Augenblick jetzt hier, für die Ewigkeit. Sei dir deiner Bewegung, deines Atems, des Lufthauchs auf deiner Haut bewusst und in Fühlung mit dem dich umgebenden Wald.

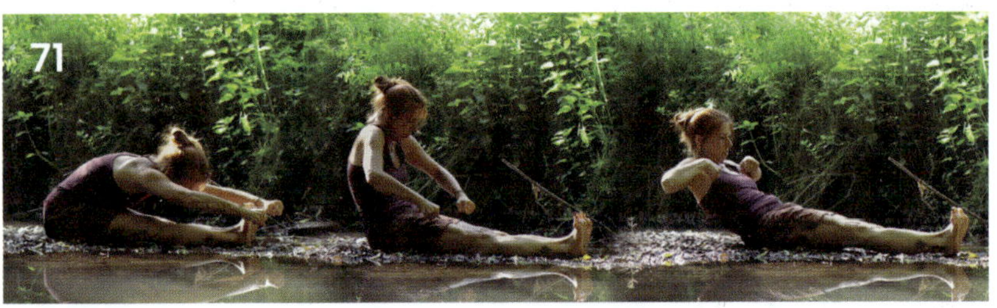


### 72. Vorwärtsbeuge (Pashimottanasana)

Halte schließlich ausatmend inne im Rudern und strecke deine Fäuste nach vorne, die Arme parallel zur Erde. Mit jeder Ausatmung noch ein bisschen weiter. Lasse dann die Arme sinken und greife deine Zehen (oder, wenn du sie nicht erreichst, deine Fußgelenke / Beine); der Rücken ist gerade, die Ausrichtung deines Brustbeines mehr nach vorne als nach unten, der Kopf in Verlängerung der Wirbelsäule. Halte diese aktive Position für zehn Atemzüge und lass dann los: Lasse deinen

Oberkörper, deinen Kopf nach vorne über deine Beine sinken und übergib sie ganz der Schwerkraft. Wann immer du magst, richte dich langsam, Wirbel für Wirbel wieder auf, leg dich nach hinten auf den Rücken und spüre nach.

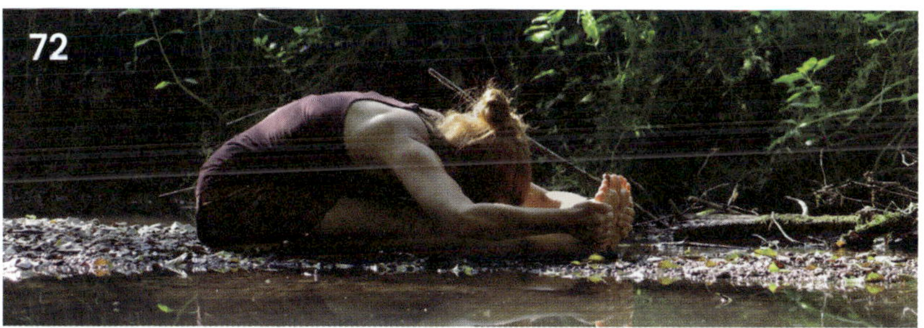


73. Rückenlage

Auf dem Rücken liegend, öffne deine Beine; die Arme liegen neben deinem Körper, die Handflächen zeigen Richtung Himmel; das Kinn neigt sich leicht in Richtung deines Brustbeines.
Fühle die Bereiche deines Körpers, die nun auf der Erde aufliegen. Sei dir des ganzen Körpers bewusst. Vielleicht kannst du fühlen, dass du mit den Übungen vorher Energien in Bewegung versetzt hast. Sei dir deines Atems bewusst und der Weite des Himmels über dir. Was auch immer du wahrnimmst – es ist ein Teil dieser Erfahrung jetzt hier … weder gut noch schlecht, es ist. Du bist. Das ist alles.

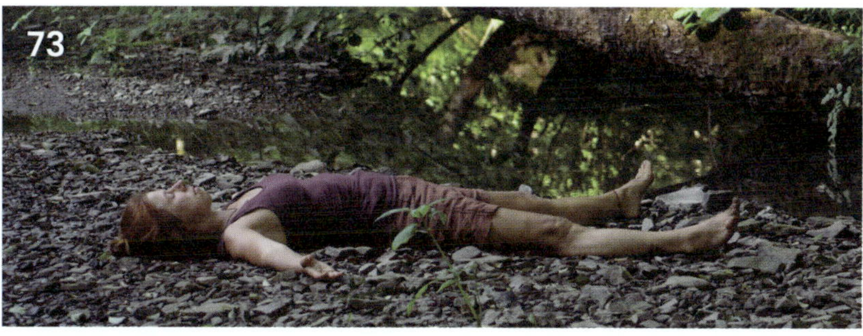

## 74. Dynamische Schulterbrücke

Aus dem Liegen heraus stelle nun deine Beine auf, deine Füße sind hüftbreit auseinander, die Fußgelenke unter den Knien; die Arme liegen neben dem Körper. Fühle, während du ausatmest, die Kraft in deinem Becken, im Bereich deiner Blase. Einatmend hebst du nun den Becken Richtung Himmel und die Arm über den Kopf auf die Erde hinter dir. Ausatmend kommst du Wirbel für Wirbel wieder zurück zur Erde und bringst die Arme wieder neben deinen Körper. Fahre so fort mit einer fließenden Bewegung in deinem Atemrhythmus. (ca. 10 Male)

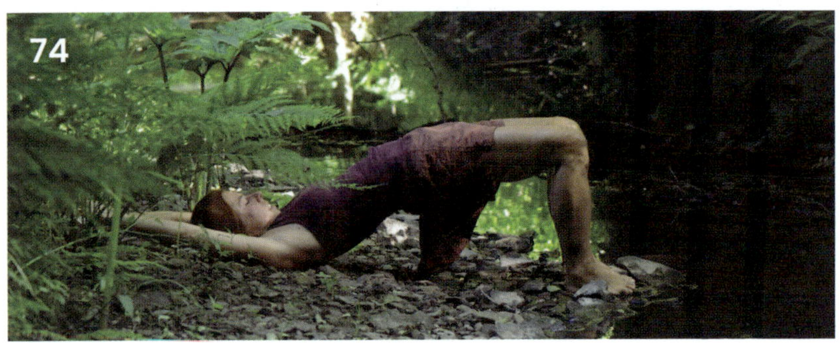


## 75. Schulterbrücke (Setu Bandha Sarvangasana)

Wenn du das nächste Mal mit dem Becken nach oben kommst, bewege die Arme nicht mit. Halte nun dein Becken oben und verschränke, wenn du magst die Hände auf der Erde unter deinem Rücken miteinander; die Schulterblätter bewegen sich aufeinander zu. Mit jeder Einatmung versuche, dein Becken noch etwas höher zu heben und halte die Position so lange du magst (mindestens zehn Atemzüge); beobachte deine Empfindungen, deine Gedanken … und bleib anwesend. Atme schließlich noch einmal tief ein und senke ausatmend dein Becken wieder zur Erde; lasse deine Beine ausgleiten und spüre nach.

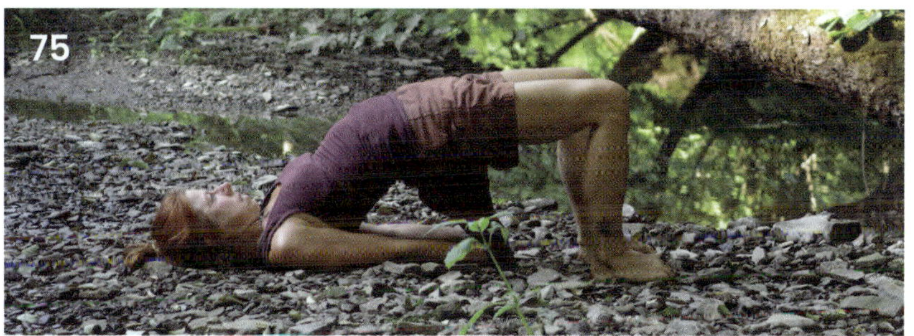


### 76. Fisch (Matsyasana)

Bringe nun deine Hände in der Rückenlage unter deinen Po, die Handflächen zur Erde und wandere mit ihnen in die Richtung deiner Füße. Dabei hebt sich dein Brustbein schon etwas an, und deine Schulterblätter gehen zueinander. Ausatmend hebe nun deinen Kopf und Oberkörper etwas an, schaue zu deinen Füßen. Schiebe nun dein Brustbein weit nach vorne, bringe den Kopf in den Nacken und setze sanft deinen Kopfscheitel auf der Erde auf ( es sollte kein Gewicht auf dem Kopf sein; du hältst dich mit der Kraft deines Rückens und mit deinen Armen). Fühle die Weite in deiner Brust, durch deren Mitte du ein- und ausatmest.
Nach ungefähr zehn Atemzügen hebe ausatmend deinen Kopf, schaue wieder zu den Füßen und lege dann behutsam deinen Oberkörper und Kopf wieder auf der Erde ab. Sollten sich viele Spannungen in deinem Nacken gezeigt haben, mache eine sanfte Nein-Bewegung. Dann entspanne dich und spüre nach.

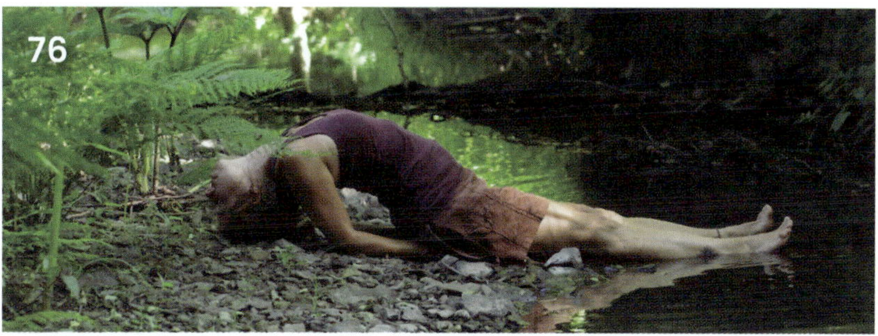

### 77. Umarmung (Apanasana)

Ziehe nun deine Knie zur Brust und umarme sie. Mit der nächsten Ausatmung hebe deinen Kopf und Oberkörper und bringe deine Nase zwischen deine Knie. Mach dich ganz klein und rund. Wann immer du magst, lege deinen Kopf und Oberkörper wieder ab; der Rücken ist nun lang und halte deine Knie noch ein wenig. Wenn du sie genügend umarmt hast, strecke deine Beine wieder aus und entspanne.

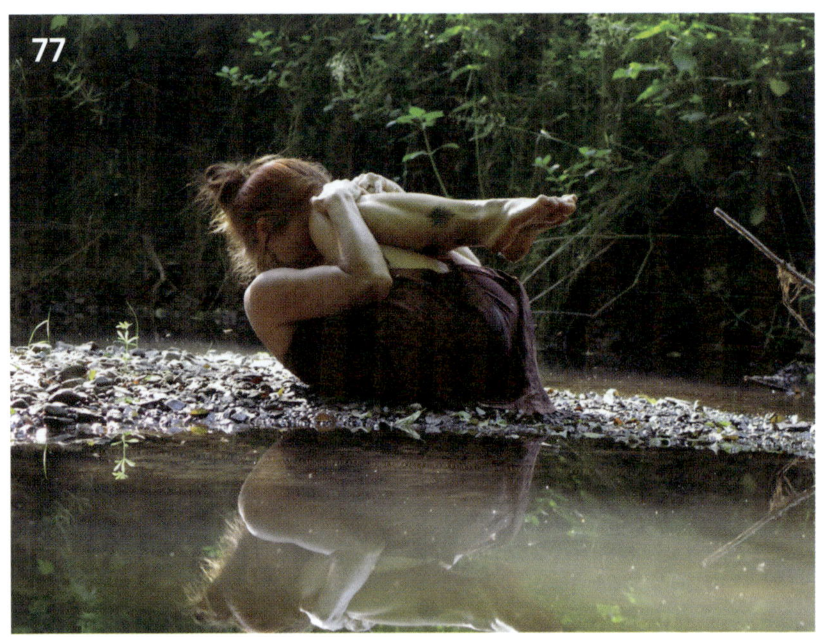

## 78. Herz-Öffnung

Liege nun in Shavasana, in der Rückenlage. Wenn du magst, lege dich mit dem Brustkorb über einen kleinen liegenden Baumstamm, Ast oder Ähnliches. Vielleicht findest du auch eine Stelle auf der Erde, die so gewölbt ist, dass du im Brustbereich in einer leichten Rückwärtsbeuge zum Liegen kommst. Öffne nun deine Beine, so weit du magst, die Arme ebenfalls; die Schultern sind ganz entspannt; die Handflächen zeigen Richtung Himmel; die Brust ist weit und offen. Es gibt nichts zu tun; gib dich ganz hin an das, das ist (und überlasse das andere den anderen … ☺). Lasse die Gedanken gehen; was bleibt, in der Mitte, ist Dank.

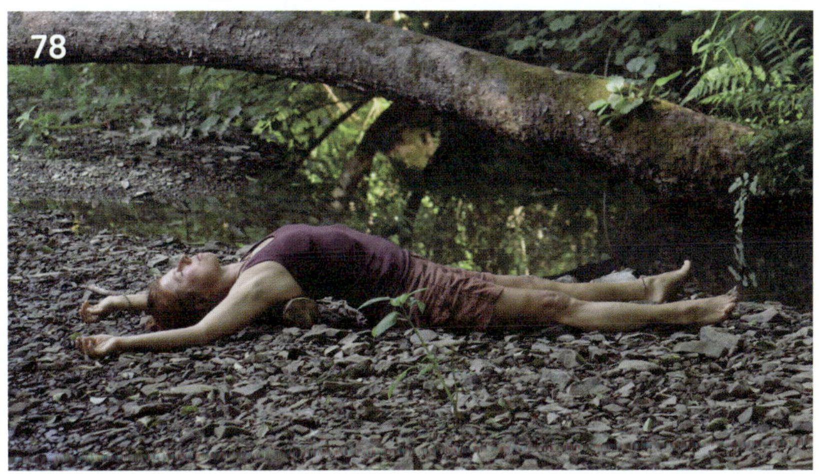

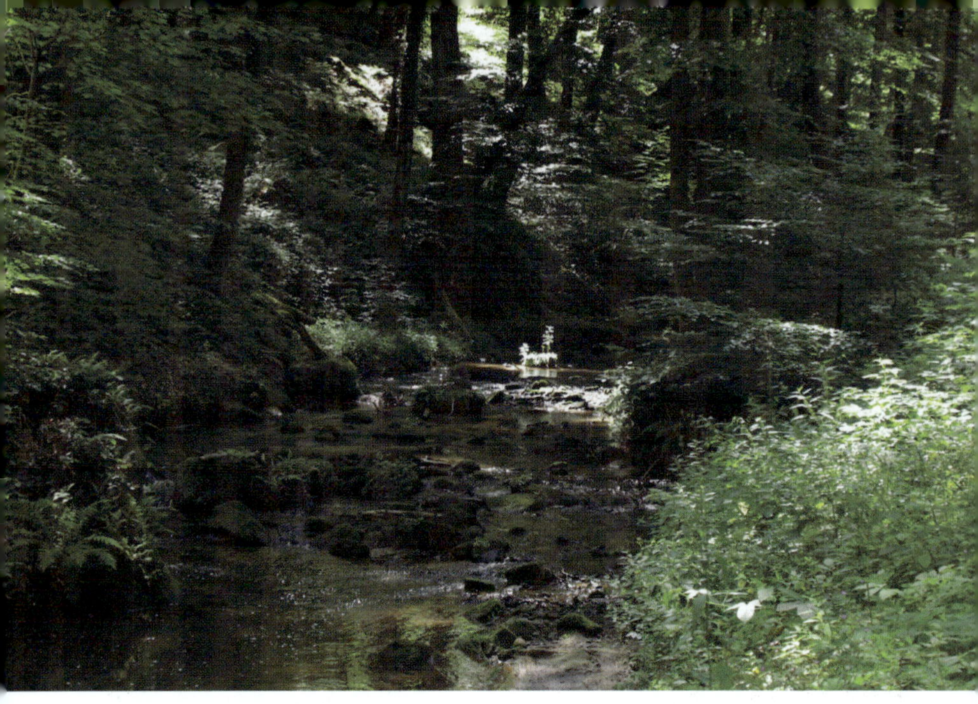

# Lugnasad ☽

*Langsam sind meine Schritte heute, meine nackten Füße erkunden achtsam den Körper der sonnengewärmten Erdmutter. Da, wo Menschen diesen Körper mit Asphalt bedeckt haben, steht sie scheinbar in Flammen, und ich springe schnell ins Gras. Dieses hat nun beinahe selbst die Farbe der Sonne. Viele, viele Sonnenstrahlen haben die Erde geküsst; nun sehnt sie sich nach Wasser. Ein viel gemäßigteres Klima umfängt mich im Wald – hier lässt es sich jetzt sein! Danke, ihr Baumwesen! Lebensretter, Ernährer, Klimaschützer! Es ist gar nicht in Worte zu fassen, was wir euch alles verdanken! Eure Antwort braucht heute ein wenig länger – alles, auch die Waldnatur, erscheint etwas träge und selbst der Bach, der gerade wenig Wasser führt, scheint langsamer zu fließen. Ein Jogger rennt an mir vorbei. Wo will er bloß hin? Und vor was läuft er davon?*

Es ist der achte Vollmond nach der Wintersonnenwende. Für unsere Ahn*innen Lugnasad, das Fest des feurigen Gottes Lugus, der den milden Bel nun am Firmanent ablöst. Seine Geliebte ist die rote Göttin, die Matrone, die Ernährerin (hier im Rheinland auch Rosmirta genannt). Heiß ist sie, diese Liebe, und mit einem feurigen Lichtspeer (wahrscheinlich gefertigt aus Eschenholz) durchdringt er die Erde, die nun viele, viele Kinder gebiert. Es ist das Fest des ersten Kornes, auch die Getreidefelder sind nun nicht mehr grün, sondern haben die Farbe des Sonnengoldes angenommen. Mancherorts heißt dieses Fest auch Lammas, was sich auf das rituelle Backen des ersten Brotleibes bezieht. Eine seltsame Ambivalenz geht mit dieser Zeit im Jahr einher. Umgeben von dieser Fülle liegt zugleich ein Hauch des Abschieds und des Todes in der Luft. Wir durften zuschauen, wie viele, viele Blütenkinder starben, um zur Frucht werden zu können und damit der Vollendung, ihrer Bestimmung zuzustreben. Das Vergehen der Blüten schenkt uns nun zum Beispiel viele Brombeeren, und auch erste Äpfel reifen nun heran. Wieder gießt die Erde mütterlich ihr Füllhorn aus, und wir dürfen uns daran laben, unsere Taschen und auch unsere Winterlager langsam wieder befüllen. Viele Heilkräuter haben ihr Zenit schon überschritten und damit ihr Höchstmaß an heilenden Inhaltsstoffen. Manche sind längst verblüht und schenken nun ihre Samen. Andere scheinen nun erst zu ihrer vollen Macht und Größe zu erwachen, so zum Beispiel der Waldengelwurz, ein wahrhaftiger Engel in Pflanzengestalt, der sehr viel Wärme in seinem Pflanzenkörper und besonders in seinen Wurzeln speichert, der uns aufrichtet, schützt und stärkt – schon wenn wir einfach ein bisschen mit ihm sitzen und meditieren.

Ebenso viel Sonnenkraft schenkt nun mit seinen strahlenden Blüten der Alant. Doch auch Wasserhanf, Mädesüß, Blutweiderich, Wegwarte, wilde Möhre, Königskerze, Goldrute, Springkraut und viele andere wilde Schönheiten haben nun ihren großen Auftritt. Auch

der Beifuß öffnet nun – ganz gemäß seines Daseins als Schwellenkraut – am Waldrand seine unscheinbaren Blüten. Die früher überall anzutreffenden „Beikräuter“ auf Getreidefeldern, wie Mohn, Kornblumen, Kornrade und Kamille spielten im Brauchtum rund um die Getreideernte ebenfalls ihre Rolle. Aufgrund unserer „modernen“ Landwirtschaft, dem Einsatz von schweren Maschinen und Pestiziden sind sie heute nahezu verschwunden.
Doch Mutter Natur tut, was sie kann, trotz menschlicher Ignoranz und Destruktivität ihre Pracht und Schönheit zu entfalten, und so beginnt nun eine ganz besondere Kräutersammelzeit, der „Frauendreißiger“. Wieder wird ein Kräuterbuschen aus neunerlei Kräutern gesammelt – dieses Mal eher ein Vorrat für magische denn für Heilzwecke (was sich meiner Erfahrung nach gar nicht wirklich voneinander trennen lässt). Noch in heutiger Zeit wird vor allem im süddeutschen Raum am 15. August, zu Maria Himmelfahrt dieser Buschen gesammelt und in der Kirche geweiht. Und bis zu Marias Geburtstag, am 8. September geht nun der Frauendreißiger. Unseren Buschen können wir auch am Augustfeuer weihen, denn natürlich gibt es auch in dieser Zeit Feuerbräuche – ein Spiegelbild des Sonnenlichtes auf der Erde. – Freudig dürfen wir nun also die Erntezeit einläuten und einmal mehr der Fülle gewahr werden: Alles ist da! – Doch wagen wir auch, hinzuschauen, dass die Form verfällt, dass das Entsterben nun bereits beginnt? Wir feiern nun auch das Fest der Schnitterin, die mit ihrer Sichel schneidet, was herangereift ist oder auch nicht mehr stimmt, die die Kornkinder, die sie erntet, tötet, auf dass sie zu Brot werden können … Können wir uns der Tatsache stellen, dass in dieser Form, in diesem Körper zu leben auch mit sich bringt, andere Formen zu töten? Vielleicht haben wir geglaubt, wir seien die besseren Menschen, wenn wir vegetarisch oder vegan leben, und natürlich spricht Vieles dafür, doch wenn wir ausblenden, dass auch wir töten und dass der Tod zum Leben gehört, dann ist das nur

die halbe Wahrheit … Zudem führt uns das Sterben der Pflanzenkinder auch unsere eigene Vergänglichkeit vor Augen. Alle Form, die geworden ist, wird sterben. Das können und wollen wir ja zumeist nicht fühlen. Doch hier und jetzt in der Waldnatur kann der Tod in diesem ewigen Werden und Vergehen seinen Schrecken für uns verlieren. Ich behaupte sogar, dass wir gar nicht voll und ganz leben, wenn wir dem Tod nicht ins Auge schauen. Eine ehrliche Yogapraxis, bedeutet, in jedem Augenblick zu sterben. Und das will gelernt sein! Mit jedem einzelnen Atemzug … [30]

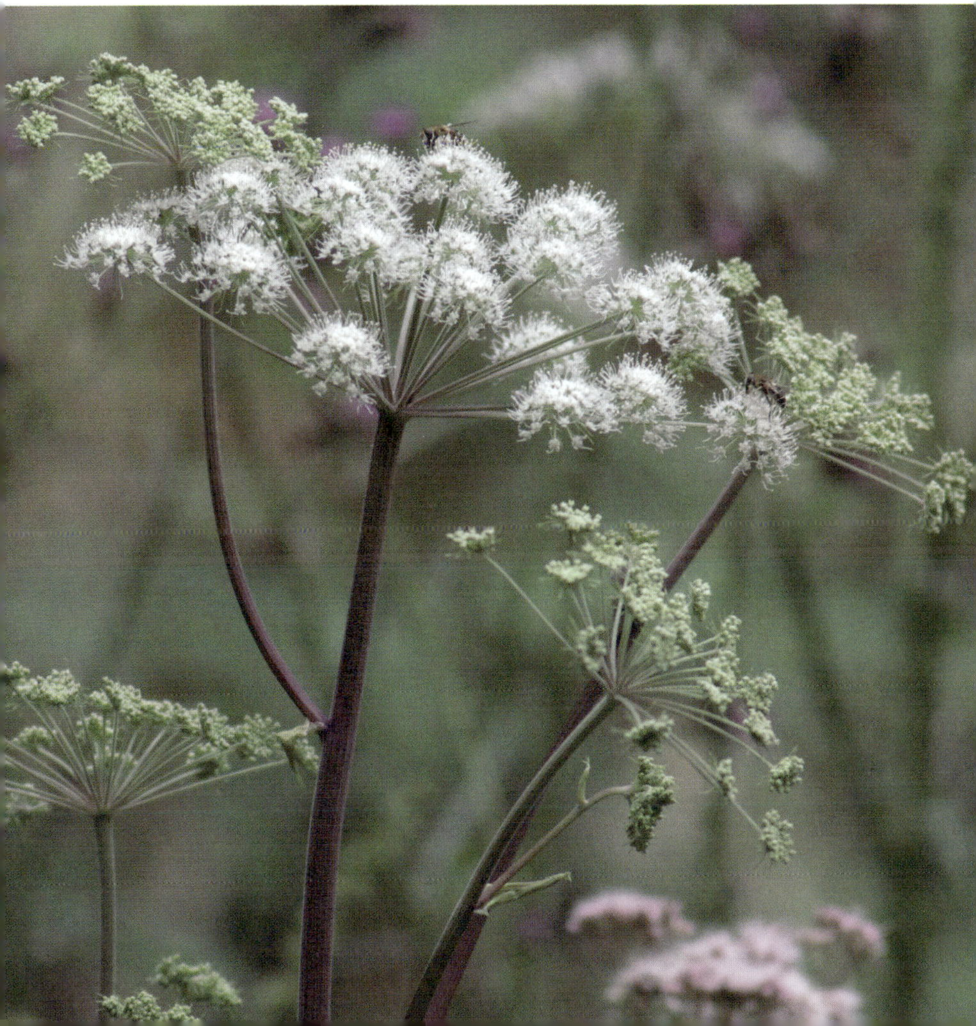

### Thema

erste Ernte, Fülle, Dankbarkeit, Genährtsein; der Keim für die Vollendung
Loslassen, was nicht mehr stimmt
Leben und Sterben ist eins

### Fragen

- Ist meine Saat aufgegangen?
- Welche Ernte kann ich einbringen?
- Was gilt es loszulassen?
- Wo fehlt es mir vielleicht noch an Hingabe?
- Lebe ich im Mangelbewusstsein oder bade ich in der Fülle des Seins?
- Kann ich die Geschenke des Lebens annehmen und mich dem Leben schenken?

### Element

Feuer und Wasser 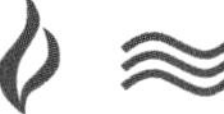

### Richtung

Süd-Westen

### Polarität

lunar, Yin im Yang

## Pflanzenbräuche

Das Binden eines Kräuterbuschen am 15. August. Weihe des Buschens in der Kirche oder am Feuer.

Binden einer Puppe aus Getreide (oft die letzte geerntete Garbe des Feldes), in der die „Kornmutter“ lebt (manchmal findet sie für Schutz und Fülle auf dem Hausaltar Platz, manchmal verbleibt sie auf dem Feld oder wird in einer Prozession ins Dorf gebracht und dort gefeiert – folge deinem Empfinden).

Das rituelle Backen eines Brotes aus dem ersten geernteten Getreide.

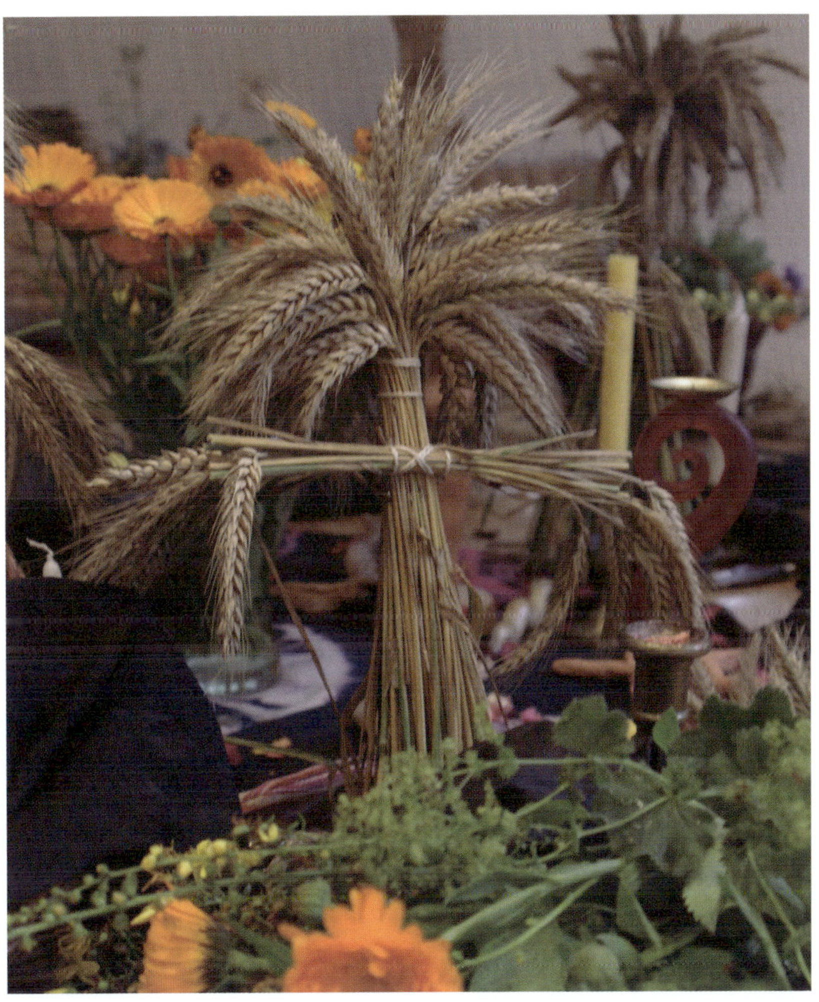

## Naturritual

### Glutbrennen

Lughnasad – das ist der Beginn der Erntezeit. Doch bist du wirklich bereit, deine Ernte zu empfangen? Wie du weißt, kann nur ein leeres Gefäß befüllt werden. Was liegt also näher, als dir erst einmal ein leeres Gefäß zu beschaffen? Hier möchte ich dich einladen, dir dieses Gefäß (=weibliche Qualität des Empfangens) mit der Kraft des Feuer (= männliche Qualität des Penetrierens) und dem Luftelement (=der Lebensatem, den du gibst) – nach Art deiner Ahn*innen aus der Steinzeit – herzustellen.

Dazu brauchst du einen gut abgelagerten Holzscheit (Lebensbaum ist besonders stabil), am besten ein ca. 20 cm langes Stück von einem halben Stamm von ca. 15 cm Durchmesser, zwei Stöckchen oder Ähnliches zum Entnehmen und Fixieren von Glutstückchen und ein Feuer mit reichlich schöner Glut.[31]

Hole nun vorsichtig mit zwei Stöckchen oder anderem Gerät ein Glutstück aus dem Feuer, platziere es in der Mitte auf der geraden Seite deines Scheites und fixiere es dort mit einem Stöckchen. Puste nun behutsam das Glutstück an, so dass es aufglüht und dieses Glühen schließlich auch dein Scheitholz ergreift. Nachdem du eine Weile so gepustet hast und das Glutstückchen verglüht ist, gib den Rest wieder ins Feuer, entferne das verkohlte Holz aus deinem Scheit und bringe ein neues Glutstrück darauf. Fahre mit Anpusten fort, wie vorher beschrieben, bis eine immer größere Vertiefung in deiner Schale entsteht. Das kann eine sehr meditative Arbeit sein, die ein bisschen Geduld erfordert. Vergegenwärtige dir, was für Schichten du vielleicht in deinem Inneren nach und nach freilegen und abtragen möchtest, damit Raum entsteht für deine Ernte.

# Baum-Meditation

## Esche

Wir leben in einer Zeit, in der viele Eschen sterben. Umso wichtiger erachte ich es, ihren Botschaften zu lauschen. Vielleicht verrät sie uns neben ihren Heilgeheimnissen auch, was sie an Heilung braucht, was du für die Esche(n) tun kannst. Mutter Erde befindet sich gerade in einem tiefen Wandlungsprozess. Bist du bereit, mitzugehen? Und bist du auch bereit, all die damit verbundenen Empfindungen zu erlauben? Es ist ein stilles Sterben, welches wir hier erleben – doch vielleicht kannst du den Ruf der Esche in deinem Inneren vernehmen.

Die Esche zeigt uns auf, dass die vermeintlichen Gegensätze, mit denen wir so leben, in der Wirklichkeit gar keine sind.
Wir brauchen Polaritäten, um in dieser Form, um in der Dimension von Zeit zu leben, doch all zu oft vergessen wir ja, dass all diese Formen einer Einheit entspringen, ja dass es letztlich nichts als diese Einheit gibt. Der feurige Speer des Lugus wurde aus Eschenholz gefertigt, wie wir gesehen haben. Im gesamten Verbreitungsgebiet der Esche wurden in alter Zeit Speere aus Eschenholz gefertigt. Der Speer steht zugleich für eine Bündelung von (Willens-) Kraft, für eine Konzentration und Ausrichtung – eine feurige, männliche Kraft. Doch neben seiner Härte gibt sich Eschenholz zugleich biegsam und flexibel.
Die Esche ist licht. Ihr kräftiger Stamm wächst hoch hinaus, doch ihre Krone lässt viel Licht hindurch, die unpaarig gefiederten Blätter wirken zart und filigran an einem solch imposanten Baum. Sie liebt das Licht, doch sie beansprucht es nicht für sich allein.[32] Und so sehr sie nach oben in sonnige Höhen strebt, so sehr verankert sie sich tief im Unten. Starke, verzweigte Wurzeln lässt sie bevorzugt

in basische, feuchte Böden wachsen. Sie liebt die Nähe zum Wasser, zum Fließenden, Weiblichen. Und manchmal mag sie sich gar nicht entscheiden, ob sie ein weiblicher oder ein männlicher Baum ist, sondern trägt sowohl männliche als auch weibliche als auch zwittrige Blüten. Ob wir männlich oder weiblich, androgyn oder was auch immer sind … ob unsere Energie durch Ida oder durch Pingala Nadi fließt – geht es nicht letztlich darum tiefer zu gehen, weiter zu fühlen, den Kräftestrom in Sushumna wahr zu nehmen und jenseits aller Konzepte in dem Empfinden zu erwachen, dass all dies Eins ist?
Die Esche bringt dies zum Ausdruck und hat – wie jeder Baum – wirklich verdient, als Weltenbaum verehrt zu werden. Dennoch war der germanische Weltenbaum Yggdrasil, oft als „Weltenesche" bezeichnet, vermutlich keine Esche. Dass der erste Mensch und viele Kinder aus der Esche kommen, daran habe ich jedoch keinen Zweifel – und wenn es Kinder der Inspiration sind … Lass dich einladen, deinen Sommertraum unter einer Esche zu träumen – vielleicht regt sie ja auch in dir einen weit verzweigten Fluss der Kreativität an.
Und falls du – vor allem im Winter – Probleme mit rheumatischen Beschwerden hast, steht dir das Wesen der Esche bestimmt auch gerne als Flaschengeist zur Verfügung.[34] Wenn du zu viel Harnsäure in deinem Körper angereichert hast, die oft auch diese Beschwerden mit verursacht, dann solltest du zu aller erst einmal deine Ernährung überdenken (oder „überfühlen") und neben anderen Heilpflanzen Blätter von der Esche (als Tee oder junge Blätter im Frühjahr im Salat) zum Ausleiten verwenden.
Doch wer weiß, vielleicht erzählt sie dir ja noch ganz andere Heilgeheimnisse.

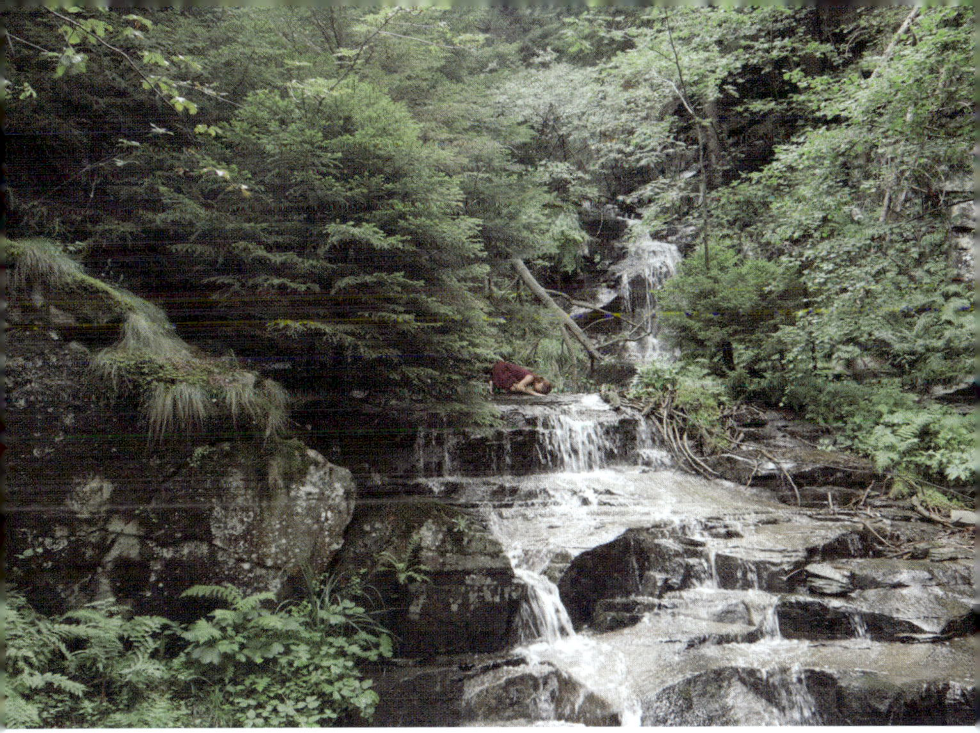

## Waldyoga-Praxis

Nun bietet sich eine langsame, fließende Praxis an, die ein tiefes Eintauchen und Innehalten ermöglicht und sanft Feuer und Wasser miteinander balanciert, ja vielleicht – sollte die Witterung, wie oben beschrieben, warm sein, sogar das Eintauchen in das wässerige Element integriert. Vielleicht gibt es in dem Wald, indem du heute praktizierst, einen Bach oder auch einen kleinen See; vielleicht sogar einen Wasserfall …

Doch auch das Feuer will aktiviert sein. Es scheint zwar so viel davon da zu sein zur Zeit, doch zugleich fühlen wir uns an den warmen Sommertag oft etwas kraftlos und schlaff. Es gilt, das viele Feuer so zu kanalisieren, dass es uns nicht auslaugt, sondern Kraft gibt. Dabei geht es hier vor allem um die Aktivierung des Feuers in unserer Magengrube,

unser Agni, um die Kraft in Manipura-Chakra. Feuer und Wasser zu balancieren, bedeutet hier auch, genau wie die Esche, sowohl unsere Kraft als auch unsere Flexibilität anzusprechen. Der Kreislauf darf dabei ruhig etwas aktiviert werden … und dann spricht nichts gegen eine lange und ausgiebige Entspannung! (Und wenn wir uns vorher ausgiebig mit Schwarzkümmelöl eingeschmiert haben, können uns selbst die Zecken, die bestimmt von Asuras geschickt wurden, nicht davon abhalten ☺.)

## Waldyoga-Stunde zu Lugnasad

Vielleicht gibt es einen schönen Ort am See oder Bach, der dich für deine heutige Praxis ruft … Und vielleicht magst du auch heute eine Matte / Decke dabeihaben.

### 79. Meditationssitz (Aranja-Siddhasana)

Finde eine bequeme Sitzhaltung, lehne dich gerne an einen Baum an. Folge dem Bedürfnis deines Körpers, doch achte auf eine aufrechte Wirbelsäule. Wenn es dir heute schwerfällt, sitzend deine Aufrichtung zu finden, kannst du dich auch einfach hinlegen. Es gibt nichts zu beweisen. Du brauchst nicht der perfekte Yogi sein. Und du machst das hier ausschließlich für dich und für diesen Augenblick. Wie könntest du anwesend sein in deinem Körper, wenn du mit ihm ringst? Wenn du also deine Position gefunden hast, schließe ruhig einmal deine Augen. Lenke deine Aufmerksamkeit in deinen Körper. Fühle die Berührung mit der Erde, mit dem Baum … und fühle, wie du in deinem Körper eingebunden bist in diese Lebendigkeit, die dich umgibt. Du hast keine Ahnung, wo dein Körper endet … Ja, auf einer gewissen Ebene mit der Oberfläche deiner Haut, doch du kannst ja fühlen, dass dies nicht die Wirklichkeit ist … Sei dir der Klänge und Geräusche bewusst … vielleicht gibt es ein plätscherndes Wasser … und lausche der Stille in all diesen Geräuschen … Rieche, schmecke … und öffne nun ganz sanft, ganz defokussiert deine Augen. Merke, ob du dich auch über deine Augen vom Wald berühren lassen kannst, oder ob du – sobald du sie öffnest – wieder beginnst, über die Augen kontrollieren zu wollen. Fühle auch, ob das Öffnen deiner Augen dich jetzt gerade wegzieht von der Wahrnehmung deines Körpers. Dann schließe sie lieber wieder.

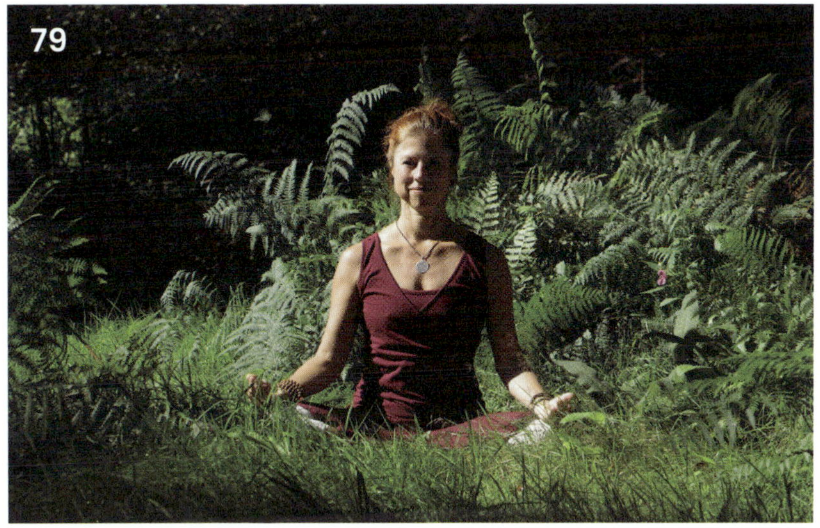

79

### 80. Das Atmen der Waldkühle (Sheetali-Pranayam)

Strecke nun deine Zunge etwas heraus und rolle sie ein. Wenn du – das ist genetisch bedingt – deine Zunge nicht rollen kannst, beiße deine Zahnreihen leicht aufeinander und öffne deine Lippen (wie zu einem etwas verzerrten Grinsen – mit welchem Gesichtsausdruck du komischer aussiehst, kannst du getrost der Jury der Waldwesen überlassen, die urteilen nämlich nicht ☺) Ziehe nun deinen Atem durch die gerollte Zunge oder durch die Zahnreihen tief in deine Lungen hinein; die Ausatmung geschieht ganz natürlich durch die Nase. Atme für ein paar Minuten in dieser Weise, und atme stetig, langsam, doch intensiv. Wenn das keine Erfrischung ist!

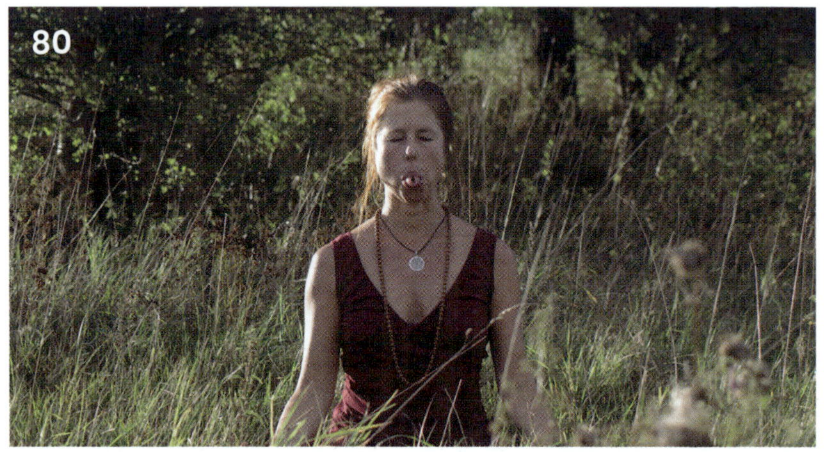


### 81. Sich räkelnde Wildkatze (Marjariasana)

Löse nun deine Sitzhaltung auf und komme in einen Vierfüßlerstand; die Knie sind unter den Hüften, die Hände unter den Schultern, die Handflächen auf der Erde, die Finger geöffnet. Dehne nun abwechselnd deine Beine, indem du jeweils ein Bein nach hinten ausstreckst, den Fußballen auf der Erde aufsetzt und die Ferse nach hinten von dir wegziehst.

Beginne nun mit der Katzenbewegung: Wenn du einatmest, strecke deinen Po raus, mach ein Hohlkreuz, das sich vom Becken kommend Richtung Brustwirbelsäule in einer Welle fortpflanzt, der Kopf geht in den Nacken. Ausatmend mache nun einen Buckel, als wolltest du dein Brustbein und dein Schambein zusammen bringen, das Kinn geht zum Brustbein. Fahre so fort in deinem Atemrhythmus. Fühle die Beweglichkeit deiner Wirbelsäule, das feine Strömen in deinem Körper … schenke der Bewegung mit deinem Atem deine ganze Aufmerksamkeit. Wiederhole dies, so lange du magst, mindestens zehn Male.

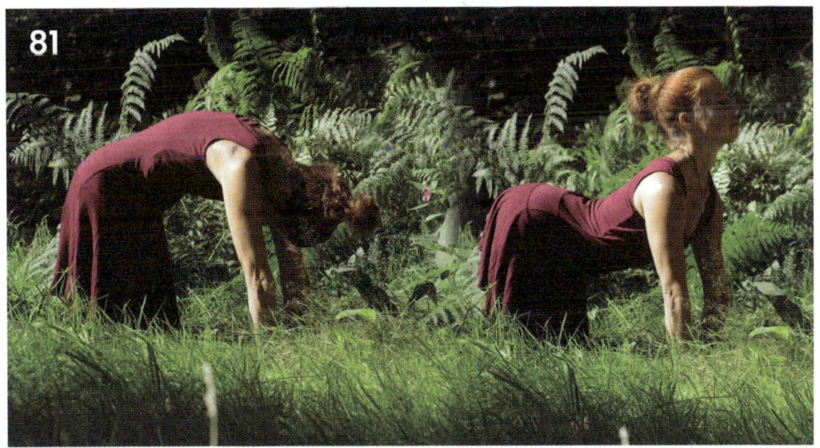

81

82. Feuerkatze

Im Vierfüßlerstand stelle nun deine Füße auf und hebe deine Knie und Schienbeine ein paar Zentimeter von der Erde, so dass die Schienbeine parallel zur Erde sind. Halte die Position für zehn lange Atemzüge oder so lange du magst, fühle die Wärme um deinen Nabel herum, fühle deine Kraft. Achte unbedingt darauf, dass deine Arme nicht überstreckt sind.

Solltest du große Probleme mit deinen Handgelenken haben, kannst du auch auf den Fäusten stehen oder dir einen unterarmhohen Baumstumpf oder Ähnliches suchen und auf den Ellenbogen stehen.

Senke dann deine Knie wieder zur Erde, bringe den Po auf die Fersen und die Stirn auf die Erde; die Arme links und rechts neben den Körper. Spüre nach im schlafenden Katzenbaby (Stellung des Kindes).

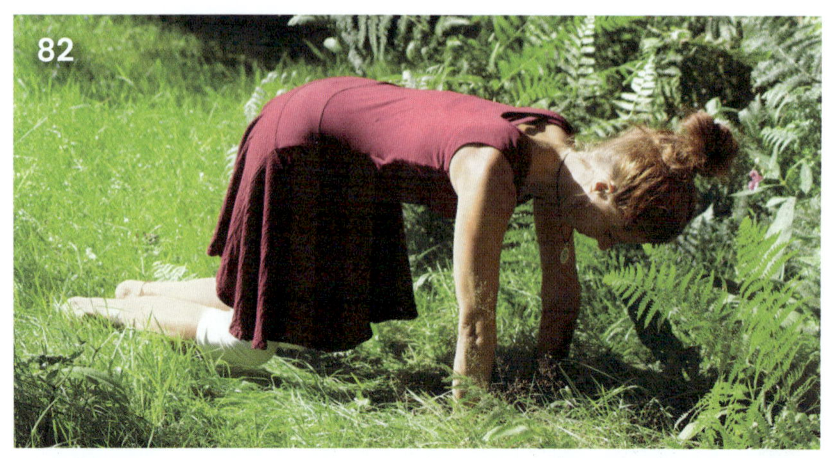


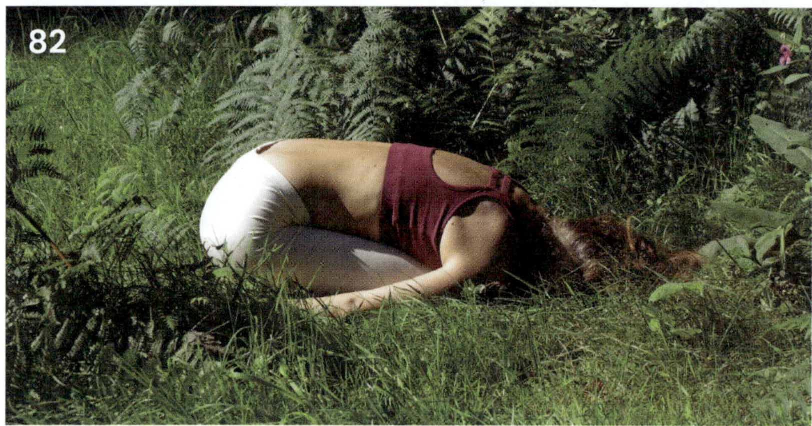


### 83. Die Katze im Tanz mit der Kobra

Aus dem Vierfüßlerstand beuge nun deine Arme und nähere ausatmend dein Brustbein der Erde. Schiebe dann, mit dem Brustbein nah an der Erde, deinen Oberkörper zwischen deinen Armen durch nach vorne; bringe dein Becken zur Erde und richte einatmend deinen Oberkörper auf in die Kobra (Strecke die Arme nur so weit, dass dein Becken auf der Erde bleibt); der Kopf geht etwas in den Nacken; der Nacken ist lang; die Schultern ziehen weg von den Ohren. Ausatmend schiebe dich aus der Kobra wieder zurück in den Vierfüßlerstand. Atme hier ein und beginne dann deinen Zyklus von Neuem. Finde in eine schöne, fließende Bewegung und in deinen eigenen Rhythmus. Wiederhole diesen Fluss ca. zehn Male oder so oft du magst.

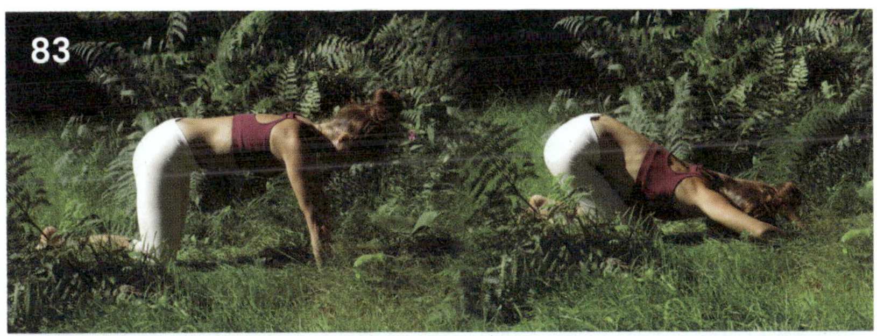
83

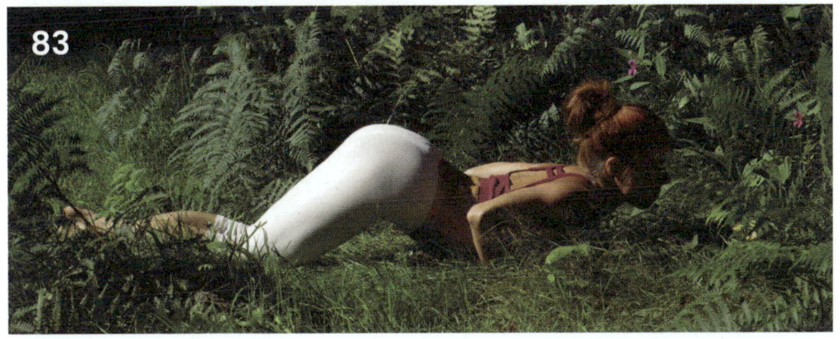
83

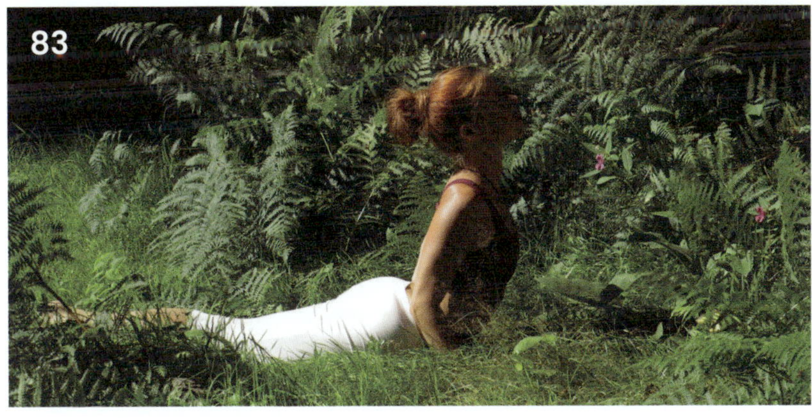
83

## 84. Herabschauender Wolf (Adho Mukha Svanasana)

Im Vierfüßlerstand stelle nun deine Zehen auf, atme tief ein, und ausatmend strecke deine Beine, die Fersen gehen zur Erde, die Sitzbeinhöcker streben in den Himmel, das Brustbein Richtung Knie, die Hände sind fest in der Erde verwurzelt. Gib deiner ganzen Körperrückseite eine intensive, genussvolle Dehnung. Halte die Position, so lange du magst.

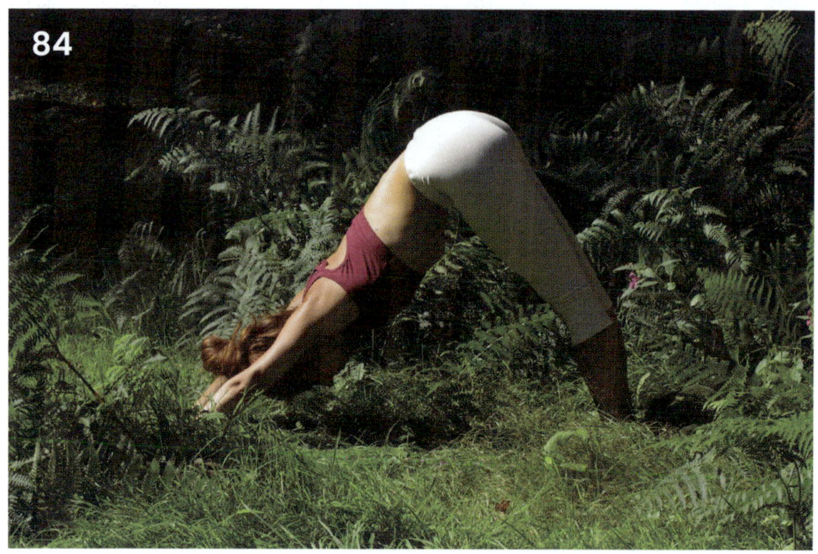

## 85. Der herabschauende Wolf steht auf drei Beinen (Eka Pada Adho Mukha Svanasana)

Aus dem herabschauenden Wolf heraus strecke nun dein rechtes Bein nach oben aus – das Bein ist nun in Verlängerung deiner Wirbelsäule; beide Hüften bleiben im selben Abstand zur Erde ausgerichtet; dein Blick geht zur Erde oder Richtung Bauch. Halte die Position für ein paar Atemzüge; komme dann zurück in den herabschauenden Wolf und mache die Übung zur anderen Seite.

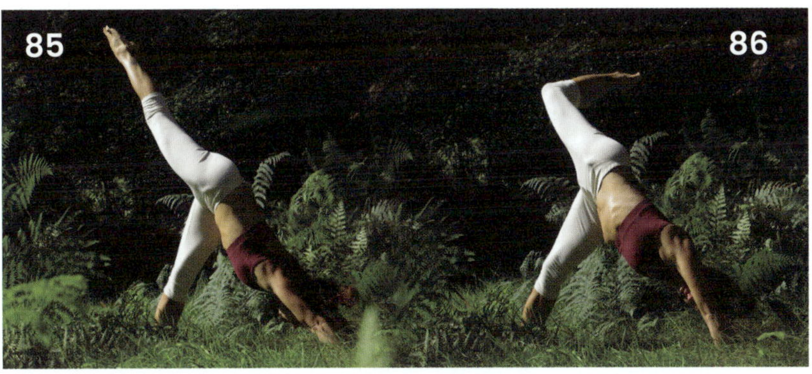


## 86. Der herabschauende Wolf öffnet sich dem Wald (Eka Pada Adho Mukha Svanasana)

Aus der vorherigen Haltung heraus öffne nun deine Hüfte, so dass die rechte Hüfte über der linken ist und beuge das rechte Bein (das nun oben ist) nach hinten. Dabei verlagert sich dein Gewicht mehr auf die linke Hand und deine Blickrichtung geht nach rechts. Für ein paar Atemzüge bleibe in dieser Position, komme zurück in den herabschauenden Wolf und mache die Übung dann mit dem anderen Bein. Wieder zurück im herabschauenden Wolf, senke die Knie zur Erde in den Vierfüßlerstand. Bring nun den Po auf die Fersen und die Stirn zur Erde und entspanne im Katzenbaby.

## 87. Fersensitz (Vajrasana)

Mit einer tiefen Einatmung richte nun deine Wirbelsäule auf und komme in den Fersensitz. Fühle deinen Körper. Fühle, wie dieser lebendig eingebunden ist in den Körper des Waldes. Fühle die Präsenz, die Kraft, die diesen Körper bewohnt. Das bist du. Die Lebendigkeit der Erde unter dir – das bist du. Die Weite des Himmels, Sonne und Mondin … der Wald und alle seine Wesen …

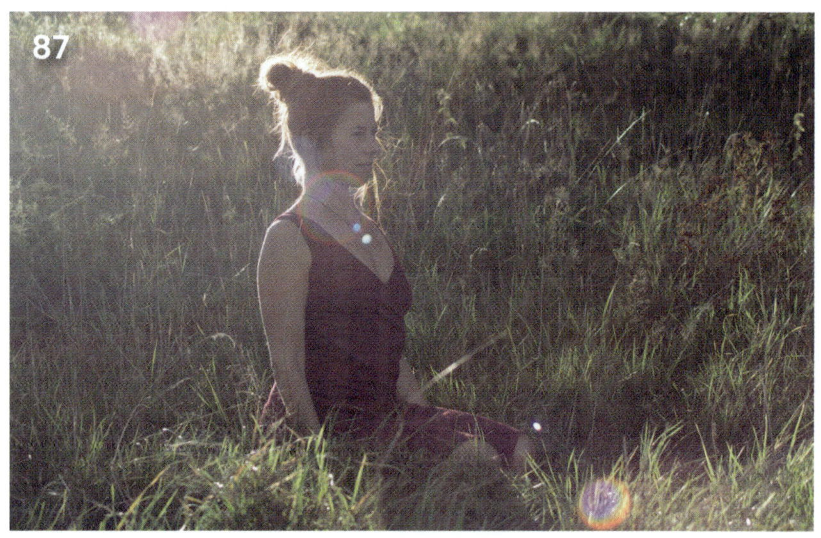


## 88. Gruß an die Mondin – Chandra Namaskar

Auch wenn in dieser Jahreszeit die Sonne oft heiß vom Himmel brennt, so ist Lughnasad ein Fest der Mondin. Sie reflektiert das Licht des Sonnenfeuers und versieht es mit Milde und Tiefe; sie schenkt dem Yang das Yin, das den Ausgleich bringt. Und sie ist eng verbunden mit dem Wasser, dem Fließen und der zyklischen Wiederkehr. Ehren wir die Qualität der Mondin in uns und in allen unseren Verwandten! Om chandrika namaha!

Im Fersensitz sitzend bringe ausatmend deine Handflächen vor der Brust zusammen in die Gebetshaltung, Anjali Mudra.
Einatmend strecke die so zusammen gelegten Hände über den Kopf aus.
Drehe die Handflächen nun nach vorne und bringe ausatmend deine Stirn und die Hände zur Erde, verneige dich.

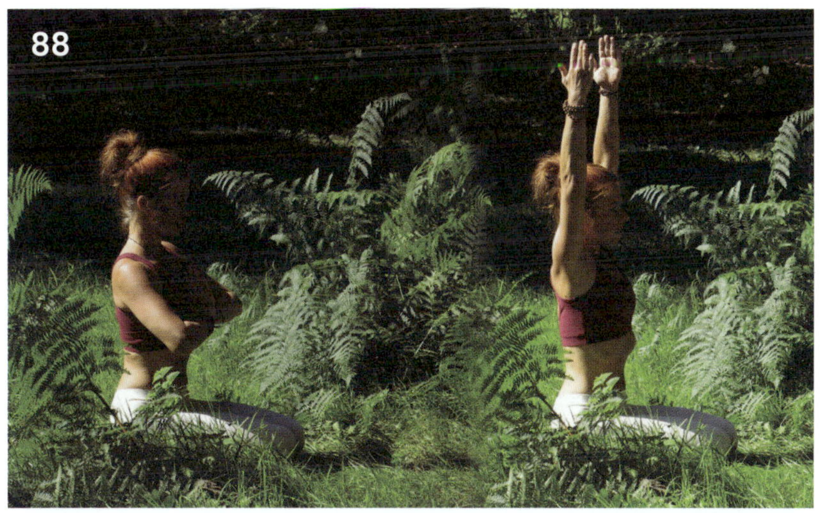


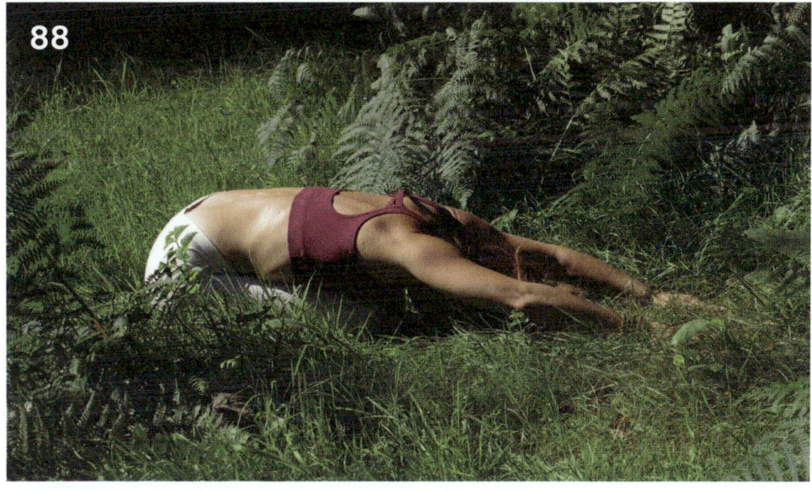

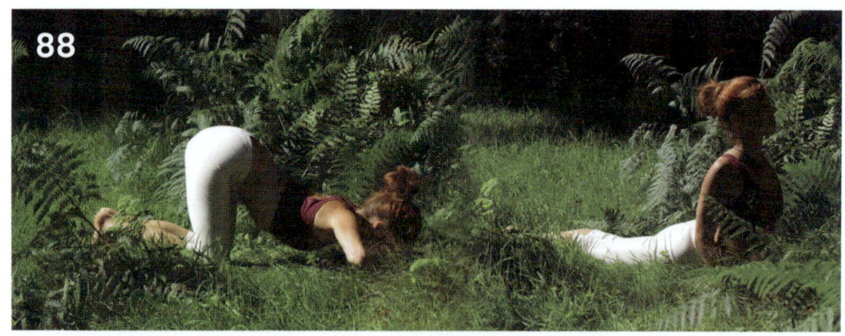


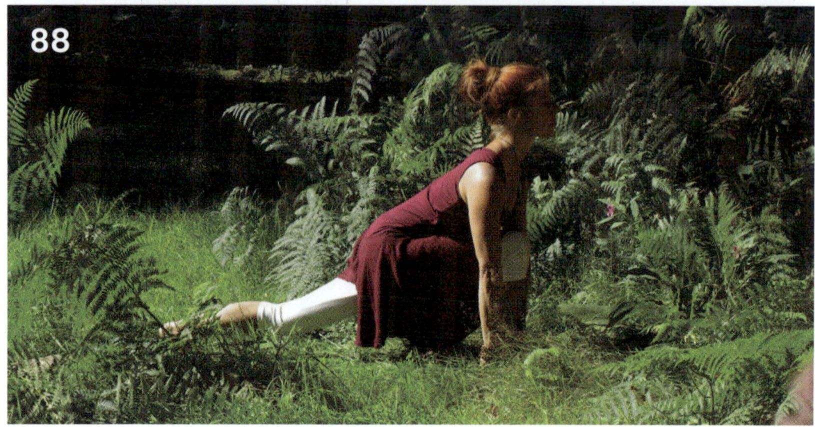


Einatmend schiebe nun deinen Oberkörper, das Brustbein dicht über der Erde, nach vorne, senke zuletzt dein Becken zur Erde und richte deinen Oberkörper aus der Kraft deines Rückens heraus (mit etwas Unterstützung durch die Arme) auf in die Kobra.
Ausatmend schiebe dich aus der Kobra in den Vierfüßlerstand und bringe den rechten Fuß nach vorne zwischen deine Hände.
Der linke Fußrücken liegt auf der Erde, und einatmend richtest du deinen Oberkörper auf, die Arme sind nach oben ausgestreckt. Neige dich nun zurück, öffne deinen Brustkorb und richte deinen Blick im Halbmond in die Weite des Himmels.

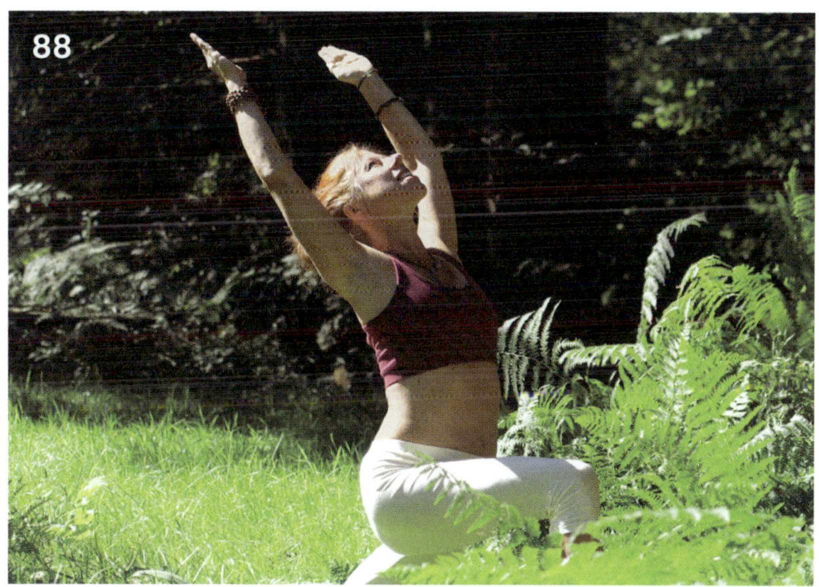


Ausatmend bringe deine Hände wieder links und rechts neben den rechten Fuß und den rechten Fuß nach hinten neben den linken; schiebe dich in den herabschauenden Wolf.
Mit der Einatmung bringe nun dein Becken zur Erde, richte deinen Blick im heraufschauenden Wolf in den Himmel; die Schultern ziehen weg von den Ohren.

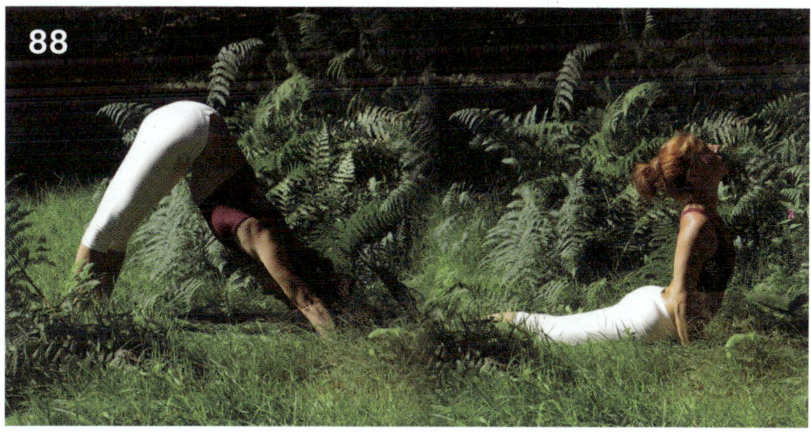

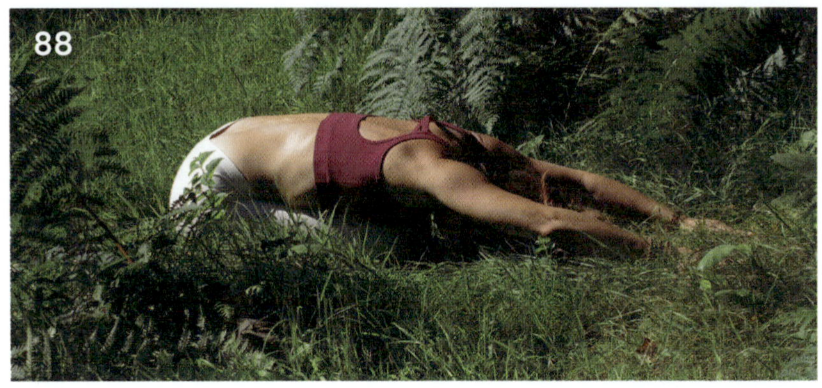


Ausatmend schiebe deinen Po wieder nach hinten auf die Fersen, bringe die Stirn zur Erde.

Einatmend richte mit gestreckten Armen deinen Oberkörper auf in den Fersensitz.

Lege über dem Kopf die Handflächen aneinander und bringe sie ausatmend wieder vor die Brust.

Mache diesen Zyklus nun mit dem jeweils anderen Bein.

Wiederhole dies, so oft du magst, mindestens mit jeder Seite dreimal.

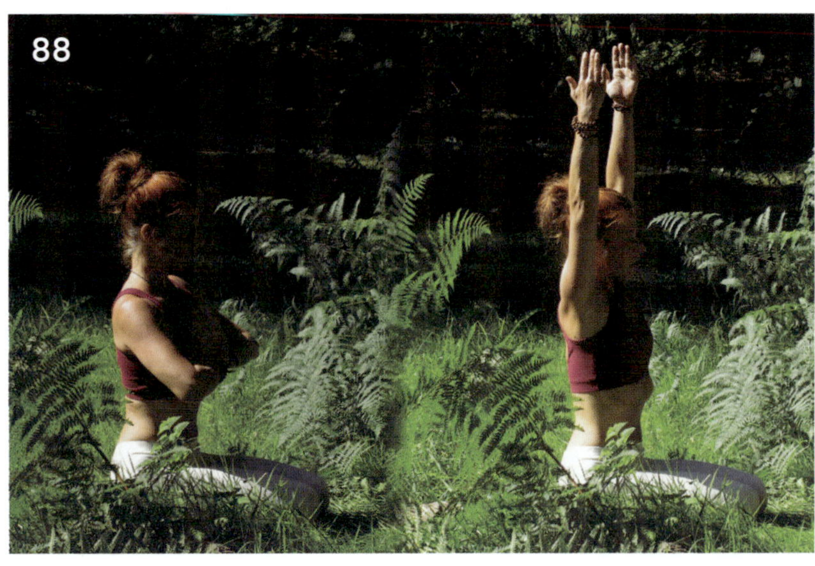

Wenn du magst, kannst du auch für mehrere Atemzüge in den einzelnen Haltungen verweilen. Wenn du die Qualität der Haltungen erfahren und den Ablauf verinnerlicht hast, ist es jedoch wunderschön, im Einklang mit deinem Atem durch den Zyklus hindurchzufließen. Verbinde dich mit der Qualität von Yin, mit dem Licht der Mondin und lass deinen Körper eintauchen ins Gebet.

### 89. In Fühlung

Wähle nun eine Entspannungshaltung deiner Wahl, am besten Shavasana. Lasse dich tragen von der Erde, lausche dem Fließen in dir und um dich herum. Fühle, was es zu fühlen gibt und tauche ein in diese Lebendigkeit. Genau jetzt und genau hier.
Du bist.

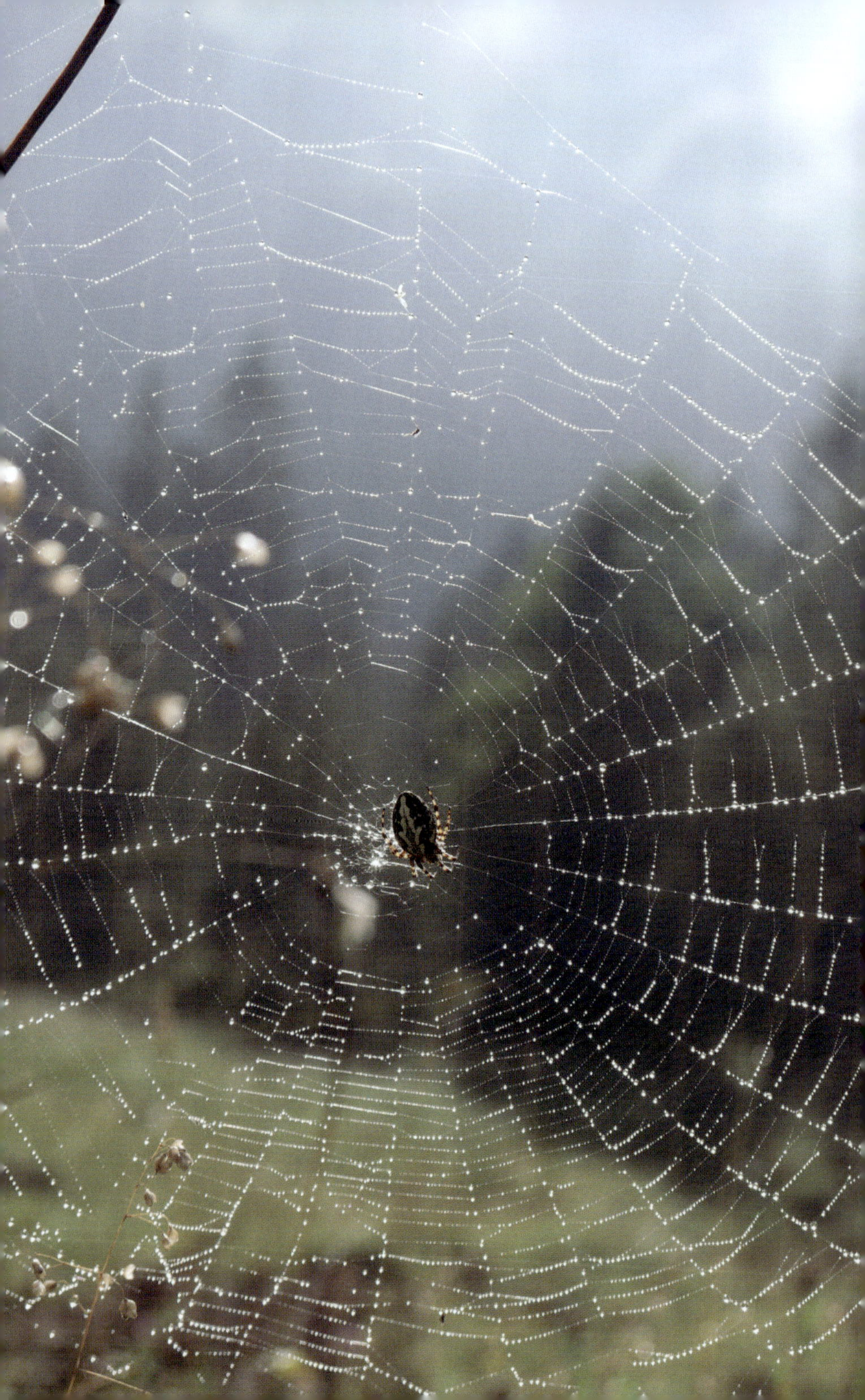

# Herbst-Tag-und-Nachtgleiche

*Ein Hauch von Abschied liegt in der Luft. Erste Blätter fallen von den Bäumen und überlassen sich dem Tanz mit dem Wind, als wollten sie mir zeigen, dass Loslassen ganz leicht geht. Das Licht ist anders und taucht die Welt in warme Farben. Zahlreiche Spinnfäden haben in den frühen Morgenstunden Tautropfen aufgefangen, kostbare Silbertropfen, die dort aufgereiht zu Perlenschnüren die Wiesen schmücken, das Licht der Sonne wie die Mondin reflektieren. Und nicht nur meine Augen werden satt auf diesem Waldgang: letzte Brombeeren, Haselnüsse, am Waldrand die Apfelbäume – ich fühle mich so beschenkt, so genährt von der Natur! Am Bachufer steigt ein sanfter, lichter Nebel auf und hüllt die Erlen ein mit Geheimnissen. Eine (Vor)Freude befällt mich, eine Lust: Nun ist ein Wendepunkt erreicht; es beginnt eine Zeit der Innenschau, des tiefen Eintauchens in die Mysterien des Seins!*

Heute sind Tag und Nacht gleich lang – wie zur Frühlings-Tag-und-Nachtgleiche befinden sich Licht und Dunkel, das Yang und das Yin in einem perfekten Gleichgewicht. Und von nun an werden die Nächte länger sein als die Tage, die Natur bereitet sich allmählich auf das große Loslassen, auf den Rückzug in die Tiefe der mütterlichen Erde vor und lädt auch uns ein, uns von unserem nach außen gerichteten Tun allmählich wieder mehr nach innen zu wenden. Doch zuvor heißt sie uns noch, hinaus zu gehen, unsere Augen zu öffnen für die Fülle, für die Vollendung des Seins und die Ernte einzuholen. Äpfel, Birnen, Quitten und Zwetschgen, späte Himbeeren, Brombeeren, Walnüsse, Haselnüsse, Maronen, Weißdornbeeren, Hagebutten, Vogelbeeren, Holunderbeeren … viele Früchte sind heran gereift. Reich ist das Buffet von Mutter Erde nun gedeckt und lädt Tiere und Menschen ein, sich die Bäuche voll zu schlagen und ordentlich Winterspeck anzufuttern. Und – so wundervoll das sein mag – ganz in diesen wahrhaft köstlichen Augenblick einzutauchen, so dürfen wir nun durchaus auch an die Zukunft denken: Vor uns liegt nun eine Zeit, in der wir nicht mehr so verwöhnt sein werden. – Ja, die Supermärkte sind auch im Winter voll, und wir können nahezu alles das ganze Jahr über kaufen – doch das hat seinen Preis: Einen lächerlich geringen Preis, bemessen wir ihn daran, dass wir für so kleines Geld so Vieles kaufen können – doch einen unbezahlbar hohen Preis, daran gemessen, was dies für die weltweit schwindenden Ressourcen bedeutet, für Mutter Natur, ausgebeutet durch den Menschen, für Menschen und Tiere am anderen Ende der Welt – weit genug weg, um nicht zu spüren, wie viel Leid der gerne genossene Schokoriegel dort verursacht. Doch dieses Leid ist ja auch unser Leid, wie können wir glauben, das ginge uns nichts an! Es gibt nicht die anderen!

Ein Grund mehr also, uns hier und jetzt der Fülle gewahr zu sein und eben auch an die Zukunft zu denken: An die Winterzeit, die vor uns liegt. Eine Zeit, in der wir in der Natur vor unserer Haustüre nicht mehr so viel Nahrung finden werden. Und an das Neue Werden, welches dem Winter folgen wird. Jetzt ist die Zeit, unsere Winterlager zu füllen, auch eine Zeit, altes Wissen um das Einkochen, Fermentieren und Trocknen, um unterschiedliche Formen des naturgemäßen Haltbarmachens von Lebensmitteln wieder auszugraben und anzuwenden. Und es ist eine Zeit, die Saat für das kommende Jahr zu sammeln und zu sichten: Welche Samen wollen bewahrt werden und im Frühjahr neues Leben schenken? Es ist auch schön, jetzt Samen von Wildblumen zu sammeln – immer nur so viele, dass genug für die Aussaat an Ort und Stelle und als Futter für die Vögel bleibt – und diese dann weiter zu verbreiten.

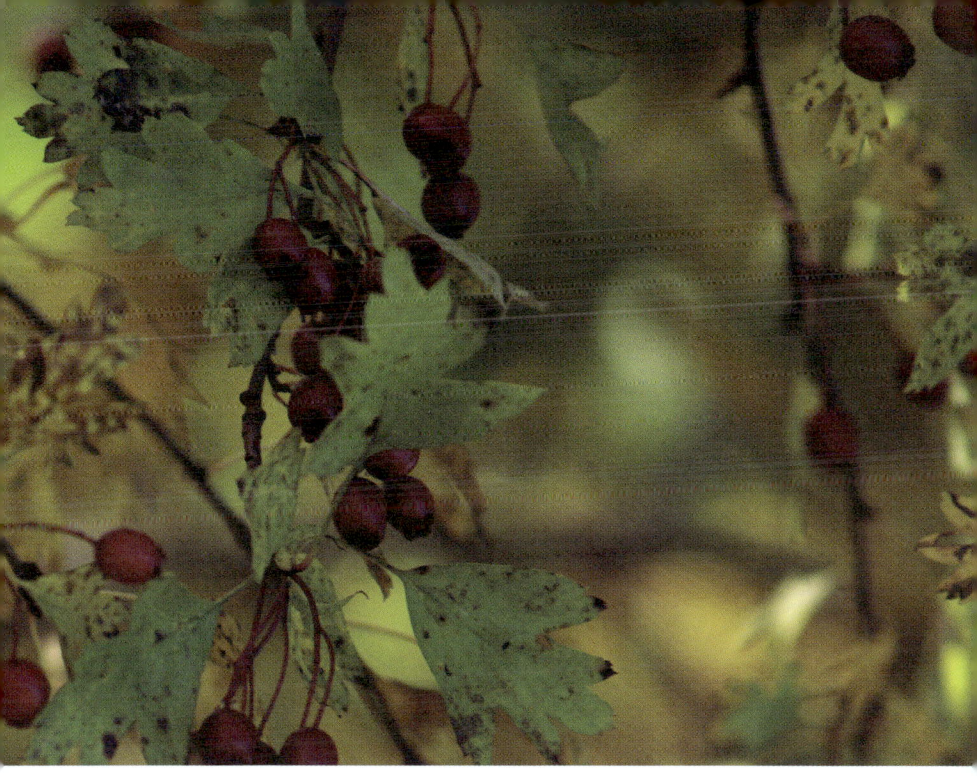

Vielleicht haben wir viel gearbeitet, um in diesen Tagen unsere Ernte einbringen zu können und unsere Felder – auch im übertragenen Sinn – mit Mühe beackert. Und vielleicht gibt es auch Jahre, in denen die Ernte etwas spärlich ausfällt … In einer Weise haben wir Menschen uns mit Beginn unserer Sesshaftigkeit, mit unserer Entfernung vom Wald, nicht nur Pflanzen und Tiere, sondern auch uns selber versklavt, obgleich diese uns vermeintlich so viel mehr Freiheiten geschenkt haben mag. Sicherlich ist die Ernte von Zuchtgetreide ergiebiger und leichter als die von Wildgräsern und ein Apfel aus dem Garten schmeckt definitiv anders als ein Holzapfel im Wald. Doch diese vermeintliche Fülle hat nicht nur eine Menge Arbeit, sondern auch Probleme wie unsere Überbevölkerung mit sich gebracht. Im Wald können wir nun ernten, ohne vorher mit Mühe geackert zu haben – zumindest dann, wenn der Sommer nicht wieder zu trocken war und die Bäume und Sträucher in ihrer Not die Früchte nicht schon vorzeitig abgeworfen haben. Und auch dann, wenn es in unserer Region noch genügend Insekten gibt, die im Frühjahr die Blüten bestäuben konnten. Es berührt mich zutiefst, wie reich die Geschenke aus der Natur sind – und das, obwohl wir Menschen uns in unserem vermeintlichen Getrenntsein, nicht nur wie „die Axt im Walde“, sondern gleich wie ein ganzes Heer von Bulldozern verhalten. Mutter Erde trägt uns und nährt uns, sie schenkt uns und sie liebt uns bedingungslos – sie macht keinen Unterschied und schaut nicht danach, ob wir ihre Geschenke verdient haben (und – nebenbei gesagt: Wir haben ihre Geschenke verdient, denn wir sind Natur, und – was auch immer wir im Außen tun – vielleicht können diese Geschenke uns sogar daran erinnern, wer wir in unserem tiefsten Inneren sind). Ein Baum blüht, lässt seine Früchte reifen und verschenkt sie – einfach, weil es seine Natur ist, er fragt nicht, wer diese Früchte essen wird. Nun, und natürlich dient die „Erfindung“ seiner Früchte nicht nur den vermeintlich anderen, sondern vor allem auch seinem eigenen Fortbestand.

Und so lädt auch uns die Herbst-Tag-und-Nachtgleiche dazu ein, zu schauen, was wir zu geben haben – bedingungslos zu schenken – doch dabei auch uns selbst nicht zu vergessen, uns nicht zu ver-aus-gaben. Und darüber sollten wir uns nicht zu viele Ge-Dank-en machen, sondern das Ge-en gehen lassen, so dass der Dank bleibt.

Die reiche Ernte füllt unsere Bäuche und unsere Winterlager, und sie füllt unsere Herzen mit tiefer Dankbarkeit, mit tiefem Vertrauen in unsere Große Mutter. So feiern wir nun Feste der Dankbarkeit und Freude, des Teilens und der Fülle. Und wir feiern den Sonnenuntergang des Jahres, ein letztes Aufblühen in all den wundervollen Farben des Herbstes. Wir feiern, dass ein Kreis sich schließt, auf dass ein neuer Zyklus beginnen kann … und dass der Tod zum Leben gehört.

## Themen der Herbst-Tag-und-Nachtgleiche

Reife, Er-Füllung, Vollendung, Ernte und Auslese,
Loslassen, Vergebung, Transformation
Überprüfen meiner Handlungen

## Fragen

- Habe ich meine Ernte eingebracht?
- Sind meine Lager gefüllt?
- Welche Samen wollen bewahrt werden?
- Was sind meine Geschenke an das Sein?
- Dient meine Vision dem Großen Ganzen?
- Kann ich meine Gaben großzügig verschenken oder habe ich Zweifel an mir selbst, schäme ich mich für mein So-Sein?
- Möchte ich horten und festhalten, was ich zu geben habe oder teile ich von Herzen gerne?

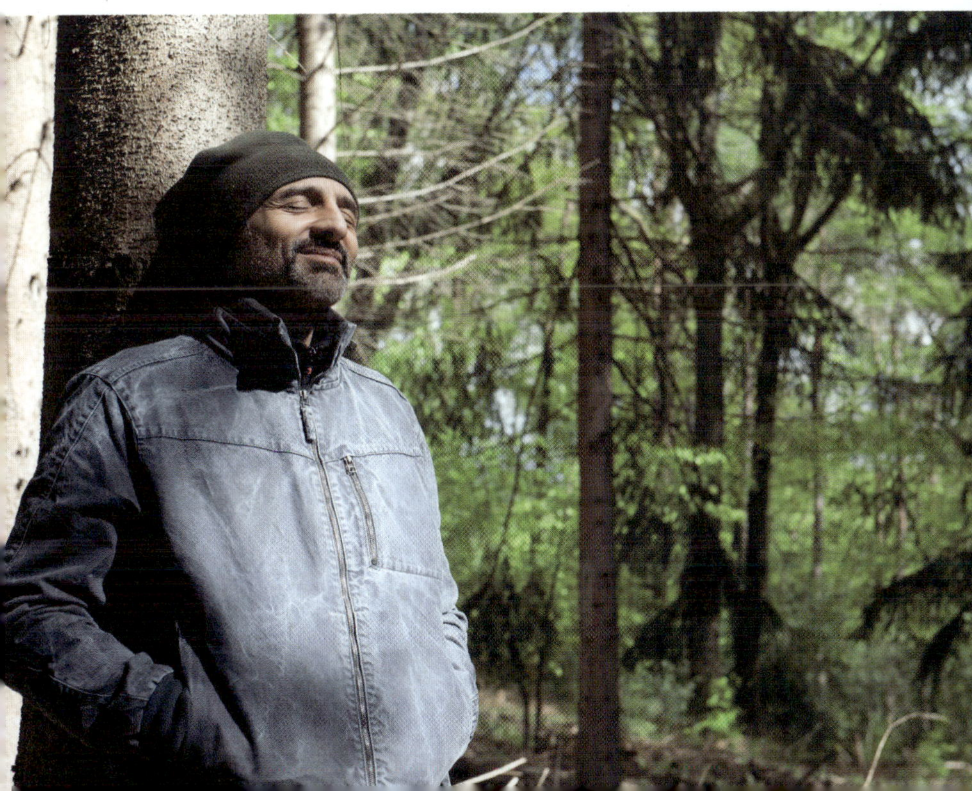

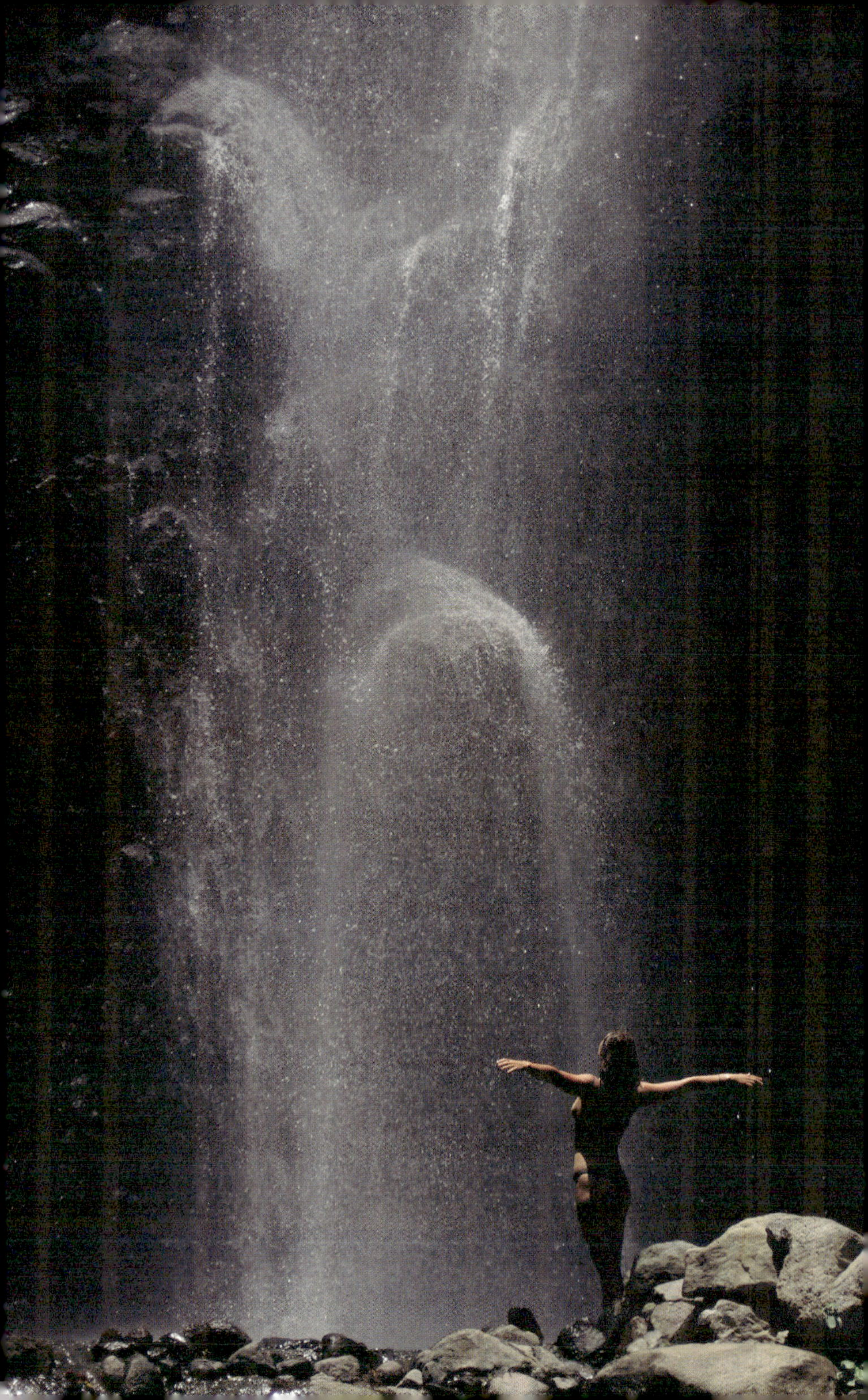

### Element

Wasser 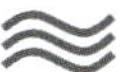

Wasser möchte fließen. Es ist gerne in Bewegung – niemals versucht es, seinen Weg zu gehen bzw. zu fließen – es fließt. Und dabei ist es der Verwandlungskünstler unter den Elementen – so viele Formen kann es annehmen, so viele Beschaffenheiten – es kann als Eis fest und unbeweglich wie ein Fels sein, während es sich als Dampf in die Lüfte erhebt. Es begegnet uns in den Wolken, im Nebel, als Regen, Hagel oder Schnee und zeigt uns die zyklische Wiederkehr des Formhaften auf. Zumeist begegnet es uns in seinem flüssigen Aggregatszustand, bedeckt nahezu 70% des Körpers von Mutter Erde und verlieh ihr den Namen „Der blaue Planet". Es ist die „Ursuppe", aus der alles Leben hervorging, und ohne Wasser wäre die Erde nicht fruchtbar. Auch unser Körper besteht zu ca. 70% aus Wasser. Wasser … das ist auch die Bewegung unserer E-Motionen, und die führen uns manchmal in die Tiefe – damit ist natürlich nicht unsere verbreitete Dramasucht gemeint, mit der wir uns eher an der Oberfläche halten. Unser Geist – das ist die Gicht, die Bewegung an der Oberfläche, der Schaum, der uns den Blick in die Tiefen unseres Unterbewusstseins verwehrt. Unsere Seele hingegen gleicht einem See, still, tief und kristallklar. Wenn wir in den stillen See hineinschauen, können wir uns sehen. Jeder einzelne Tropfen enthält ein Mysterium, alles ist darin enthalten und doch ist er leer. Wasser ist das urweibliche Element, es ist Empfänglichkeit pur und wird damit zum Träger von Informationen, von Wissen und Weisheit. Es reflektiert all das, was sich in ihm spiegelt und zeigt doch immer etwas anderes – so dass es uns manchmal auch das erblicken lässt, was scheinbar im Verborgenen lag, die Essenz, jenseits all dieser Bilder.

Wasser reinigt. Jeden Morgen unter der Dusche können wir das erleben und vielleicht auch manchmal empfinden, dass es mehr ist als eine körperliche Reinigung, dass die Dusche auch unsere Gedanken und unser Energiefeld klärt.
Und Wasser heilt. Auf der ganzen Welt gibt es besonders heilkräftige Quellen, deren Bedeutsamkeit für das Gleichgewicht des Erdenkörpers wir nur erahnen können. Viele Geschichten ranken sich um zauberkräftige Quellen, und viele Menschen haben durch das Wasser aus Quellen Heilung erfahren.
Aus den Quellen werden Bäche und Flüsse, und sie alle streben hin zum Meer. Ein jeder Tropfen sehnt sich danach, eins zu sein mit dem Ozean …
Unser Yogaweg führt uns direkt zur Quelle und erinnert uns daran, dass wir eins sind mit dem Ozean.

### Richtung

Westen

### Polarität

solar, Yin und Yang im Gleichgewicht

## Pflanzenbräuche

Erntezeit ist Zeit des Dankens! Und so sind es die Ernte- und Dankesfeste, die diese Zeit des Jahres prägen. Meist ranken sich diese Feste um die Ernte der regional unterschiedlichen Kulturpflanzen – so gibt es z.B. Apfel-Feste und Weinfeste und natürlich das christliche Ernte-Dank-Fest. Mancherorts fahren nicht nur die Landwirte mit bunt geschmückten Erntewagen durch die Dörfer. Wir feiern, dass die Ernte nun eingeholt, die Arbeit im „Außen“ nun getan ist. Wir danken, dass wir satt sind und auch die Winterlager gefüllt sind. Und wir teilen unsere Ernte nun von Herzen gerne. Die augenblickliche Fülle kann uns darüber hinweg

trösten, dass im Winter andere Zeiten auf uns zukommen. Doch ich bin davon überzeugt, dass auch unsere nicht sesshaften Ahn*innen, die in dieser Zeit wohl fleißig gesammelt, gejagt und konserviert haben, in dieser Zeit auch Feste des Dankens gefeiert haben.
Und wie sieht es jetzt im Wald aus? Auch dort wird emsig die Ernte eingeholt und für den Winter vorgesorgt. Eichhörnchen sammeln Nüsschen und andere Früchte des Waldes und deponieren sie hier und dort. Da sie etwas zerstreut das ein oder andere Lager vergessen, tragen sie so auch zur weiteren Verbreitung der Waldbäume bei und pflanzen den ein ein oder anderen Nussbaum. Erntezeit bedeutet eben auch, die Saat für das Kommende zu bereiten … Auch die Vögel des Waldes tragen nun fleißig zur Vermehrung von Weißdorn, Eberesche und Co bei, die Wächter des Waldes, die Eichelhäher schleppen die ein oder andere Buchecker an vom Mutterbaum entfernte Orte.

Viele Waldfrüchte wachsen genau im Bereich der Schwelle, des Hags. Dies ist – je nach Betrachtungsweise – die Grenze oder auch die Verbindung zwischen den vermeintlich getrennten Welten: Zwischen der wilden Natur des Waldes und der menschlichen Kultur, die sich – im Idealfall durch das Biotop des Hages, in der Realität leider oft hinter hohen Mauern und Zäunen zu schützen versucht. Reich sind die Geschenke, die genau dieser Zwischenbereich uns macht – ganz konkret finden wir hier die Früchte von Brombeeren, von Weiß- und von Schwarzdorn; wir finden Hagebutten und Haselnüsse, Holunderbeeren und mehr. Hier finden viele Tiere und auch Elementarwesen Schutz und Nahrung im Überfluss, und wir finden einen großen Reichtum an Arten. In der heutigen Zeit der aggressiven Landwirtschaft unter Einsatz großer schwerer Maschinen und von Pestiziden schwindet diese reiche Heckenwelt leider mehr und mehr und bedarf selber des größeren Schutzes als unsere hübschen Blumengärten dahinter, in denen häufig für Insekten nutzlose Zierblumen und so manche menschliche Hirngespinste wachsen.

Vielleicht magst du dir einen Ort auf der Schwelle, in diesem Hag suchen und dort einfach mal für eine Weile meditieren.
Auch im Jahreskreis befindest du dich nun auf einer Schwelle zwischen der lichten Zeit des Jahres und der Dunkelzeit. Und gerade im Bereich der Schwelle gibt es unendlich viel zu entdecken. In einer Weise enthebt sie dich der Polarität und lässt dich beide Seiten des Seins betrachten und darin erkennen, dass sie in der Wirklichkeit eins sind. Wie fühlst du dich hier auf dieser Schwelle? Fühlst du dich fremd oder irgendwie vertraut?

Und wenn du, beschenkt mit den – vielleicht auch „metaphysischen" Früchten aus Wald und Schwelle, wieder zurückkehrst, kreiere doch einmal deine ganz eigene Ernte-Dank-Zeremonie!

## Naturritual

### Geschenke des Jahres

Vielleicht magst du dich rufen lassen von einem Ort im Wald oder auch einfach zu Hause sein. Vielleicht magst du auch im Kreis von Freund*innen aus der menschlichen Welt sein. Schau, was für dich stimmig ist, um deine ganz persönliche Ernte dieses Jahres bewusst einzuholen. Finde im Wald etwas, das diese Ernte repräsentiert. Und wenn du magst, baue dir einen kleinen Altar auf mit Symbolen für die einzelnen Elemente und deiner Ernte darauf.
Gib dir einen Moment, ganz hier und jetzt in diesem Augenblick, in deinem Körper anzukommen. Nimm deinen Körper wahr, fühle deinen ganz natürlichen Atem ein- und ausströmen und nimm die dich umgebende mehr-als-menschliche-Welt wahr, so, wie sie sich dir hier und jetzt zeigt. In diesem Augenblick schließt sich ein Kreis – in einer

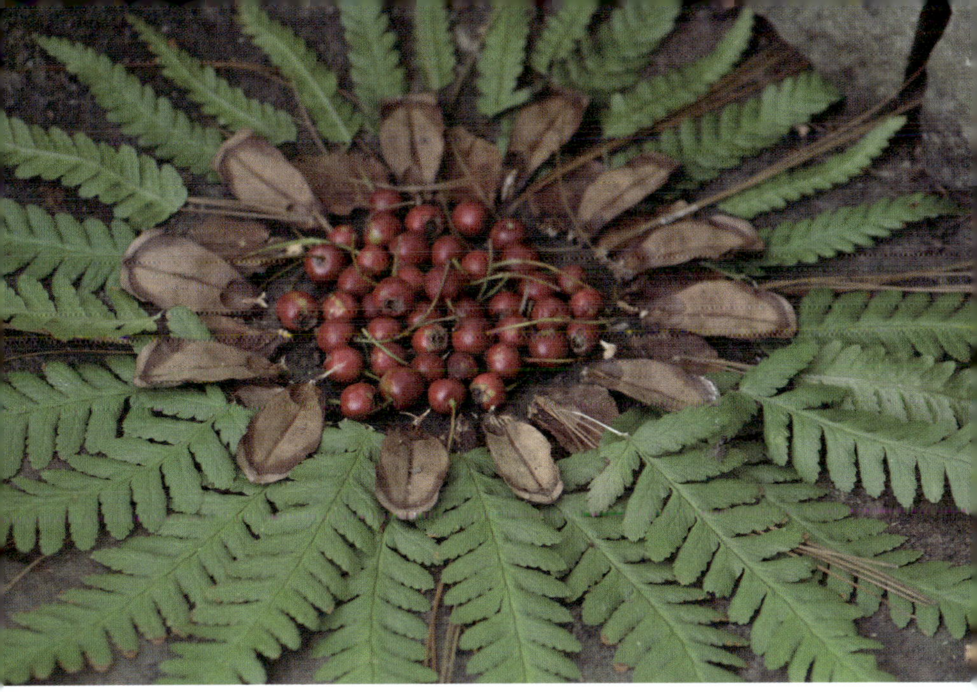

Weise schließt sich in jedem Augenblick ein Kreis, denn der Kreis löst sich auf im ewigen Jetzt. Alles, was davor war, ist Geschichte, das, was kommen wird, sind Geschichten. Und doch ist dieser Augenblick ein Konglomerat aus diesen Geschichten. Wenn du nun ganz hier angekommen bist, schlage gedanklich dein inneres Geschichtenbuch auf und lasse dein Jahr noch einmal Revue passieren. Jedes Jahr beherbergt ein ganzes Universum, jeder Tag ist ein Leben! Kehre noch einmal zurück zur Herbst-Tag-und-Nachtgleiche des vergangenen Jahres, und gehe von dort aus Schritt für Schritt durch die Zeit. Welche Saat hast du durch den Winter getragen und dann im Frühjahr ausgebracht? Ist diese Saat aufgegangen, taugt sie für das Leben? Welche Blumen haben in deinem Sommer geblüht, welche Früchte sind heran gereift? Kannst du fühlen, wie viel dir geschenkt wurde? Viele Gaben hast du mit bekommen auf deiner Reise durch das Jahr. Es ist nicht deine Saat, du hast sie nicht erschaffen. Doch sie wurde dir gegeben, Und du hast Sorge dafür getragen, dass sie keimen, wachsen und gedeihen konnte;

du hast sie gehegt und gepflegt, so dass du nun deine Ernte einbringen kannst. Wie sieht deine Ernte aus? Ist sie reichhaltig oder eher etwas spärlich? Dient sie deinem Leben, dem Leben an sich? Kannst du fühlen, dass dies nicht nur deine Ernte ist, sondern wie viele Handlungsstränge, wie viele Elemente, wie viele Geschichten in dieser Ernte zusammenlaufen? Vieles wurde dir geschenkt auf deiner Reise durch die Zeit, als Kind dieser Erde. Wenn du Zugang zu deiner Dankbarkeit hast, kannst du deinen Dank nun laut oder leise aussprechen oder auch nieder schreiben. Fühle auch, bei wem oder bei was du dich bedanken möchtest, werde ruhig ganz konkret. Wenn es dir schwerfällt, diese Dankbarkeit zu fühlen, mache keinen Anspruch daraus, nimm auch dies einfach wahr.

Und wenn du deinen Dank gesagt hast, betrachte noch einmal deine Ernte – auch das Symbol, das du für deine Ernte gefunden hast. Du hast viel dafür getan, diese Ernte einholen zu können und zugleich wurde sie dir geschenkt. Nun ist es an der Zeit zu erkennen, dass deine Ernte gar nicht deine Ernte ist! Nun, vielleicht erzeugt dieser Gedanke einen Widerstand in dir – nimm auch dies wahr. Es ist Zeit, deine Ernte zu teilen; all die Gaben, die du bekommen hast, dem Leben zu schenken. Wie immer du dich in Bezug auf deine Ernte fühlst – sie ist einzigartig. Glaube nicht, es sei zu wenig oder nicht gut genug. Und auch nicht, du müsstest alles festhalten, um selber genug zu haben … Vielleicht hast du Zugang zu dem Empfinden, dass deine Ernte sich mehren wird, wenn du sie teilst. Mach dir ein Bild davon, was geschieht, wenn du deine ganz persönliche Ernte aus diesem Jahr mit der mehr-als-menschlichen Welt teilst. Vielleicht möchtest du dazu etwas aufschreiben oder ein Gebet, eine Segnung sprechen …

Entscheide nun, was mit deinem Symbol für die Ernte geschieht. Magst du es zu Hause als „Erinnerer" an einem gut sichtbaren Platz deponieren oder auch weiter gestalten? Oder magst du es hier und jetzt der Natur zurück geben – ganz oder zum Teil?

Ganz konkret kannst du die Ernte dieses Jahres teilen, indem du im Winter zum Beispiel die Vögel und die Eichhörnchen fütterst. Wenn du das tust, kannst du dich jedes Mal daran erinnern, dass es an der Zeit ist, deine Gaben mit der Welt zu teilen! Halte nichts zurück – es ist dein Recht und deine Verantwortung, dich in deiner Einzigartigkeit ganz dem Leben zu zeigen, deine Gaben zum Wohle aller Wesen zu teilen und zu erkennen, dass du nicht getrennt bist.

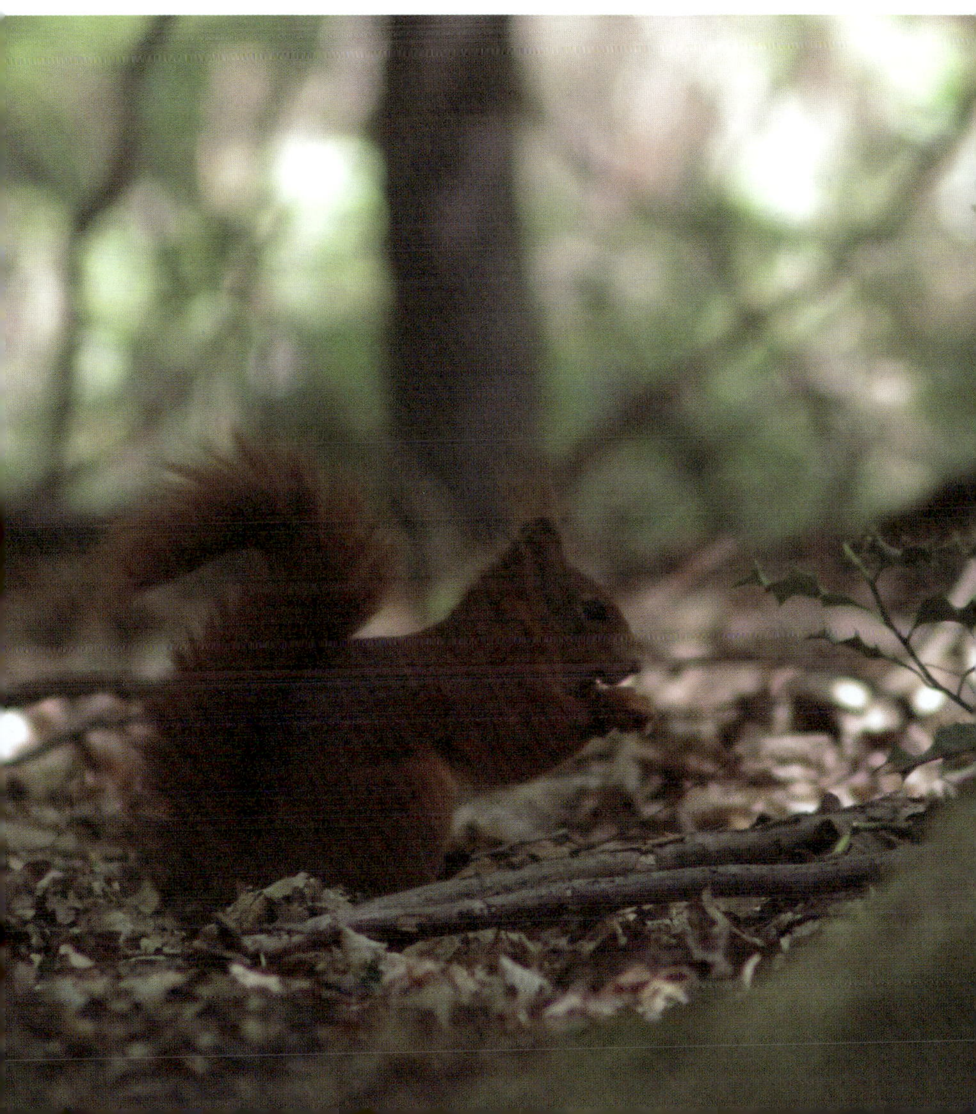

## Naturritual

### Segnung mit Wasser

In dieser Zeit des Jahres war in den vergangenen Jahren das Wasserelement rar und ist dadurch umso mehr in seiner Kostbarkeit in unser Bewusstsein gerückt.
Wir haben gesehen, dass das Wasser als weibliches Element sich durch seine Empfänglichkeit, Wandlungsfähigkeit und das Fließen auszeichnet. Leider haben wir Menschen es geschafft, auf der ganzen Erde die Wasser zu verschmutzen und uns und die mehr-als-menschliche Welt dadurch zu gefährden. Doch auch für unsere Segnungen und Gebete ist das Wasser empfänglich, wie der berühmte Wasserforscher Emoto eindrücklich zeigte.
Für dieses Ritual schöpfe mit einem Gefäß Wasser aus einem natürlichen Gewässer im Wald, ansonsten aus dem Wasserhahn. Sitze eine Weile mit dem Wasser, rufe dir seine Bedeutsamkeit für das Leben vor Augen und danke diesem Wasser stellvertretend für alle Wasser dieser Erde. Segne das Wasser und bete für das Wasser.
Und wann immer du dich danach fühlst, bringe das Wasser aus und schenke es dem Wald.

## Baum-Meditation

### Hasel

Wie wir nun schon erlebt haben, dürfen wir so viele Früchte ernten in dieser Zeit des Jahres – nach dem gregorianischen Kalender schreiben wir den neunten Monat. Mit reichhaltiger Nahrung hat die Große Mutter den Tisch für uns und unsere Tiergeschwister gedeckt.

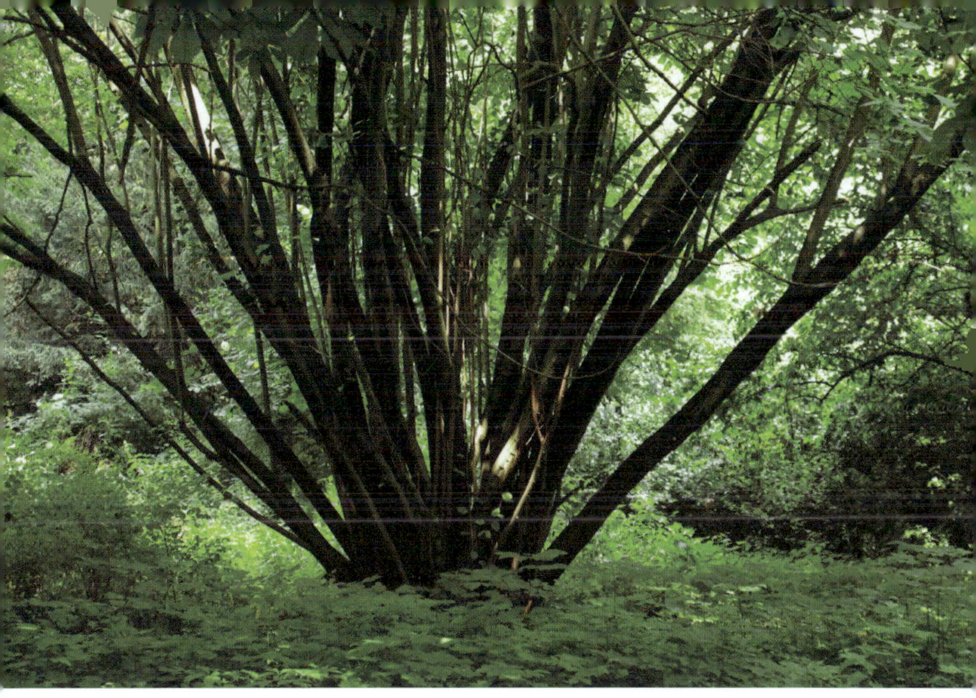

Mit einer ganz besonderen Fülle hat sie dabei die Hasel bedacht, die uns nun ihre nahrhaften und gut lagerbaren Nüsse schenkt und unsere menschliche Evolution von Anbeginn begleitet hat. Als vor 8000 Jahren das Klima hierzulande noch deutlich wärmer und trockener war als heute, bedeckte die Hasel weite Teile des Landes und war der am häufigsten vertretene Baum / Busch. Und sie nährte uns nicht nur, sondern sie lehrte uns auch. Zunächst lehrte sie uns, ihre biegsamen Ruten in vielfältiger Weise zu nutzen und so manches Flechtwerk sowie unsere Behausungen daraus herzustellen. Im 20. Jahrhundert noch haben wir die Gefache von Fachwerkhäusern mit einem Geflecht aus Hasel ausgefüllt und dann mit Lehm verkleidet – baubiologisch gesehen, haben wir so ein deutlich gesünderes Wohnklima geschaffen als wir es heute in zumeist „tot" isolierten Niedrigenergiehäusern vorfinden. Wir haben wohl noch nicht genügend Haselnüsse gegessen, denn diese, so heißt es, verleihen Weisheit. Und weise sind wir wohl als Spezies ganz und gar nicht geworden.

Doch vielleicht besteht ja noch Hoffnung. Vielleicht sollten wir uns aufmachen, jene geheimnisvolle Quelle aus keltischen Mythen zu finden, um die herum neun Haselbüsche stehen, deren Nüsse in das Wasser fallen, um dort von heiligen Lachsen verspiesen zu werden, die dadurch Weisheit erlangen, die sie wiederum den Menschen schenken, die den Lachs oder auch nur einen Tropfen des Bratöls zu sich nehmen. Für Vegetarier reicht es vielleicht auch, direkt die Nüsse zu verspeisen oder einen Schluck aus der Quelle (quasi eine Bachblüten-Essenz der Nüsschen) zu nehmen – einen Versuch wäre es wert … Andere wollen sich vielleicht zu heiligen Zwischenzeiten (die Herbst-Tag-und-Nachtgleiche ist eine solche Zeit) aufmachen, unter der Hasel den Haselwurm oder die weiße Schlange zu finden, die uns Zauberkräfte verleiht, so dass wir die Heilkräfte der Pflanzen erkennen und die Sprache der Tiere zu verstehen lernen. Auch darin waren wir vielleicht zu anderen Zeiten in unserer Evolution gelehrsamer als heute, da wir den Tieren zumeist wirklich und unmittelbar im Wald begegneten und nicht nur auf den Bildschirmen unserer Computer oder Smartphones. Auf den Bildschirmen werden wir den Haselwurm bestimmt nicht finden. Auch nicht den berühmten Stab des Caducäus, den von Schlangen umwundenen Haselstab, der bis heute das Symbol der Heilkunst geblieben ist – und im Übrigen sehr an Sushumna Nadi erinnert, gesäumt von Ida und Pingala Nadi!

Ja, die Hasel lehrt uns so Vieles, denn sie ist ein Mittler zwischen den Welten. Sie kann uns zeigen, dass die Anderswelt gar nicht woanders, sondern genau hier und jetzt ist. Sie kann uns jenes zeigen, was vermeintlich im Verborgenen liegt – zum Beispiel verborgenes Wasser oder geomantisch interessante Stellen, wenn wir sie als Wünschelrute verwenden – und auch das verborgene Wissen um Heilung und Heilsein. Sie vermag uns zu inspirieren und zu begeistern, so dass sie auch zum Baum der Dichter wurde. Und dabei zeigt sie uns in ihrer besonderen Durchlässigkeit, dass (Dicht-) Kunst niemals aus dem

menschlichen Ego erwächst, sondern dass ein wahrhaftiger Künstler sich ebenso durch seine Durchlässigkeit auszeichnet. Er ist eher wie ein Flussbett: Das, wovon er kündet, kommt nicht von ihm, sondern direkt aus der großen Quelle, es durchfließt und durchströmt ihn, mehr oder weniger klar, ein wenig geprägt durch die Form des Flussbettes und die Erde darin. Doch das Wasser selbst kommt aus der Quelle und vermag uns zu erinnern, wer wir sind. Die Hasel tut dies mit einer ausgesprochenen Leichtigkeit.
So warte nun nicht länger auf Inspiration aus diesem Buch, sondern leg dich unter eine Hasel, und erlaube dir, einfach fühlend dort zu sein. Mehr gibt es gar nicht zu tun!
Doch Vorsicht: Wenn du deinen Lieben mitteilst, dass du nun in die Haseln gehst, könnte dies leicht missverstanden werden, galt dies doch als Synonym für Sex. Die Hasel verleiht nämlich nicht nur geistige Fruchtbarkeit, sondern auch auf der körperlichen Ebene lässt sie uns wollüstig teilhaben an der Fülle des Seins, an der Vollendung. So ist es nicht verwunderlich, dass uns so oft im Zusammenhang mit der Hasel die Zahl Neun begegnet. Nach neun Lebensjahren beginnt der Haselbusch zu blühen, und die Neun ist die Zahl der höchsten Vollendung, die Zahl der Weisheit. Numerologisch gesehen beginnt nun der Zyklus von Neuem, denn auf die Neun folgt die Zehn, die in ihrer Quersumme wieder der Eins entspricht. Auch mit der Herbst-Tag-und-Nachtgleiche schließt sich nun ein Kreis … und bevor die Wilde Jagd zu wüten beginnt und das Wetter wieder unwirtlich wird, sollten wir nun wirklich in die Haseln gehen und die männliche und die weibliche Kraft ein wenig balancieren …

## Waldyoga-Praxis

Nun ruft uns eine Praxis, die uns unser Gleichgewicht finden lässt. Natürlich ist hier nicht nur unser körperliches Gleichgewicht gemeint, wenngleich uns dieses als Einstieg dient, uns über den Körper immer tiefer und zugleich immer feiner zu erfahren. Finden wir körperlich in ein Gleichgewicht, so hilft das auch unserem Geist, sich zu balancieren und in diesen Frieden einzutauchen, der als tragendes Fundament immer da und vollkommen unabhängig davon ist welche Stürme an der Oberfläche unseres Seins toben mögen. Wenn Unruhe in unserem Geist herrscht, werden wir dies auch körperlich spüren können und schnell das Gleichgewicht verlieren. Anders herum fällt es uns leicht, mit einem stillen Geist auch körperlich diese Stille, dieses Feine wahrzunehmen oder über das körperlich entdeckte Gleichgewicht auch unseren Geist befrieden.
Männliche und weibliche Kräfte sind nun ebenfalls in einem vollkommenen Gleichgewicht – in der Natur des Waldes. In dieser Zeit des Jahres. Nicht so in der vermeintlich davon losgekoppelten Welt der Menschen, in der nach wie vor ein völlig aus dem Ruder gelaufenes Yang unseren Alltag prägt und Tiere und Pflanzen, doch auch uns Menschen ausbeutet und ausbrennt. In unserer Yogapraxis das Gleichgewicht zu entdecken – dabei hilft uns das Wasser-Element. Wir könnten ja nun meinen, gut, es gibt zu viel Yang, also üben wir mehr eine Yin-Praxis, dann gleicht sich das aus … Auf einer gewissen Ebene mag das stimmen, doch diese mechanistische Denkweise entspringt immer noch der Vorherrschaft von Yang. Dort fehlt eine Schraube, ersetzen wir sie also, drehen ein bisschen daran herum, und alles ist wieder heile … In der Auto-Industrie mag das funktionieren. Ebenso in der wirklich faszinierenden Kunst der Chirurgie. Doch nicht so in der „Wirklichkeit“. Das Wasserelement lehrt uns, mit dem Leben zu fließen und zu entdecken, dass das Gleichgewicht nichts Mechanisches

oder gar Statisches, sondern ebenfalls dynamisch und fließend ist … ein Tanz. Wenn wir nun in der Yogapraxis unser Gleichgewicht finden, kann uns das hinter diesen Tanz des Formhaften führen und erkennen lassen, dass wir in unserer Essenz weder männlich noch weiblich, ja nicht einmal androgyn sind. Aus der Mitte des Seins heraus können wir diesem Tanz jedoch zuschauen und uns seiner Schönheit erfreuen – nicht, weil er uns irgendwohin führt, sondern einfach, weil er schön ist. Wie könnte es eine reichere Ernte, eine höhere Vollendung geben!

## Waldyoga-Stunde zur Herbst-Tag-und-Nachtgleiche

### 90. Die Reinigung der Energiekanäle (Nadi Shodana)

Finde zunächst einen Ort, an dem du dich wohl und geborgen fühlst. Nimm wahr, ob du willkommen hier bist. Wenn die Witterung dies zulässt und du eine Sitzunterlage mitgebracht hast, nimm eine bequeme Sitzhaltung mit aufrechter Wirbelsäule ein, lehne dich dabei gerne an einen Baum an. Fühle deine beiden Sitzbeinhöcker, die Berührung mit der Erde, ggf. die Berührung mit dem Baumstamm, an deinem Rücken. Gib dir einen Moment, wirklich ganz hier an diesem Ort anzukommen. Nimm das Kommen und Gehen deines Atems wahr und wie du über den Atem verbunden bist mit der mehr-als-menschlichen-Welt. Vielleicht kannst du diese Lebendigkeit wahrnehmen, die dich umgibt und die auch dir dein Leben im wahrsten Sinne des Wortes einhaucht.
Vielleicht kannst du auch fühlen, durch welches Nasenloch du gerade mehr atmest.
Klappe nun Ringfinger, Mittelfinger und Zeigefinger deiner rechten Hand ein, so dass die Fingerkuppen am Daumenballen liegen. Der Daumen und der kleine Finger sind ausgestreckt. Bewege nun deine Hand

in diesem Mudra vor deine Nase, so dass du mit dem kleinen Finger dein linkes Nasenloch verschließen kannst und mit dem Daumen dein rechtes. Atme nun links ein und rechts aus, dann rechts ein und links aus, links ein und so weiter. Verlängere und vertiefe deinen natürlichen Atemrhythmus allmählich. Vielleicht bewegt sich dein Atemrhythmus in die Richtung, dass dein Ausatmen ungefähr doppelt so lange ist wie dein Einatmen. Doch mache es nicht zu technisch, forciere dies nicht zu sehr, sondern achte darauf, dass du anwesend bist in deinem Atem und der dich umgebenden Waldnatur. Atme für ein paar Minuten in dieser Weise. Lasse dann deine Hand wieder sinken und den Atem ganz natürlich fließen. Spüre nach.

## 91. In der Mitte des Baumes

Komme in die Berghaltung. Fühle deine beiden Fußsohlen, fest verbunden mit der Erde und lehne dich nun mit deinem ganzen, gerade aufgerichteten Körper nach vorne – gerade so weit, dass du nicht umfällst. Die gesamte Fußsohle bleibt in Kontakt mit der Erde, doch du kannst merken, wie sich das Gewicht auf den vorderen Bereich der Füße verlagert. Nach ein paar Atemzügen, bewege deinen Körper langsam wieder zurück, durch die Mitte hindurch und weiter zurück. Lehne deinen ganzen Körper zurück, soweit dir das möglich ist, ohne umzufallen. Merke, wie sich erneut das Gewicht in den Fußsohlen verlagert, der Kontakt zur Erde sich verändert. Verweile dort ein paar Atemzüge und bewege den Körper langsam wieder nach vorne, in die Mitte. Von dort aus lehne deinen ganzen Körper etwas nach links, beobachte, wie das Gewicht sich in den Fußsohlen verlagert. Nach ein paar Atemzügen bewege deinen Körper langsam wieder zurück, durch die Mitte hindurch und nach rechts. Fühle deine Fußsohlen und verweile auch hier für ein paar Atemzüge. Bewege dich dann langsam wieder zurück zur Mitte. Finde deinen Stand in der Mitte. Fühle, was es heißt „in der Mitte zu sein".

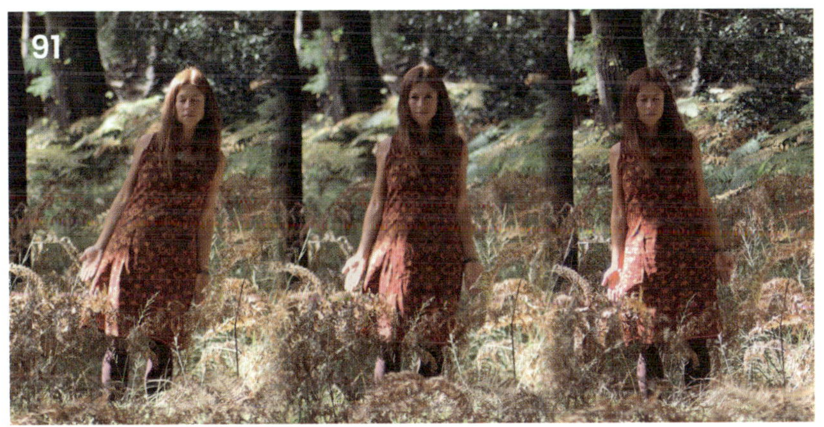


### 92. Hüter*in des Waldes (Virabhadrasana 2)

Aus der Berghaltung heraus verlagere das Gewicht auf deinen rechten Fuß und mache mit dem linken Fuß einen großen Schritt zurück. Drehe den linken Fuß um 90° auf. Öffne auch deine linke Hüfte Hüfte zur Seite. Beuge dein rechtes Bein, so dass der Unterschenkel senkrecht ist und sich dein Knie exakt über dem Fußgelenk befindet. Der Oberschenkel ist nahezu parallel zur Erde. Öffne nun deine Arme; der rechte Arm weist nach vorne in dieselbe Richtung wie dein rechtes Bein, der linke Arm nach hinten; beide Arme sind parallel zur Erde. Dein Blick geht über deine rechte Hand hinweg in die

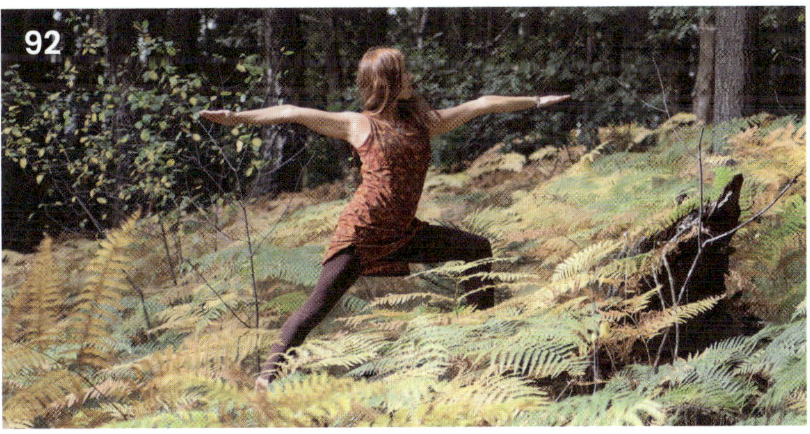

Weite. Fühle deine Kraft, deine Klarheit. Und fühle dich in diesem Wald. Vielleicht kannst du wahrnehmen, dass die Kraft sehr viel größer ist als du glaubst und dass es nicht deine Kraft ist (im Sinne einer persönlichen Kraft), sondern dass sie aus dem lebendigen Netzwerk des Lebens entspringt. Du in diesem Körper bist ein Knoten in diesem großen Netz. Bist du bereit, all die Kraft, die dir hier zufließt einzusetzen, das Leben zu behüten?
Stehe für mindestens fünf lange, tiefe Atemzüge in dieser Haltung, setze dann den linken Fuß wieder nach vorne neben den rechten. Spüre nach in der Berghaltung und mache die Übung dann zur anderen Seite.

### 93. Friedvolle*r Krieger*in (Shanti Virabhadrasana)

Aus der vorherigen Haltung heraus bringe nun die linke Hand an dein hinteres (linkes) Bein und lehne deinen Oberkörper zurück. Die rechte Hand weist in die Baumkronen und dein Blick geht über die rechte Hand hinaus in den Himmel. Fühle die Kraft und zugleich die Weite in deinem Brustkorb. Fühlst du deine Präsenz in dieser Haltung? Deine Anmut? Oder bist du im Widerstand mit dem, das ist? Kannst du wahrnehmen, dass ein wirklicher Krieger sich nicht dadurch auszeichnet, dass oder wie er kämpft, sondern dadurch, dass ihn durch seine Präsenz, durch sein offenes Herz ein Glanz umgibt, der jeden Kampf unnötig macht? Fühle diesen Glanz, diese Anmut, die Schönheit deines Seins, die nicht losgelöst von der Schönheit des Waldwesens existiert, ja erst in der Verbundenheit erwacht.
Für fünf Atemzüge stehe in dieser Haltung; richte deinen Oberkörper dann wieder auf und komme zurück in die Berghaltung. Mache die Übung zur anderen Seite bzw. mit dem anderen Bein.

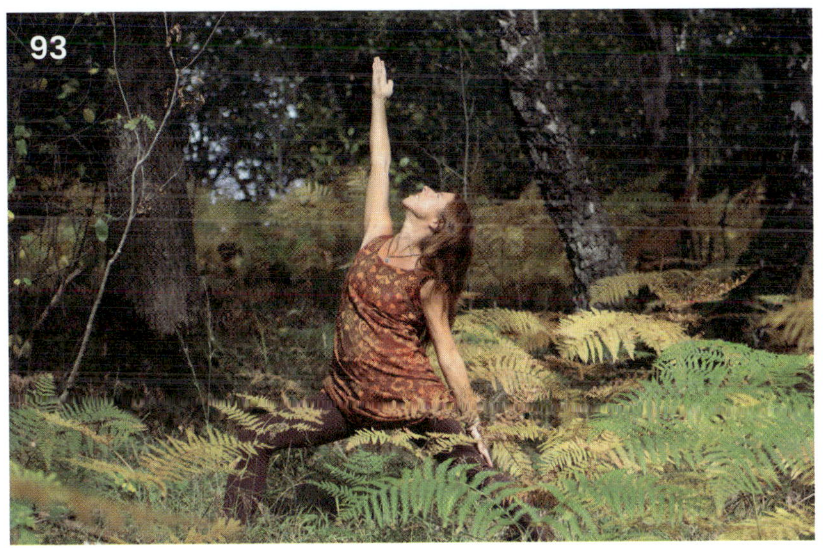


### 94. Der Krieger öffnet sich dem Wald (Parivrtta Anjaneyasana)

Aus der vorherigen Haltung heraus richte deinen Oberkörper wieder auf. Wenn dein rechtes Bein nun vorne ist, bringe nun deinen rechten Ellenbogen auf deinen Oberschenkel, nah am Knie (ohne Gewicht darauf zu geben) und strecke den linken Arm in Verlängerung deines linken Beines und Oberkörpers über den Kopf; dein Blick geht Richtung Baumkronen. Die ganze linke Körperseite ist nun lang. Fühle auch in dieser Position deine Anmut. Diese Anmut hat nichts mit deinem Ego zu tun oder könnte sich niemals aus deinem Ego heraus entfalten, sondern sie erwächst dem Tanz des Formlosen in der Form. Kannst du dich diesem Tanz Hingeben und ganz dein Yin in diese Yang-Position hineinbringen? Kann aus dieser Haltung eine Asana entstehen? Findest du das Gleichgewicht von Ha und Tha – und kannst du fühlen, dass dieser Körper dich nicht trennt, sondern zum Wirk-Zeug der Verbundenheit werden kann?

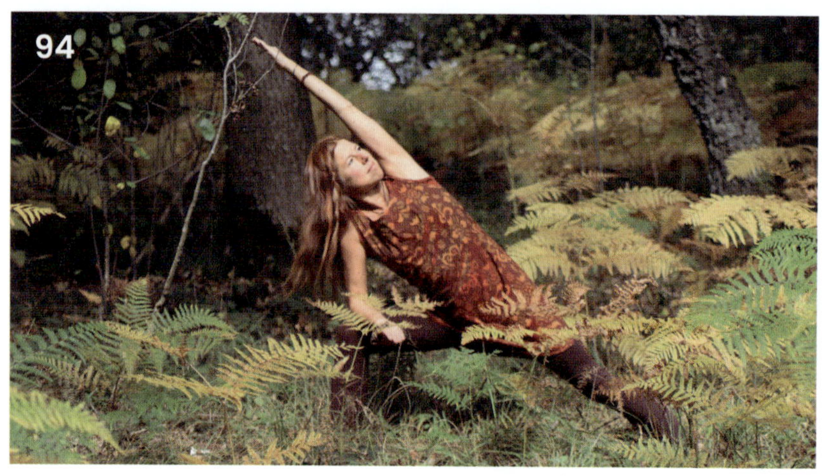


### 95. Der Fluss der Kraft

In diesem Fluss zu baden, kann sehr beglückend sein. Er balanciert die (männliche) Kraft des Kriegers mit der (weiblichen) Anmut und Schönheit, mit der Hingabe an diesen Tanz. Du tanzt ihn für nichts und niemanden – einzig für diesen Augenblick des Seins in diesem Körper. Und doch ist dieser Tanz schöpferisch. Jede Haltung eine Energie; jede Energie, die du fließen lässt, malt ein Muster in den Raum, gestaltet und erschafft. Ist deine Bewegung im Einklang mit dem Sein oder entspringt sie einem ehrgeizigen Wollen? Malst du ein Muster der Heilung? Von was kündet dieser Fluss – dem Wald und dir in diesem Wald?

Komme in die Berghaltung. Ausatmend bringe die Handflächen vor der Brust zusammen in Anjali-Mudra, die Gebetshaltung. Einatmend strecke die Arme über den Kopf; die Arme sind parallel; die Handflächen zeigen zueinander. Mache gleichzeitig einen großen Schritt mit dem linken Fuß zurück und beuge dein rechtes Bein (Variante von Krieger 1). Ausatmend bringe den rechten Ellenbogen auf dein rechtes Knie, strecke den linken Arm über den Kopf und öffne deine linke Körperseite. Blicke in die Baumkronen. Einatmend richte den

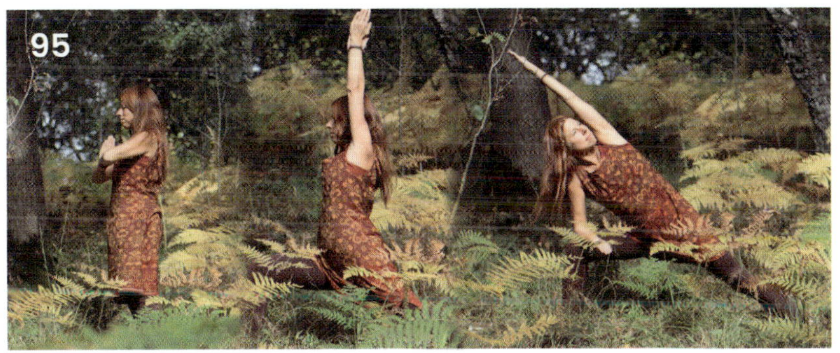


Oberkörper wieder auf, schau in Richtung deines rechten Beines in die Weite. Ausatmend drehe deine beiden Füße zur Seite, strecke die Beine und neige dich mit deinem Oberkörper über dein rechtes Bein; die rechte Hand auf dem rechten Bein; die linke nach oben ausgestreckt. Einatmend beuge wieder das rechte Bein, drehe deinen Oberkörper nach rechts und strecke die Arme nach oben aus; die Handflächen zeigen wieder zueinander. Ausatmend komme in den Hüter des Waldes (Krieger 2): Die Hüften öffnen zur linken Seite; die Arme sind nach links und rechts (bzw. nach vorne und hinten) ausgestreckt und parallel zur Erde; dein Blick geht über die rechte Hand in die Weite. Einatmend lehne dich nun mit dem Oberkörper zurück in den friedvollen Krieger; die linke Hand auf dem linken Bein, die rechte nach oben ausgestreckt; deine Brust ist weit; der Blick geht nach oben. Ausatmend richte den Oberkörper auf, mache mit dem linken Fuß einen Schritt nach vorne neben den rechten und bringe die Hände in der Gebetshaltung vor der Brust zusammen.
Übe diesen Fluss nun zur anderen Seite.

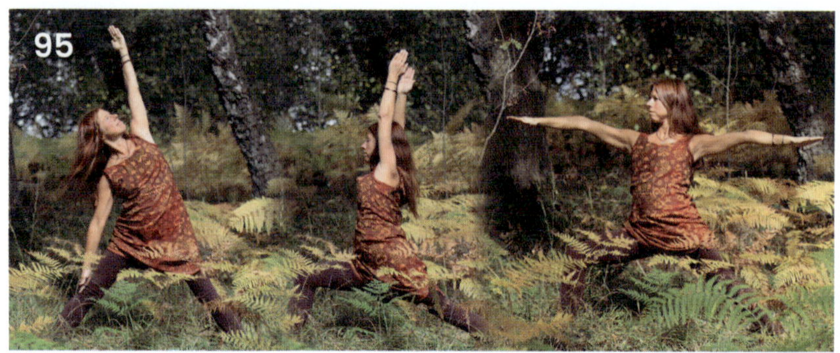


Wenn es dir noch etwas schwerfällt, Bewegung und Atem in dieser Weise zu koordinieren und dich so schnell von einer Position in die nächste zu bewegen, halte ruhig jede Position für mehrere Atemzüge, bis du zunehmend in eine fließende Bewegung hineinfindest. Anfangs mag es dir vielleicht etwas schwerfallen, in dieser Bewegungsabfolge präsent zu sein, weil du dich etwas konzentrieren musst, sie zu verinnerlichen. Doch wenn du hineingefunden hast, lass deinen Körper einfach machen und bade dich darin!
Wiederhole die Abfolge zu jeder Seite, so oft du magst, mindestens aber je drei Male.

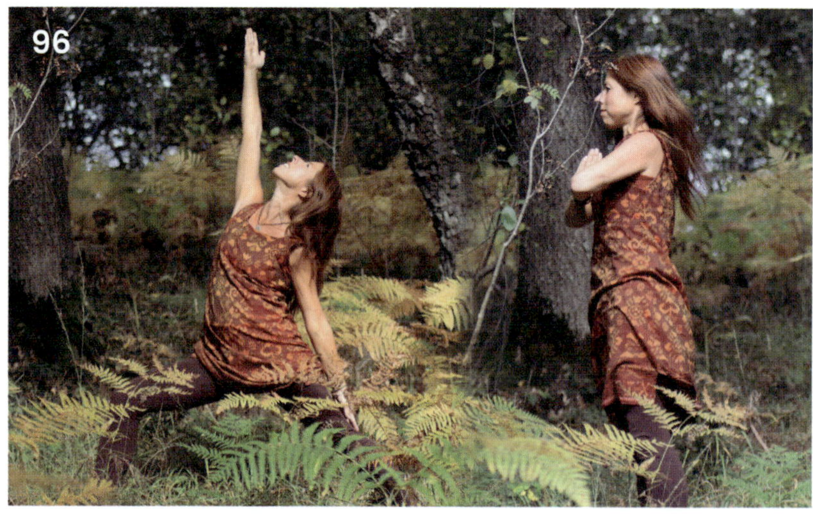

## 96. Berghaltung (Tadasana)

Komme nun wieder zurück in die Berghaltung. Zur Erinnerung: Die Füße stehen ungefähr hüftbreit auseinander oder, wenn du dann sicher stehst, zusammen. Deine Knie sind flexibel, nicht durchgedrückt; die Oberschenkel aktiv, so dass du die Kniescheiben leicht nach oben ziehst. Das Steißbein senkt sich leicht Richtung Erde, so dass das Becken leicht nach vorne gekippt ist und du nicht im Hohlkreuz stehst. Deine Brust ist weit und offen. Ziehe dein Kinn ganz leicht Richtung Brustbein. Schließe sanft deine Augen und erlaube dir, ganz in dieser Haltung anzukommen: Aus der Dynamik in die Stille. Spüre nach. Vielleicht kannst du fühlen, wie die Energien, die du mit dem vorherigen Fluss in Bewegung versetzt hast, in deinem Körper und um deinen Körper herum weiter tanzen, während du nun ganz still stehst, tief verwurzelt mit der Erde.

## 97. Baum (Vrksasana)

Ganz in dieser Verwurzelung stehend, fühle, dass es diese Wurzeln sind, die dir die Aufrichtung deines Körpers, die Aufrichtung in deinem Körper schenken. Klar und aufrecht stehst du hier und verbindest das Unten mit dem Oben und das Oben mit dem Unten – wie ein Baum. Verlagere nun dein Gewicht auf den rechten Fuß. Drehe dein linkes Bein und den linken Fuß nach links auf, so dass das linke Knie nach links von dir weg weist und der linke Fuß mit der Ferse an der Innenseite deines rechten Fußes platziert ist. Hebe nun die linke Ferse und setze sie an die Innenseite deines rechten Fußgelenkes. Bringe die Hände vor die Brust in Anjali-Mudra und schließe, wenn dir dies möglich ist, zunächst deine Augen, um ganz in dieser Haltung anzukommen. Finde dein Gleichgewicht, fühle deinen rechten Fuß fest verwurzelt mit der Erde.

Nach zehn langen tiefen Atemzügen oder mehr, komme zurück in die Berghaltung und wechsele die Seiten.

Wenn du ein bisschen weiter gehen (bzw. wachsen) möchtest, kannst du auch die weiteren Varianten des Baumes üben:

Hebe dann deinen einen Fuß komplett von der Erde und setze die Fußsohle an die Innenseite deines anderen Beines – auch hier zeigt das Knie zur Seite. Achte darauf, dass du den Fuß an die Wade oder den Oberschenkel und nicht an das Knie setzt.

In einer weiteren Variante legst du den Fußrücken in die gegenüberliegende Leiste; das Knie weist dann nach unten.

Die Armhaltung dieser klassischen Haltung kann ebenfalls variieren: Du kannst die Handflächen auch über dem Kopf zusammen legen, die Oberarme sind dann nah an den Ohren. Oder öffnen in dem Empfinden, dass deine Baumkrone sich entfaltet und in den Himmel wächst. Fühle den Wind, der mit deinem Körper spielt, während dein Fuß fest verwurzelt ist mit der Erde. Finde und fühle dein fließendes Gleichgewicht.

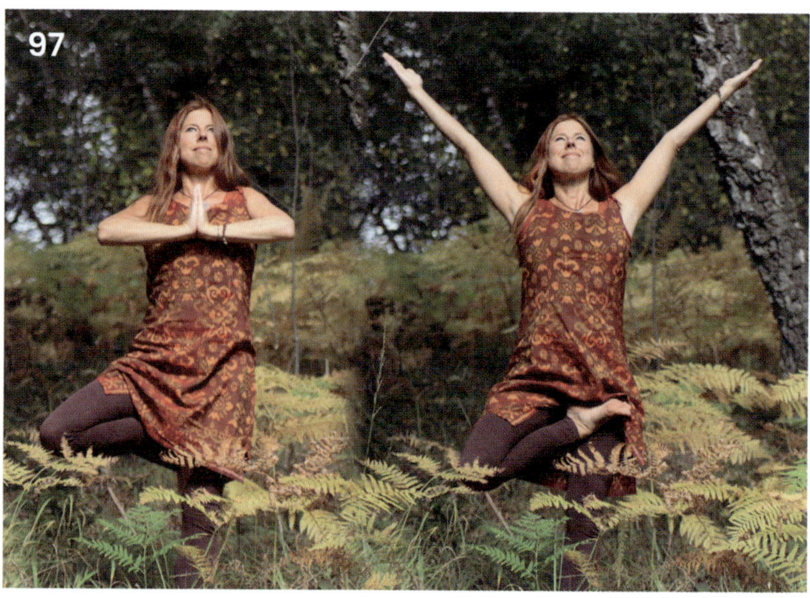

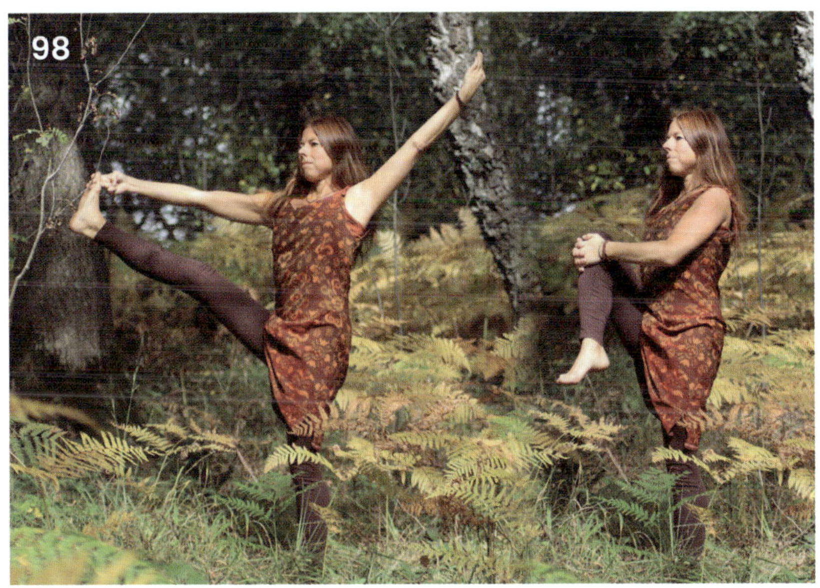


### 98. Waldtänzer 1 (Utthita Hasta Padangusthasana)

Aus der Berghaltung heraus verlagere dein Gewicht wieder auf den rechten Fuß. Hebe nun das linke Bein an und ziehe dein linkes Knie zur Brust. Halte dein Knie mit beiden Händen und finde dein Gleichgewicht.

Wenn du gut stehst und noch ein bisschen weiter gehen möchtest, fasse nun deinen linken Fuß mit der linken Hand und strecke das linke Bein etwas oder ganz aus. Den rechten Arm strecke nach oben; bringe die rechte Hand in Chin Mudra (der Zeigefinger liegt an der Daumenwurzel; die anderen Finger sind ausgestreckt). Fühle deine Aufrichtung und Klarheit.

Stehe so lange in dieser Position wie du magst / kannst. Bringe dann das linke Bein wieder zurück zur Erde und spüre nach, beide Füße fest verwurzelt mit der Erde.

Mache die Übung dann auf dem linken Bein stehend.

## 99. Waldtänzer 2 (Nataraja Asana)

Wieder verlagere aus der Berghaltung heraus dein Gewicht auf den rechten Fuß (du kannst natürlich auch mit dem linken Fuß beginnen) und hebe den linken Fuß von der Erde, indem du das linke Bein nach hinten beugst. Greife nun hinter deinem Po das linke Fußgelenk. Wenn es dir schwerfällt, dein Gleichgewicht zu finden, bleibe in dieser Haltung stehen, wenn du weiter gehen magst, ziehe nun an deinem linken Fuß, bringe das Bein nach hinten oben. Der Oberkörper bleibt aufrecht. Strecke deinen rechten Arm nach vorne oben; die Hand in Chin Mudra. Fühle deine Schönheit und Anmut, achte darauf, nicht starr zu werden in der Haltung. Entspanne deinen Kiefer. Stehe so lange in dieser Position, wie es dir beliebt und du anwesend bist darin und komme dann wieder heraus. Kannst du fühlen, dass du dies für nichts und niemanden machst, dass es hier gar nichts zu erreichen gibt? Nun, vielleicht schauen dir ein paar Eichhörnchen oder andere Tiergeschwister zu und applaudieren oder halten sich die Bäuche vor Lachen ☺ – doch all das hat nichts mit dir zu tun. Es spielt keine Rolle, ob du eine Übung gut machst oder nicht – die Frage ist, ob sie mit dir oder ohne dich geschieht. Bist du anwesend darin?

Wann immer du magst, mache die Übung auf dem anderen Bein stehend. Finde dein Gleichgewicht und schaue dem Strom deiner Gedanken zu.

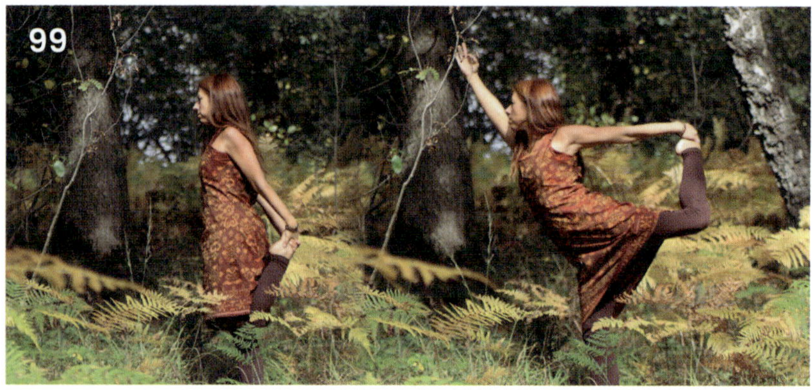

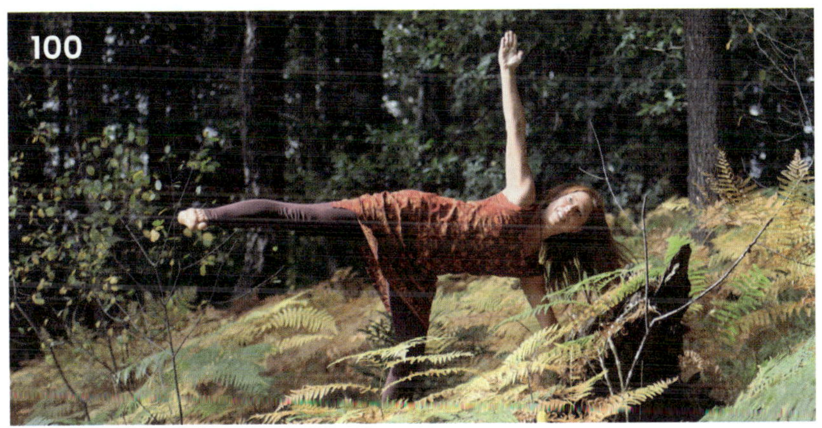


## 100. Wald im Licht des Halbmondes (Ardha Chandrasana)

Und weiter geht dein Spiel mit dem Gleichgewicht, mit dem Fließen und der Kraft. Kannst du durchlässig sein dafür? Weder überspannt noch schlaff? Auch in dieser Haltung begegnest du dir in der goldenen Mitte, im Gleichgewicht zwischen Anspannung und Entspannung …

In der Berghaltung verlagere dein Gewicht auf deinen rechten Fuß. Mach mit dem linken Fuß einen Schritt nach hinten. Lehne dich nun mit dem Oberkörper langsam nach vorne, während du dein linkes Bein nach hinten hebst, so dass Oberkörper und hinteres Bein parallel zur Erde sind (Krieger 3). Achte darauf, dass dein Standbein nicht überstreckt ist und dass das linke Bein aktiv ist (die Zehen sind angezogen). Bringe nun die rechte Hand zur Erde vor dir (alternativ auf einen Baumstumpf, Felsen oder Ähnliches oder nach vorne, um dich an einem dünnen Stamm oder Ast festzuhalten) und strecke den linken Arm Richtung Himmel. Öffne gleichzeitig deine Hüfte (linke über der rechten). Drehe langsam deinen Kopf nach oben, so dass dein Blick der linken Hand folgt. Halte die Position so lange, dass es dir möglich ist, langsam und kontrolliert wieder aus der Haltung heraus zu kommen. Schenke dir einen Moment des Nachspürens und mache die Übung dann zur anderen Seite.

Spüre nach in der Berghaltung.

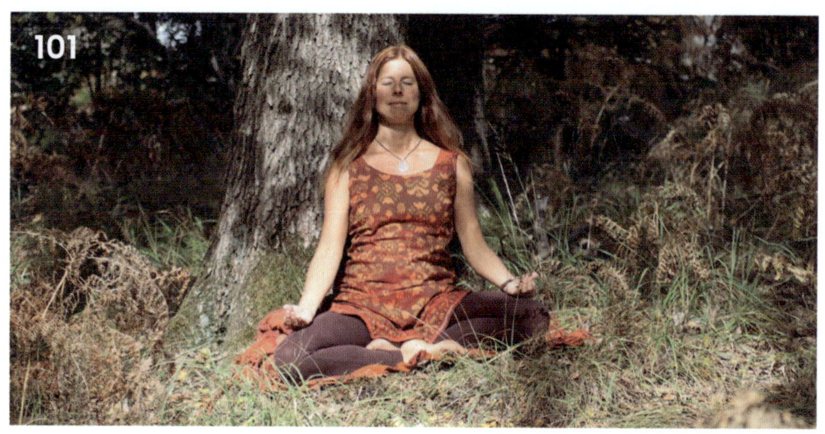


101. In Fühlung

Wähle nun – je nach Witterung und mitgebrachtem Equipment – eine Entspannungshaltung deiner Wahl, am besten Shavasana. Lasse dich tragen von der Erde, lausche dem Fließen in dir und um dich herum. Fühle, was es zu fühlen gibt und tauche ein in diese Lebendigkeit. Genau jetzt und genau hier. Du bist.

## Akasha und die Begegnung mit Gott

Viele Wege sind wir gegangen. Wir gehen weiter und folgen diesem uralten Pfad durch den Jahreskreis, Schritt für Schritt, Kreis für Kreis. Weiter gehen wir und immer tiefer. Schauen zu, wie das Leben sich vor unseren Augen entfaltet … und vergeht … und sich erneut entfaltet. Wir atmen ein … und wir atmen aus … und erkennen, dass es den Kreis gar nicht gibt. Er löst sich auf in diesem Augenblick. Etwas anderes gibt es nicht. Und dieser Augenblick ist ewig.
Das Wesen aller Dinge entfaltet sich in der Weite des Raumes und gebiert sich in die Form. Wir können es Erkennen im Grünen der Bäume, im sanften Blick eines Rehs, im Lufthauch auf unserer Haut, im Gesang eines Vogels … im Glühen in unserer Brustmitte.

Es ist nichts, was du suchen müsstest. Doch vielleicht findet es dich. Lebendig. Geliebt und liebend.
Das Große Geheimnis. Zutiefst vertraut, näher als nah. Genau Jetzt und genau Hier. Im Wald deiner Seele.

### Thema

der gesamte Kreis sowie der Punkt in der Mitte,
Die Große Einheit, aus der heraus die Form sich manifestiert,
Die Quelle der Grünkraft in allem und jedem,
Das Selbst,
Die Essenz,
Das „Lied in allen Dingen“[35]

### Fragen

- Bist du Jetzt Hier?
- Kannst du fühlen oder ahnen, dass du nicht diese Form bist?
- Kannst du deiner Liebe in der Form Ausdruck verleihen?
- Kannst du all die Inspirationen empfangen, damit spielen, träumen, sie in die Tat umsetzen und loslassen?
- Kannst du die Schönheit dieses Spiels sehen?
- Kannst du fühlen, dass du nicht getrennt bist?

### Element

Akasha

### Richtung

Alle Richtungen, die Weite des Raumes

### Polarität

Auflösung der Polarität, Tao, Hatha

# Baum-Meditation

## Der Weltenbaum

Am Anfang aller Anfänge, als Prakriti und Purusha in Liebe verschmolzen, manifestierte sich ein winziges Samenkörnchen. Es keimte und entließ eine kleine, feine Wurzel in die Tiefe. Durch diese Wurzel kommt von dort die Kraft, die den Keimling in die Höhe wachsen lässt. Als Weltenachse steht er nun da und verbindet die drei Welten. In seinem Stamm strömen die Säfte und feine Kräfte, Mittler ist er zwischen dem Oben und dem Unten, dem Unten und dem Oben.
Und er dehnt sich nun aus in alle vier Richtungen und in die Zwischenrichtungen, Zweiglein für Zweiglein, Blatt für Blatt. Klar und aufrecht steht er da als Weltenbaum.
Er ist das ganze Universum, das Große Netz des Lebens. Natürlicherweise findet er sich überall, auf der ganzen Welt – in der Symbolik und mystischen Schau vieler Völker, in der Verehrung von Bäumen, in Brauchtum, Religionen und in der Kunst. Er ist die Urmutter allen Seins, und manche wissen noch darum, dass wir einst aus den Bäumen geboren wurden.

Mache dich nun auf, diesen Weltenbaum zu finden. Vielleicht ist es eine Lebensaufgabe und vielleicht geschieht es genau jetzt. Ja, er steht auch bei dir im Wald. Vertraue darauf, dass du ihn findest, dass er dich findet.
Manchmal, sehr oft sogar, sehe ich den Wald vor lauter Bäumen nicht und ähnlich verhält es sich mit dem Weltenbaum. Es fällt uns oft schwer, das Naheliegendste zu sehen, und manchmal müssen wir alle Suche danach loslassen.

Doch dieser Baum steht nicht irgendwo, am Ende der Welt, er ist die Welt. Er wächst direkt in deiner Mitte und du in ihm.

Wo immer du bist, finde einen Platz und vielleicht in eine aufrechte Sitzhaltung. Fühle deine beiden Sitzbeinhöcker und deren Berührung mit der Erde. Und nun fühle den Bereich zwischen deinen Sitzbeinhöckern. Vielleicht kannst du dort eine Verdichtung von Energie fühlen, wenn du ein Mann bist, an deinem Damm, wenn du eine Frau bist, am Muttermund. Feine energetische Wurzeln, die tief in die Erde wachsen. Und du kannst fühlen, wie sich das Wunder entfaltet, wie von dort die Kraft mit der Einatmung in deinen Körper strömt und dich aufrichtet. Einatmend strömt die Kraft der Erde aus dem Becken durch die Mitte deines Wirbelkanals, ergreift deinen Brustkorb und hebt dein Haupt. Ausatmend entfaltet sich diese Kraft in alle Richtungen und lässt dich weiter wachsen, zu werden, wer du immer schon bist. Ein Loslassen mit der Ausatmung, Ausdehnung mit der Einatmung. Und vielleicht kannst du fühlen, dass dies in deinem Körper geschieht und zugleich auch außerhalb davon. Ein Fließen und Strömen in deinem Körper und auch um deinen Körper herum. Dein Körper ist in diesem Fließen. Der Weltenbaum in diesem Körper und zugleich das ganze Universum. Das bist du.

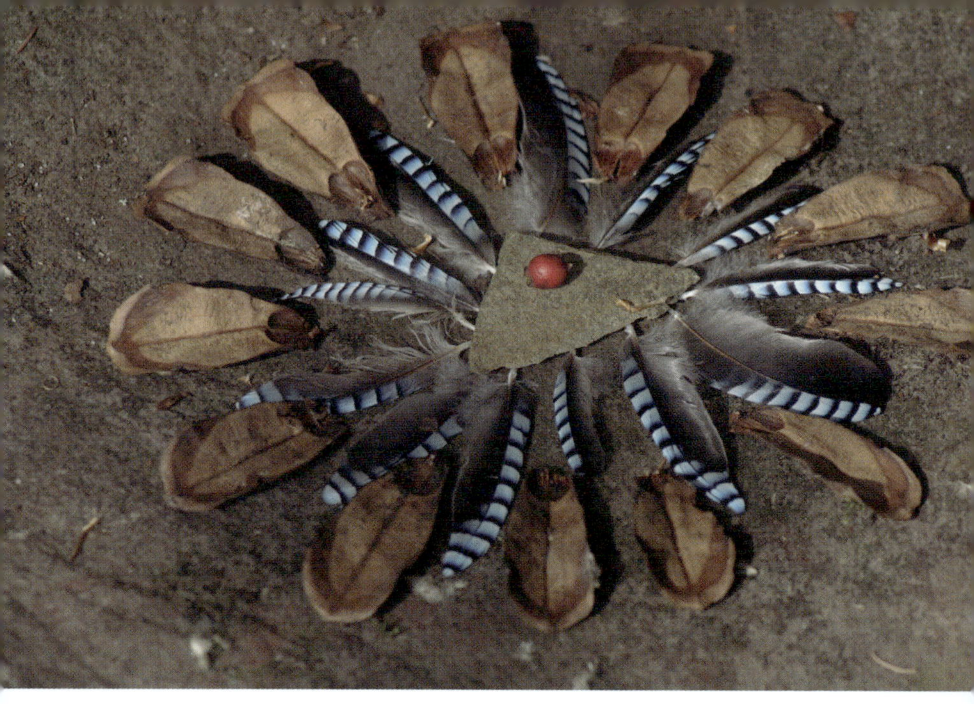

## Waldyoga-Praxis

Wie auch immer der Wald dich heute empfängt, heiße dich dort willkommen. Es gibt überhaupt gar nichts zu tun. Praktiziere, um schließlich jede Praxis loszulassen. Bereite dich. Sei!

# Der Kreis ist offen

Ich danke dir, liebe Freundin, lieber Freund. Schön, dass wir diesen Weg gemeinsam gehen dürfen.
All die schönen Stunden am Feuer, die vielen Begegnungen mit der mehr-als-menschlichen Welt, das immer tiefere Fühlen und Entdecken … das Eintauchen in die Lebendigkeit des Waldes.
Ich danke dir, dass du deinen Platz in diesem Kreis, deinen Platz im großen Netz des Lebens voll und ganz einnimmst.
Ich danke dir für dein offenes Herz und dass du dich berühren lässt vom Raunen des Waldes.
Ich danke dir für deine Schönheit, deine Einzigartigkeit – dein Licht. Es mag dir klein erscheinen, dieses Licht. Doch viele kleine Lichter zusammen können zu einem Meer von Lichtern werden … und dem Leben seinen Zauber zurückgeben … wie die Glühwürmchen in einer lauen Juni-Nacht.
Ich danke dir für deine Sehnsucht, deine Liebe und deine Lust am Abenteuer.

Der Kreis ist nun offen. Deine Reise geht weiter … und meine Reise geht weiter … Und vielleicht gehen wir irgendwann wieder einmal gemeinsam in den Wald. Ich freue mich darauf!

Mögen wir uns, möge der Wald uns daran erinnern, wer wir sind.

# Dank

Weit reichen die Wurzeln dieses Buches, unendlich ist das große Netz des Lebens, alles ist mit allem verbunden ...
Auch du hast zu dessen Entstehen beigetragen. Einfach, indem du deinen Platz im Kreis einnimmst und dein Herz öffnest. Durch dich werden die Worte, wird Wald-Yoga lebendig, und es darf sich entfalten, was jenseits der Worte liegt. Dafür danke ich dir von Herzen!

Danken möchte ich auch dem und den Wesen des Waldes, unseren uralten Steinahnen, unseren „Urmüttern", den Pflanzen, unseren Tiergeschwistern, den Mikroorganismen und Pilzwesen, und all den anderen, die wir mit unseren stofflichen Sinnen nicht erfassen können.

Von Herzen danke ich Susanne Fischer-Rizzi für das Entzünden des Feuers, für Berührung mit Worten und für Berührungen zwischen den Zeilen, für so Vieles, was ich von ihr lernen darf und für ihr einfühlsames, tiefgründiges Vorwort.

Dank gilt meinen Lehrern Samvedan und Andreas Schwarz, die mich immer tiefer in die Geheimnisse des Yoga eintauchen ließen und lassen.

Meinem Partner Reiner Angermeier danke ich für sein So-Sein, das gemeinsame Erforschen von Wald-Yoga, das fühlende Lesen meiner Texte und die vielen gemeinsamen Stunden im Wald. Ich danke ihm auch für die vielen Fotos zu diesem Buch und für die gemeinsame Entwicklung unserer Wald-Yoga-Lehrer*innen-Ausbildung.

Sarah Fleischer danke ich für ihre Freundschaft, für die fotografische Begleitung unseres Natur-Retreats und die vielen schönen Bilder, die daraus entstanden sind. (**www.sarahfleischer.de**) Und natürlich danke ich auch all den Wesen, die als „Model" auf den Bildern zu sehen sind – aus der Welt der Menschen sind das Tanja, Erol, Leonie, Saskia, Anja, Monika, Martina, Bolko u.a.

Ich danke Santosh Ralph Nussholz für sein freundschaftliches Interesse am Waldyoga, das ihn (obwohl er ein „Drinnen-Mensch" sei ☺) dazu veranlasste, ein wunderschönes Video über unsere Ausbildung zu drehen. (**www.santosha-tv.de**)

Meredith Little und Susann Belz danke ich für die wundervolle Medizinwanderung zu meinen Ahnen und die Inspiration zur Übung in diesem Buch.

Dank an meinen Verleger Alex Beckmann und das Team von Synergia für die Offenheit, das Vertrauen und das Herzblut für dieses gemeinsame Buchprojekt.

Ich danke all den Lichtarbeitern und Wegweisern durch die Schattenreiche, den Erdenhütern, Traumreisenden und Wahrheitsfindern, all jenen, die am großen Netz des Lebens weben, die das Lied der Erde vernehmen und verkünden, all jenen, die fühlend die Trennung überwinden, die sich einsetzen für das Leben und die Liebe, die in dieser Zeit des Wandels anwesend sind im ewigen Jetzt.

# Fußnoten

**1** Mär kommt von mittelhochdeutsch maere; das bedeutet künden.

**2** Das Wort „ge-boren“ geht auf denselben Wortstamm zurück wie „Born“, ein altes Wort für Quelle.

**3** „waldverbunden.Eintauchen in die Präsenz des Waldes“ ist eine Einführung in diesen Weg, der in „Waldyoga. Die acht Strahlen der Sonne“ durch die Yoga-Philosophie des Patanjali vertieft wird.

**4** Männlich“ oder „weiblich“ hat hier nichts damit zu tun, ob wir Männer oder Frauen sind, und wir kommen an anderen Stellen darauf zurück.

**5** Vgl. Heilige Erde, heiliger Sex Band 2: Ritual und das wirklich heilige Land S.57

**6** Ich gehe in diesem Buch von eher weiblichen Qualitäten des Mondes und eher männlichen Qualitäten der Sonne aus – so wie diese in den meisten Kulturen empfunden werden. In Nordischen Ländern wird die Sonne mitunter eher in ihren weiblichen Qualitäten beschrieben, da sie hier weniger feurig erhitzend und penetrierend erscheint, sondern wohlig erwärmend und nährend. Natürlich nutzen wir hier Bilder und Projektionen, um uns der Wirklichkeit des Seins anzunähern; es geht überhaupt nicht um „richtig“ oder „falsch“, sondern um ein fühlendes Bewusstsein.

**7** Zudem sind es nach keltischem Glauben dieselben Seelen, die sich innerhalb der Familie wieder verkörpern.

**8** „Erleuchtung“ ist ein Wort aus der christlichen Mystik, im Yoga sprechen wir eher von der Verwirklichung des Selbst oder ganz einfach „Samadhi“ = „harmonisches Schweben“.

**9** Das Ofenfeuer gilt und galt vielen Indigenen als Herz des Hauses, als Herz der Gemeinschaft.

10 Oft werden auch die der Wintersonnenwende folgenden drei Nächte als „Mutternächte" bezeichnet und die 12 Rauhnächte erst ab dem 25.12. gerechnet – folge hier ganz dem Empfinden, was sich für dich stimmig anfühlt. Die 12 Nächte beschreiben zudem die Differenz zwischen den beiden Kalendern, dem Kalender unserer Ahn*innen und jenem, der im Jahre 1582 durch Papst Gregor eingeführt wurde.

11 Bevorzugt nutze ich hier das wunderschöne „Baumengelorakel" von Fred Hageneder und Anne Heng.

12 Diese Gaben sind natürlich – ebenso wie die drei heiligen Könige – von großer Symbolkraft. Das Gold steht für das Licht selbst, ein wahrhaft königliches Metall und damit Ausdruck höchster Selbst-Verwirklichung. Weihrauch und Myrrhe sind kostbare Harze von Bäumen, die sich nur im Orient finden und gelten als Gaben (manchmal auch als Tränen) der Götter, wobei Weihrauch beim Räuchern eher „männliche" Qualitäten in uns anspricht und das Materielle mit Bewusstsein durchdringt, während die Myrrhe mit ihrem balsamischen Duft die „weiblichen" Qualitäten einbringt und uns die Kraft im Becken fühlen lässt. So finden wir hier wieder die Dreiheit: Wenn (männliches) Bewusstsein und (weibliche) Energie sich vermählen, lässt uns das die höchste Einheit (Gold) erfahren. Dass in den Kirchen heute nur noch mit Weihrauch geräuchert wird, lässt vor diesem Kontext tief blicken...

13 Ein richtiger Yogi-Bauch ist kein Waschbrett-Bauch – wenn auch Werbefotos dies suggerieren mögen... Ein richtiger Yogi-Bauch ist voll, rund, satt und frei ☺.

14 Wenn dies auch eher ein kommerzieller (Miss-)Brauch ist, so liegt nicht umsonst der Valentinstag als Festtag der Verliebten in dieser Zeit.

15 Da die Pflanzen und Tiere jedoch noch ein wenig wachsen mussten, bis sie den Menschen wieder als Nahrung dienen konnten und die Vorräte nun endgültig aufgebraucht waren, begann nun natürlicherweise eine Fastenzeit.

**16** Die Reinigungsriten des christlichen „Lichtmeß“ beziehen sich auf die Reinigung der Maria nach der Geburt – auf dem Glauben basierend, dass eine Frau nach der Geburt eines Kindes unrein sei. Dies ist ein Glaube, der hier nicht geteilt wird!

**17** Selbst die Rute des weihnachtlichen Knecht Ruprecht war dereinst eine solche Lebensrute und Knecht Ruprecht ein Naturgeist der die Fruchtbarkeit und Lebenskraft der Natur auch durch den Winter trägt; sie hatte nichts damit zu tun, unartigen Kindern Angst einzujagen oder sie gar zu züchtigen.

**18** In einer Feuerschale bis 1m Durchmesser ist das übrigens (auch ohne Anmeldung beim Ordnungsamt) erlaubt.

**19** Zu Imbolc ist der Brauch unter Imkern überliefert, die Bienen durch sanftes Klopfen an die Bienenstöcke ebenfalls wieder aus der Winterruhe aufzuwecken. Die Bienen gelten wie der Hirsch und der Bär auch als Tiere der Brigid.

**20** Achte auf jeden Fall darauf, dass das Feuer nicht unbeobachtet oder während deines „Rundgangs“ sicher gelöscht ist. Lasse auch Kerzen niemals unbeaufsichtigt.

**21** Ich finde öfters Birken, die im Winter Opfer der Wilden Jagd bzw. von winterlichen Stürmen geworden und umgefallen sind. Von ihnen sammele ich die Knospen. Solltest du von stehenden Bäumen sammeln, achte unbedingt darauf, nicht zu viele Knospen von einem Baum, sondern jeweils nur ein paar und von verschiedenen Bäumen zu sammeln!

**22** Wenn unser Körper unter einer erhöhten Säurelast leidet, kann er nicht adäquat entgiften. Ein Säure-Überschuss ist maßgeblich an der Entstehung vieler Erkrankungen beteiligt. Idealerweise sollte unsere Ernährung zu 20% aus Lebensmitteln bestehen, die sauer verstoffwechselt werden und zu 80% aus Lebensmitteln, die basisch verstoffwechselt werden; in der Regel ist das Verhältnis leider anders herum. Doch nicht nur die

Nahrung, sondern auch die Tatsache, ob wir sie überhaupt verdauen können, trägt zu einer möglichen Übersäuerung bei. Weitere Faktoren sind (Dys-)Stress sowie unsere Atemgewohnheiten.

**23** Siehe dazu meine Artikel in der WIR Heilpraktiker. Wir bieten im Bergischen Land regelmäßig Seminare zu den Shatkarmas an. Im Mittelpunkt steht hier die yogische Darmreinigung „Shankaprakshalana".

**24** In Anlehnung an Joseph von Eichendorf

**25** Neun Pflanzenverbündete reichen aus, so heißt es in vielen Traditionen, um einen guten Kräuterheiler auszumachen. Neunerlei Kräuter finden wir nicht nur in der Gründonnerstagssuppe, sondern neun Kräuter befinden sich auch in den traditionellen Kräuterbuschen zur Sommersonnenwende und zur Kräuterweihe im August.Neunerlei Gewürz finden wir in den Traditionen um die Wintersonnenwende, neun Hölzer im rituellen Feuer. Und neun Kräuter werden im berühmten angelsächsischen Kräutersegen besungen. Die Neun ist in vielen Traditionen unterschiedlicher Religionen und Weltanschauungen eine ganz besondere Zahl. In der Numerologie stellt sie die höchste Zahl dar; nach der Neun beginnt der Zyklus von Neuem (Das Wort „Neun" hat denselben indogermanischen Wortstamm wie das Wort „neu"), denn die Quersumme der Zehn ist wieder die Eins. Somit ist die Neun die Zahl der Vollendung und der Vollkommenheit. Sie ist auch die Zahl der Einheit, der Rückkehr in den Schoß der Großen Mutter, aus dem wir einst entsprangen. Der Name unseres Monats November leitet sich ebenfalls von der Neun her (lat. Novem = Neun). Einst war der November der neunte Monat. Zugleich begann in dieser Zeit für unsere vorchristlichen Vorfahren (ebenso wie in manchen Regionen Indiens) das neue Jahr, ein neuer Zyklus. Das Rad des Jahreskreises hat acht Speichen. Es gibt vier Himmelsrichtungen und vier Zwischenrichtungen, also acht Richtungen. Die Neun steht jenseits davon. Sie ist die Zahl für das Große Geheimnis. Sie ist die Zahl für das Göttliche. In vielen Religionen gibt es eine göttliche Trinität, seien es für die Hindus Brahma (der Schöpfer), Vishnu (der Erhalter) und Shiva (der Zerstörer) oder Shiva, Parvati und Ganesha, für die Christen der Vater, der Sohn und der heilige Geist oder die drei

Aspekte der Göttin in matriachalen Kulturen, die auch unsere keltischen Ahn*innen einst übernahmen: Die Jungfrau, die Mutter und die Weise Alte. So wundert es nicht, dass das Quadrat dieser heiligen Drei, 3X3, die Neun, das gesamte Universum enthält. Sie ist in sich ruhend, birgt alles und verhält sich vollkommen neutral.

**26** Leider habe ich für Farben, die auch im Freien dauerhaft halten, noch keine natürliche Alternative zu Acrylfarben gefunden – ich freue mich über entsprechende Anregungen – und empfehle vorerst die Verwendung hochwertiger Acrylfarben (billige Farben sind oft nicht dauerhaft wetterbeständig und befördern so Mikroplastik in die Natur).

**27** Oft wurde dies als Zeugung eines Feuerkindes beschrieben und das Feuer als eigenständiges Wesen angesehen.

**28** Das Wort „Fokus“ hat etymologisch denselben Wortstamm wie „Feuer“.

**29** Mit Baum-Deva ist die feinstoffliche Wesensqualität der Pflanze gemeint.

**30** „Yama“, der Gott des Todes, taucht auch auf in „Pranayama“, gemeinhin mit „Atemübungen“ übersetzt, was jedoch viel zu kurz greift. „Pranayama“ = „Das Versiegen-Lassen der Urkraft“

**31** Wurde das Feuer „gequirlt“, also mit Drillbogen und Quirl „gezeugt“ (ich persönlich habe dies nach vielen gescheiterten Versuchen aufgegeben), so war der Quirl oft aus Eschenholz

**32** Auch Menschen, die jetzt in dieser Jahreszeit im Sternzeichen Löwen geboren werden, bringen diese Qualität oft mit sich: Sie stehen gerne im Licht und sonnen sich darin. Und wenn ihr eigener Platz an der Sonne gesichert ist, dann lieben sie es, dieses Licht, diese Fülle zu teilen.

**33** Die alten Schriften sprechen von fünf Dimensionen unseres Seins oder fünf Hüllen bzw. Körpern. In der Praxis von Yoga werden wir uns zunächst der grobstofflichen und zunehmend der feinstofflichen Koshas gewahr und tragen die Qualitäten des Formlosen in die Form. Der erste

Körper ist unser physischer Körper (annamaya Kosha). Diesen müssen wir reinigen, bevor wir uns dem Energiekörper (pranamaya kosha) widmen. Dann folgt der Geist (manomaya kosha), unsere Weisheit (vijnanamaya / buddhimaya kosha) und die Essenz der individuellen Seele (anandamaya kosha).

**34** Den bekommst du nicht im Laden für Magie, sondern in jeder Apotheke ☺ - falls du dir nicht selber eine Tinktur herstellen magst.

**35** In Anlehnung an Joseph von Eichendorff

# Literatur

Abram, David: Im Bann der sinnlichen Natur. Die Kunst der Wahrnehmung und die mehr-als-menschliche Welt. Think Oya/Drachen Verlag 2012

Angermeier, Reiner: Waldyoga. Die acht Strahlen der Sonne. Synergia 2019

ders.: Die Ausrichtung im Waldyoga. In: Yoga aktuell Nr. 121 April / Mai 2020, S.96 – 99

ders.: Wald-Yoga. Zurück zu den Wurzeln. In: Omnia. Liebe besiegt alles. Ausgabe # 16, Juni 2020, S.30 – S. 33

Arvay, Clemens G.: Der Biophilia-Effekt. Heilung aus dem Wald. Ullstein 2016

Bader, Marlis: Räuchern mit heimischen Kräutern. Anwendung, Wirkung und Rituale im Jahreskreis. Kösel 2006

Dreyer, Eva-Maria und Wolfgang: Der Kosmos Waldführer. Tiere Pflanzen und Pilze sicher bestimmen. Kosmos 2019

Fischer-Rizzi, Susanne: Blätter von Bäumen. Legenden, Mythen, Heilanwendung und Betrachtung von einheimischen Bäumen. AT Verlag 2017

dies.: Wilde Küche. Das große Buch vom Kochen am offenen Feuer. AT Verlag 2011

dies.:Mit der Wildnis verbunden. Kraft schöpfen, Heilung finden. Kosmos 2007

dies.: Medizin der Erde. Legenden, Mythen, Heilanwendung und Betrachtung unserer Heilpflanzen. Wilhem Heyne Verlag 1999

Fleischhauer, Steffen G./ Guthmann, Jürgen/ Spiegelberger, Roland: Enzyklopädie Essbare Wildpflanzen. 2000 Pflanzen Mitteleuropas. Bestimmung, Sammeltipps, Inhaltsstoffe, Heilwirkung, Verwendung in der Küche. AT Verlag 2013

dies.: Essbare Wildpflanzen. 200 Arten bestimmen und verwenden. AT Verlag 2009

Gifford, Jane: Die Magie der Bäume. Legenden und Mythen der Kelten. Kosmos 2000

Gottwald, Franz-Theo/Klepsch, Andrea (Hrsg.): Tiefenökologie. Wie wir in Zukunft leben wollen. Diederichs 1995

Hageneder, Fred: Die Weisheit der Bäume. Mythos, Geschichte, Heilkraft. Kosmos 2006

ders.: Geist der Bäume. Eine ganzheitliche Sicht des unerkannten Wesens der Bäume. Neue Erde 2000

ders. & Trendelkamp, Maria: Baumwelt. Eine Reise durch die Welt der Bäume. Neue Erde 2012

ders. & Heng, Anne: Das Baumengelorakel. Neue Erde 2006

Hess, Sam: Die Welt der Naturgeister. Zwerge, Feen und Nymphen wahrnehmen und sich mit ihnen verbinden. Nymphenburger 2020

Huppertz, Michael & Schatanek, Verena: Achtsamkeit in der Natur. 84 naturbezogene Achtsamkeitsübungen und theoretische Grundlagen. Junfermann 2015

LaChapelle, Dolores: Heilige Erde. Heiliger Sex. Band 2: Ritual und das wirklich »Heilige Land«. Neue Erde 1999

Macy, Joanna:Die Wiederentdeckung der sinnlichen Erde. Wege zum ökologischen Selbst. Theseus-Verlag 1994 dies. & Brown, Molly: Für das Leben! Ohne Warum. Ermutigung zu einer spirituell ökologischen Revolution. Junfermann 2017

Moser, Maximilian & Thoma, Erwin: Die sanfte Medizin der Bäume. Gesund leben mit altem und neuem Wissen. Servus 2017

Osho: Das Yogabuch. Die Geburt des Individuums. Innenwelt Verlag 2012

Osho: Das Yogabuch. Freiheit und Liebe. Innenwelt Verlag 2014

Saraswati, Swami Niranjanananda: Gheranda Samhita. Commentary on the Yoga Teachings of Maharishi Gheranda. Yoga Publications Trust Bihar 2012

ders.: Prana and Pranayama. Yoga Publications Trust Bihar 2009

Saraswati, Swami Satyananda: Asana Pranayama Mudra Bandha. Ananda Verlag 1997

Schwarz, Andreas: Seminar-Mitschriften und -Skripte, 2005-2020, unveröffentlicht

Skuban, Ralph: Pranayama. Die heilsame Kraft des Atems. Aquamarin 2017

Stoehr, Guntram: Bäume an Orten der Kraft. Wuchsformen und die Energie des Ortes. Kosmos 2018

Storl, Wolf-Dieter: Pflanzen der Kelten. Heilkunde, Pflanzenzauber, Baumkalender. AT Verlag 2003

ders.: Wir sind Geschöpfe des Waldes. Warum wir untrennbar mit den Bäumen verbunden sind. Gräfe und Unzer 2019

Strassmann, Renato: Baumheilkunde. Heilkraft, Mythos und Magie der Bäume. Freya 2014

Song, Tamarack: Werde eins mit der Natur. Lerne die Sprache der Tiere und Pflanzen. Crotona 2019

Tolle, Eckhart: Leben im Jetzt. Goldmann 2014

ders.: Jetzt! Die Kraft der Gegenwart. J. Kamphausen 2015

Wichterich, Andrea: Waldyoga – Eintauchen in die Präsenz des Waldes. In: Yoga aktuell Nr.114, Februar / März 2019, S.99 - S.101

dies.: Behandlung im Jetzt – Yoga als Therapie -Teil 2: Die yogischen Ausleitungsverfahren – Shatkarmas. In: Wir.Heilpraktiker. Januar 2018, S.26 – S.29

dies.: Behandlung im Jetzt – Yoga als Therapie -Teil 3: Die yogische Darmreinigung – Shanka Prakshalana. In: Wir.Heilpraktiker. April 2018, S.20 – S.24

dies. mit Angermeier, Reiner: waldverbunden. Eintauchen in die Präsenz des Waldes. Neue Erde 2018

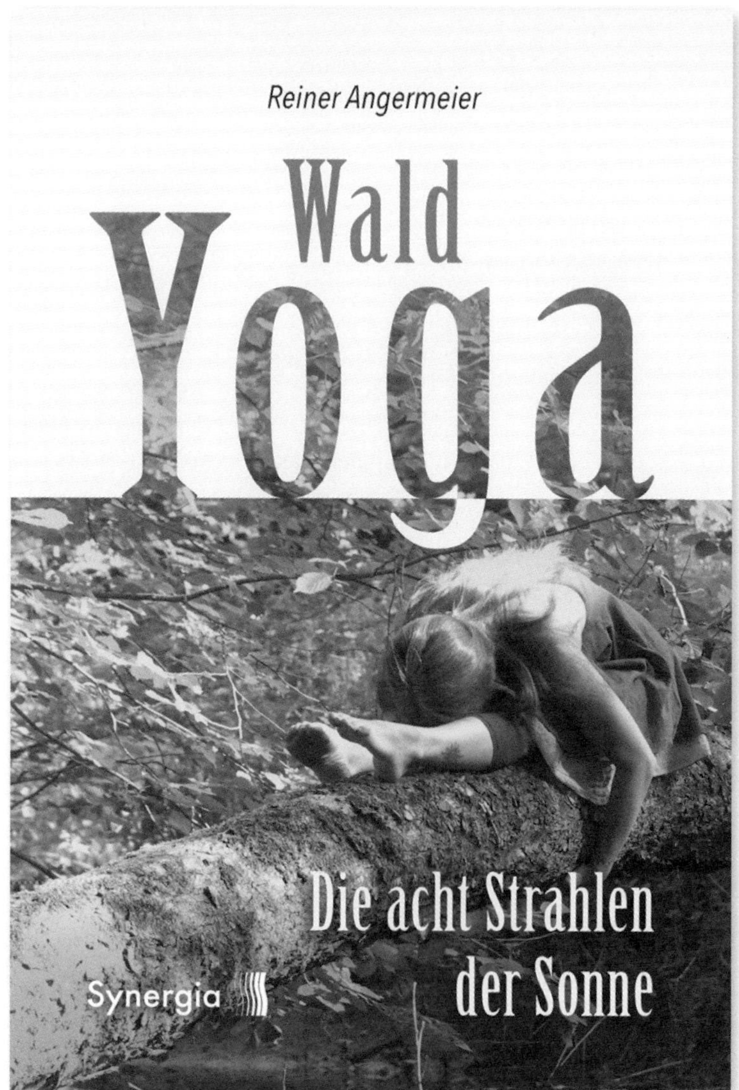


Dieses Buch ist eine klar verständliche Antwort auf die drängenden Fragen unserer Zeit, in der wir die Grundlagen unseres Lebens und die Wälder der Erde in einem nie gekannten Ausmaß zerstören. Aus der Sicht des Yoga geht dies zurück auf die Entfremdung von unserer wahren Natur, die eins mit der Natur „im Außen", mit den Bäumen, den Tieren und den Strahlen der Sonne ist.

**144 Seiten, kartoniert mit Klappen**
**ISBN: 978-3-906873-88-6** **16,90 €**

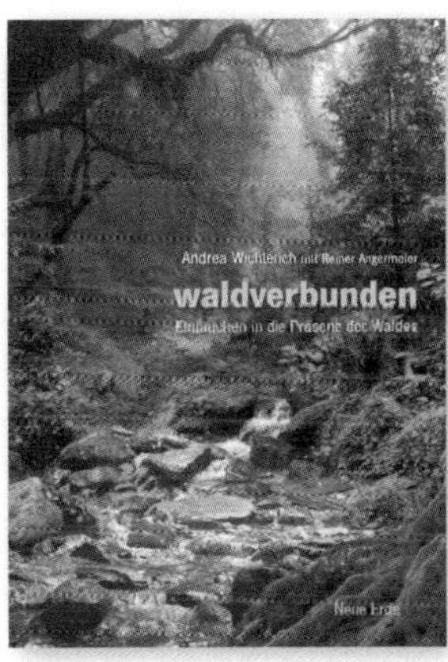


## Waldverbunden

### Eintauchen in die Präsenz des Waldes

*Andrea Wichterich, Reiner Angermeier*

Dieses Buch ist eine Einladung, mit allen Sinnen, mit vollem Gewahrsein in den Wald einzutauchen. Die Präsenz des Waldes wird sie in eine wachsende Bewusstheit und Anbindung führen.

**160 Seiten, m. Abb., kartoniert**
**ISBN: 978-3-890607-42-9** **18,- €**

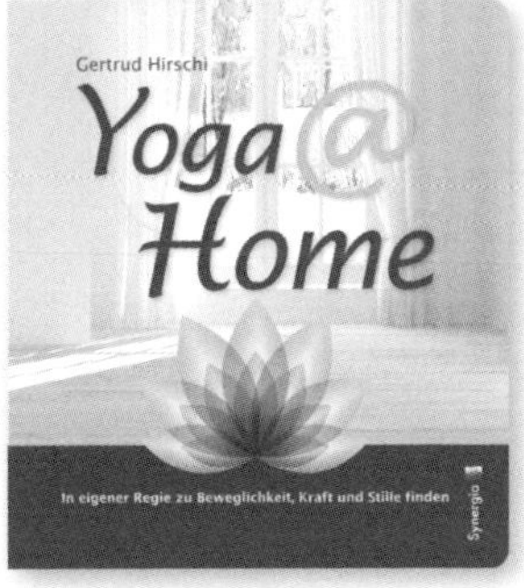


## Yoga @ Home

### In eigener Regie zu Beweglichkeit, Kraft und Stille finden

*Gertrud Hirschi*

„Yoga tut gut – ich weiß, aber ich habe schlicht und einfach nicht die Zeit für den Besuch regelmäßiger Kurse.“ Dies musste sich die erfahrene Yogalehrerin immer wieder anhören, und das gab schließlich den entscheidenden Anstoß zur Entstehung dieses Buches.

**160 Seiten m. Abb., geb. m. runden Ecken**
**ISBN: 978-3-906873-19-0** **20,- €**

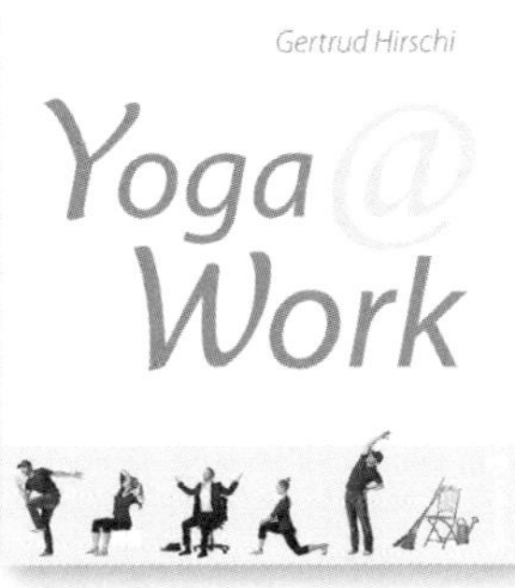


## Yoga @ Work

*Gertrud Hirschi*

Kraft, Beweglichkeit und die Philosophie des Yoga im Alltag.
Ein Buch, das den Berufs-Alltag in neuem Licht erscheinen lässt. Jede Tätigkeit macht Sinn, wenn man sie mit der richtigen Einstellung angeht.

**224 Seiten, m.v.Abb., geb. m. runden Ecken**
**ISBN: 978-3-944615-14-1** **20,- €**